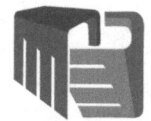

"十二五"职业教育国家规划教材
经全国职业教育教材审定委员会审定

急救护理

主　审	沈曙红			
主　编	殷　翠	王青丽		
副主编	陈泽新	夏秋江	田玉凤	潘　颖
编　者	（按姓氏汉语拼音排序）			
	陈　春	陈　磊	陈泽新	陈芝翠	胡运龄
	吉　洁	李　嘉	李　琼	李忠新	刘　伟
	刘晓轶	吕晓玲	罗　群	罗嗣芸	孟发芬
	潘　颖	屈　红	沈曙红	孙晓丽	田玉凤
	王青丽	王正银	夏秋江	向克兰	杨宜群
	殷　翠	张霄艳	郑超英	周敬梅	周　群

科学出版社

北　京

内 容 简 介

根据护理专业学生的培养目标和要求，本书从护士应具备的急救护理技能入手，由浅入深、由院前到院内，从认识急救护理入手，到院前急救护理，再到急诊科救护，最后拓展到灾难事件的救援，共分4个部分、15项工作任务进行编写。旨在培养护理人员应急应变能力、急救护理操作能力、救护工作中的协调配合能力、应用所学知识对患者及家属进行心理护理能力，同时能够对急救设备、药品及物品进行有效管理，并获得较强的工作方法能力和社会能力。

图书在版编目(CIP)数据

急救护理／殷翠，王青丽主编．—北京：科学出版社，2011.3
"十二五"职业教育国家规划教材
ISBN 978-7-03-030102-4

Ⅰ.急… Ⅱ.①殷…②王… Ⅲ.急救-护理-教材 Ⅳ.R472.2

中国版本图书馆 CIP 数据核字(2011)第 013416 号

责任编辑：魏雪峰 许贵强／责任校对：林青梅
责任印制：李 彤／封面设计：黄 超

版权所有，违者必究。未经本社许可，数字图书馆不得使用

科 学 出 版 社 出版
北京东黄城根北街 16 号
邮政编码：100717
http://www.sciencep.com

北京虎彩文化传播有限公司 印刷
科学出版社发行 各地新华书店经销
*
2011年3月第 一 版　开本：787×1092 1/16
2023年7月第十二次印刷　印张：14 1/2
字数：342 000
定价：79.80元
(如有印装质量问题，我社负责调换)

前　言

党的二十大报告指出："人民健康是民族昌盛和国家强盛的重要标志。把保障人民健康放在优先发展的战略位置,完善人民健康促进政策。"贯彻落实党的二十大决策部署,积极推动健康事业发展,离不开人才队伍建设。党的二十大报告指出："培养造就大批德才兼备的高素质人才,是国家和民族长远发展大计。"

急救护理是护理专业的重要组成部分,主要任务是对各类急性病、急性创伤、慢性疾病急性发作及危重病患者的抢救与护理。护士在面对急危重症时能否及时无误地做出判断和救护,直接关系到患者的安危。快速、准确地判断,及时有效地抢救,对提高抢救成功率、改善预后、提高救护质量具有重要意义。学生进入临床工作岗位时,急救护理工作常是他们最紧张、最担忧的工作之一。如何培养较好岗位适应能力的学生,是近年来广大职业教育工作者积极研究的课题。许多学者认为:职业教育的课程目标首先要体现职业能力导向的要求,反映工作岗位的典型性与实践性;其次要体现学生职业生涯的发展,通过在校课程的学习,使学生具备综合职业能力;第三,要建立起学习与工作的直接联系,提高学习的有效性。

本书是在三峡职业技术学院医学院《工作过程导向的急救护理课程开发和研究》课题的基础上编写的。课程开发的过程是在深入学习、借鉴国际先进职业教育理念的基础上,结合急救护理岗位和学校实际,借助院校合作的平台,改革课程教学内容、教学方法、教学手段和评价方式,建成适应学习者、社会和岗位实际需要,体现职业素养要求,促进学生职业能力培养和全面发展的课程。

本教材编写的指导思想:按照工作过程组织学习的过程,强调"学习的内容是工作,通过工作实现学习",从而达到"学会工作"的目的;学生经历从明确任务、制订计划、实施计划、检查控制到评价反馈的整个过程,获得工作过程知识(包括理论与实践知识)并掌握操作技能;学习掌握包括工作对象、工作用具、工作方法和劳动组织方式、工作要求等各种要素及其相互关系,促进学生综合职业能力的发展,从而使护理专业急救护理的学习者迅速成长为能胜任急救护理岗位的工作者。

本教材的基本结构:根据学生认知的特点以及岗位的特性,对学习的内容进行组织编排,即学习任务由院前救护到急诊科救护,由简单救护到繁杂救护。主要内容分为4个学习单元:认识急救护理、院前急救护理、急诊科救护、灾难事件救护。每个学习单元又根据所学习内容的需要分列出若干个学习任务,每个学习任务都由学习目标、内容结构、学习任务描述、学习拓展四部分组成。学习任务描述分为三部分内容:一是学习任务的知识要求;二是任务分析,其编写体例依据现实工作的流程顺序递进,以帮助学生通过任务的学习,学会工作的过程;三是评价与反馈,通过项目评价、学习情况反馈了解学生学习任务的完成情况,以及学习中遇到的问题。学习拓展部分是为了满足学生更高层次需要而设置的,是该对学习任务的延伸。

本教材的特点:①贯穿"工作过程系统化"的课程开发理念,以能力为本位,突出岗位工作实践性、实用性,体现以职业岗位工作任务为核心的新职教课程观,教材的结构任务化、项目化;②内容融入最新知识、技能,深入浅出、通俗易懂、操作性强,体例图文并茂、编排新颖,符合职业院校学生的学习特点;③以学生为主体,满足学生个性发展的需要,有助于学生探索、思考、体验、实践等学习能力及解决问题能力的提高和团队合作意识的培养。

本教材主要为高职院校护理专业一体化教学的学习用书,也适合作为临床护理工作者的急救护理学习参考用书。

本教材在编写过程中得到了北京师范大学职教所所长赵志群博士、卫生职业教育新课题组组长刘晨主任等许多专家、领导和朋友的大力支持和热情鼓励,在此表示深深的感谢,没有你们就没有我们这本教材的面世!

在编写过程中我们参考并引用了大量文献资料,绝大部分资料来源已经列出,如有遗漏恳请原谅,同时也向这些文献资料的作者表示深深的谢意!

由于编者的水平有限,书中难免有不妥之处,欢迎使用本书的教师和学生批评指正。

编　者
2023 年 4 月

目　　录

第一单元　认识急救护理 …………………………………………………………… (1)
　　学习任务　认识急救护理 …………………………………………………………… (1)
第二单元　院前急救护理 …………………………………………………………… (10)
　　学习任务一　呼吸心跳骤停的院前救护 …………………………………………… (10)
　　学习任务二　脑血管意外的院前救护 ……………………………………………… (28)
　　学习任务三　创伤的院前救护 ……………………………………………………… (41)
第三单元　急诊科救护 ……………………………………………………………… (58)
　　学习任务一　发热的观察与护理 …………………………………………………… (58)
　　学习任务二　疼痛的观察与护理 …………………………………………………… (71)
　　学习任务三　呼吸心跳骤停的院内救护 …………………………………………… (81)
　　学习任务四　上消化道大出血休克的救护 ………………………………………… (97)
　　学习任务五　呼吸衰竭的救护 ……………………………………………………… (106)
　　学习任务六　高血压危象的救护 …………………………………………………… (119)
　　学习任务七　急性中毒的救护 ……………………………………………………… (128)
　　学习任务八　多器官功能障碍综合征的救护 ……………………………………… (142)
第四单元　灾难事件的紧急救援 …………………………………………………… (163)
　　学习任务一　火灾伤害的救护 ……………………………………………………… (163)
　　学习任务二　洪涝灾害伤的救护 …………………………………………………… (178)
　　学习任务三　地震灾害伤的救护 …………………………………………………… (190)
主要参考文献 ………………………………………………………………………… (202)
附录　操作评分表 …………………………………………………………………… (203)
　　　　急救护理课程标准 …………………………………………………………… (223)

第一单元　认识急救护理

学习任务　认识急救护理

学习目标

完成本单元的学习后,你应当能
1. 掌握急救护理的相关概念
2. 熟悉急救医疗服务体系的总体流程
3. 掌握院前急救的概念、工作特点及原则
4. 熟悉院前急救护理的程序
5. 熟悉急诊科的基本设置和工作任务、管理要求

建议完成本学习任务为 2 学时

内容结构

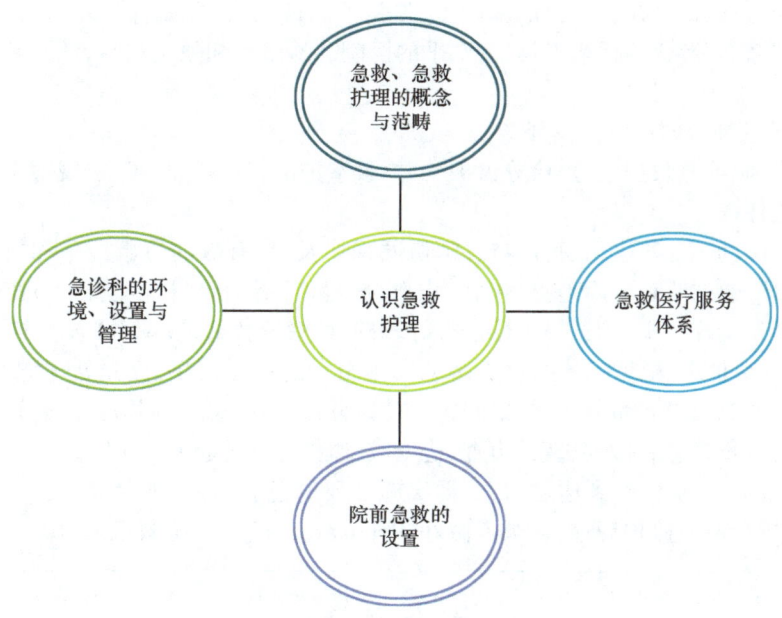

学习任务描述

你是一名护理专业二年级的学生,完成了专业课程护理概论、基础护理技术、护理药物学、健康评估等专业课程的学习。急救护理是你的一个新的学习任务,请你以走访、参观、调查的方式完成对急救、急救护理工作的认识,熟悉急救护理工作的岗位任务、工作特点,清楚

目前医院急诊科常见的设置和布局,明确急救护理工作的基本要求,各急救护理岗位的基本工作程序,了解有关的管理及质量要求的内容。

谁都难免发生一些危急情况,甚至意外伤害。即使自己未受到病痛伤害,在工作和生活中,在旅游出差的路上,有时也会遇到紧急突发的场面,需要你伸出援助之手。因此,掌握急救知识在现实生活和职业领域是件重要而有意义的事情。

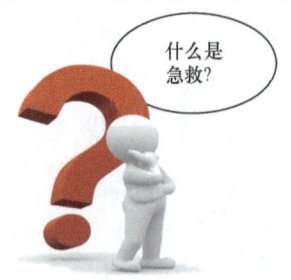

一、急救护理入门

1. 急救有关的概念

(1)急救医学(emergency medicine):是研究各类可能发生急性器官衰竭的急性病、慢性疾病急性发作、急性创伤初步处理以及抢救危重症患者生命的一门综合性学科。

急诊医学于1979年被国际上公认为独立学科,是一门边缘或跨科专业,它包括院前急救、院内急诊、灾害医学等多项内容。

(2)急救(first aid):是抢救生命、改善病况和预防并发病时所采取的紧急医疗救护措施。

(3)急诊(emergency call):是医护人员在医院急诊科对急性病患者或伤员采取紧急检查、诊断和处理的过程。

(4)急救护理学(emergency nursing):是研究各类急性病、急性创伤、慢性疾病急性发作及危重患者的抢救与护理的一门跨学科的综合性应用学科,是现代医学科学的重要组成部分,是护理学的重要分支,也是临床医疗救护上不可缺少的一部分。

急救护理可以发生在医院急救室、院前或战地环境、门诊部、健康保健机构。急诊科工作范围跨度大,内容涉及多学科,实践性很强。急救患者可以是所有年龄段的患者,也可以是有明确医疗诊断的或尚未做出明确诊断的患者。

近些年来,急救护理在多学科的基础上,强化了急诊模式,即完善的通讯指挥系统、现场急救、有监测和急救装置的运输工具、高水平的医院急诊服务和强化治疗,使急救护理进入一个新的阶段。

2. 急救护理岗位的设置及其任务

(1)岗位:院前急救护士、预检分诊护士、抢救室护士、急诊ICU护士、观察室护士。

(2)岗位任务:

1)院前急救护士:到达现场后,与医师协同采取及时、有效的急救措施和技术进行现场急救、灾难处理,包括脱离危险地点、包扎、止血、搬运、骨折固定、初步复苏处理等措施,避免二次损伤或延误治疗时机,为进一步诊治打好基础,填写抢救记录(图1-1)。

2)预检分诊护士:根据病情的轻重缓急安排患者的就诊次序,优先处理危急症,快速疏通患者。对一般急诊患者做到一看、二问、三查、四分诊,指引患者到相应专科接受诊治,填写接诊记录。对危重症患者做到边问、边查、边抢救、边护送到抢救室(图1-2)。

3)抢救室护士:在医师到达之前,立即实施必要的急救措施,如给氧、建立静脉通道、测量生命体征、进行心电监护等;配合医师做好各种抢救工作,填写抢救记录(图1-3)。

社 会 视 角

2010年9月,全国唯一的急救主题科普基地——北京急救科技馆建设完成。其设计完整的参观流程向民众传播公共事件应急避险、突发急症与意外伤害对策等急救知识,以达到挽救生命减少伤残的目标,使急救意识深入人心。

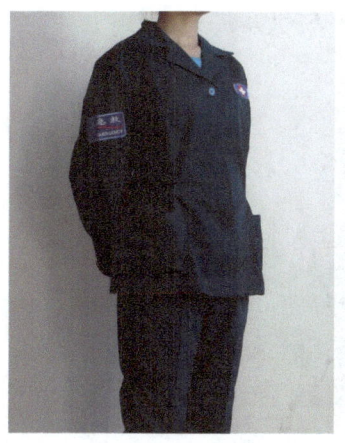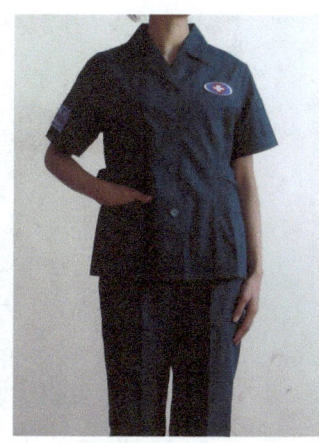

图 1-1　急救护士服

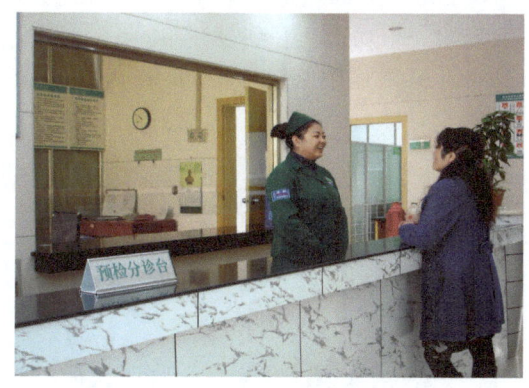

图 1-2　分诊台

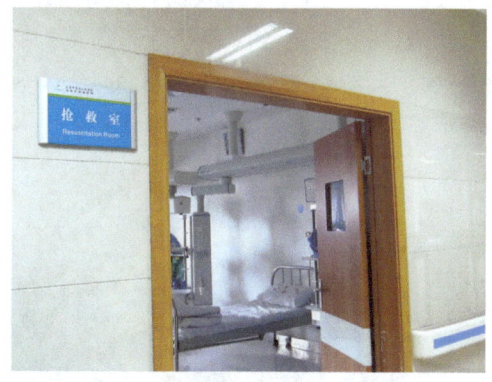

图 1-3　抢救室

4）急诊 ICU 护士：应用先进的监护设备和急救设备为危重患者监护与治疗（图 1-4）。

5）观察室护士：巡视观察患者，熟悉患者病情，与患者建立有效的沟通，进行针对性地健康教育，严密观察病情，发现病情变化及时报告医生，立即进行急救处理，并做好记录，了解留院观察患者的思想和生活情况。按时测量记录体温、脉搏、血压、呼吸等，根据医嘱做好治疗，根据病情做好各项护理（图 1-5）。

二、认识急救医疗服务体系

1. 急救医疗服务体系（emergency medical service system，EMSS）　是一个国家或地区为各类急危重症患者提供快速而有效救治的服务体系，它包括组织管理机构和现代急救医疗体系，一般由下述单元组成。现代急救医疗体系一般包括院前急救、急诊科（室）和重症监护病房（室）3 个部分。

2. 急救医疗服务体系的国际标志——生命之星（图 1-6、图 1-7）　"生命之星"（star of life）是紧急医疗救护服务系统（EMSS）的国际标志，不论在救护车、救护直升机、救护器材与救护技术员制服上都会发现"生命之星"的符号。"生命之星"是美国任职于全国

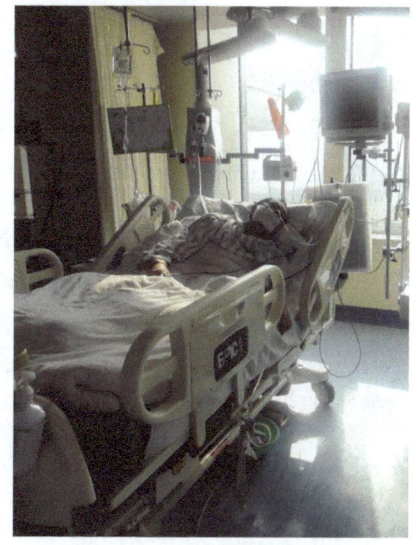

图 1-4　EICU

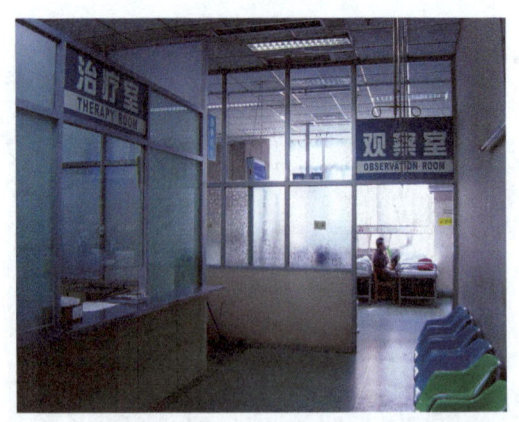

图1-5 观察室、治疗室

高速公路交通安全署、紧急医疗救护部门主管 Leo. R. Schwartz 先生于1973年所设计的。①六个角,每一个角各代表紧急医疗救护服务系统的一个功能,包括:发现(detection)、报告(reporting)、反应(response)、现场抢救(on scene care)、运输途中监护(care in transit)、转至院内救治(transfer to definitive care);②蛇和权杖;③像手一样,托起生命的希望。

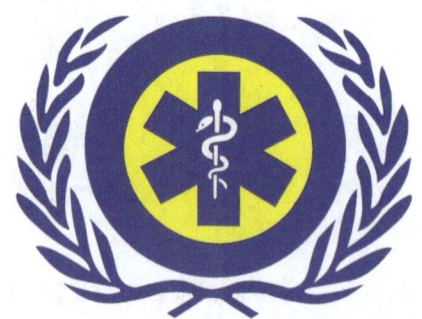

图1-6 生命之星

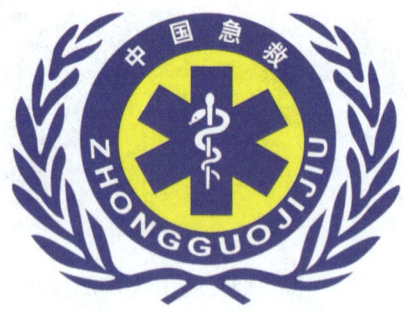

图1-7 中国急救标志

拓展阅读

古希腊神话中,蛇与权杖是为纪念阿斯克勒庇俄斯(Asclepius)这位伟大的神医。阿斯克勒庇俄斯是太阳神——阿波罗(Apollo)的儿子,他从半人兽 Chiron 那里学得医疗的技术,但众神之王——宙斯(Zeus)担心他渊博的医学知识会让所有人因此而长生不死。为了避免这样的事发生,宙斯便以雷电将他击死。之后人们将阿斯克勒庇俄斯奉为众神之一膜拜,并聚集在他的神殿内休息、睡觉,民间更相信可以在睡梦中将治疗的秘方传给患者,使之立刻痊愈。鉴于民众对他的信仰,宙斯最后只好让他复活并正式封为神。由于阿斯克勒庇俄斯通常以站立的姿势出现在民众前面,且身穿长袍,手持一根权杖,权杖上有一条蛇缠绕而上,而后权杖就变成医学唯一的标志。

权杖上的蛇是医学与健康的象征,其由来据说是有一次阿斯克勒庇俄斯遇到一位病情非常复杂的患者,令他无法医治,于是他向一条蛇咨询并寻求建议。最后患者终于痊愈,在与蛇咨询讨论期间,为了能与蛇面对面讨论,并表示两者的地位相等,阿斯克勒庇俄斯请蛇缠绕在他的权杖上。

3. EMSS 的组成及职责（图 1-8）

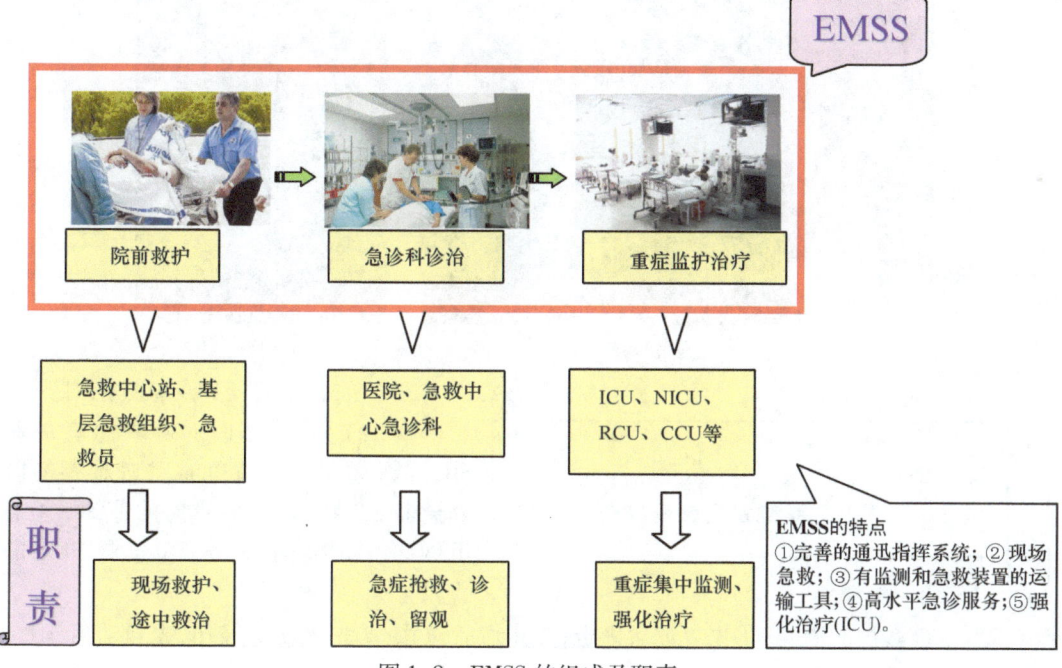

图 1-8　EMSS 的组成及职责

EMSS的特点
①完善的通讯指挥系统；②现场急救；③有监测和急救装置的运输工具；④高水平急诊服务；⑤强化治疗(ICU)。

小提示

完善突发公共事件的紧急救援体系是 EMSS 建设重点。

三、什么是院前急救？院前急救的任务、救治流程、原则分别是什么？

1. 院前急救（图 1-9～图 1-12）

猜猜看
请指出以下事件发生在哪些场所？并指出他们有哪些共同点？

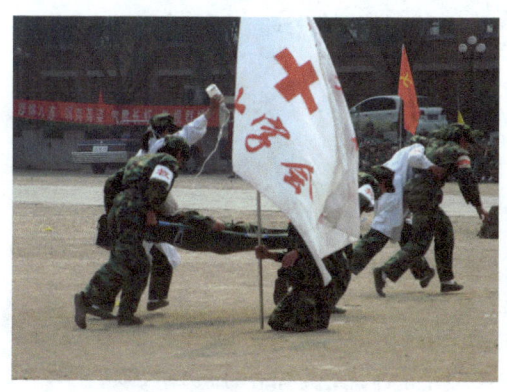

图 1-9

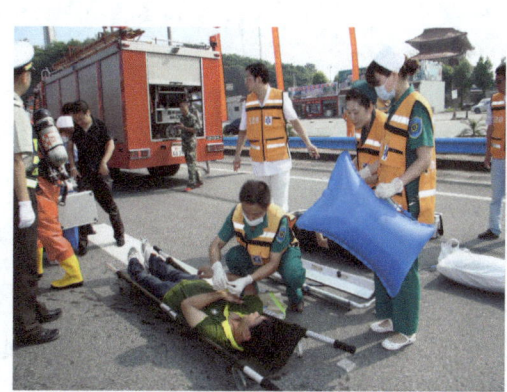

图 1-10

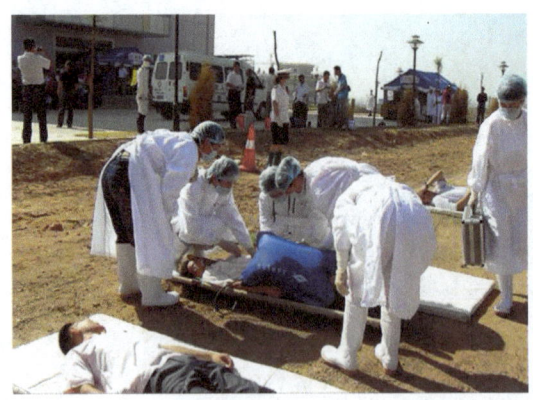
图 1-11

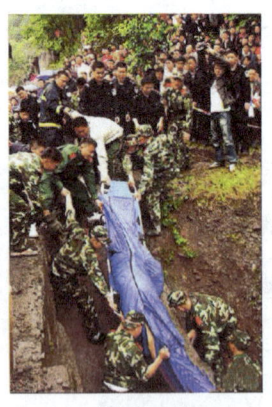
图 1-12

练一练
根据以上图片总结院前急救的概念。

2. 院前急救的任务及急救原则
(1) 任务：①平时对呼救患者的院外急救；②灾害或战争时对遇难者的院外急救；③特殊任务时救护值班；④通讯网络中的枢纽任务；⑤急救知识的普及。

(2) 院前救护的原则：①先复苏后固定，先止血后包扎；②先重伤后轻伤，先救治后运送；③急救与呼救并重；④搬运与医护的一致性。

练一练
根据以上知识请你总结院前急救的特点
1. _____   3. _____
2. _____   4. _____

小 词 典

院前急救：是对发生在医院外的，正在或将要危及生命的急危重症、严重创伤和各种意外进行及时的抢救，使患者迅速脱离危险或延长生命的医疗过程。

小案例

8点，年轻护士美美开始了一天的急救护士工作。她仔细和交班的护士清点完柜里各种医用器材，抬头一看办公室的钟，差不多花了半个小时。

9点，急救电话响了，说是有人打架受伤了。美美赶紧拎了几件和急救受伤相关的器械，匆忙和张医生跳上了车。出事地点在距医院7km处的地方，围观的人还没散去，只见1个披头散发的女性在路中间，鼻子上全是血。医生检查后，发现没有骨折。美美帮着测血压，吸氧。

请问美美所做的是急救护士哪方面的工作？

3. 院前救护的工作流程（图1-13）

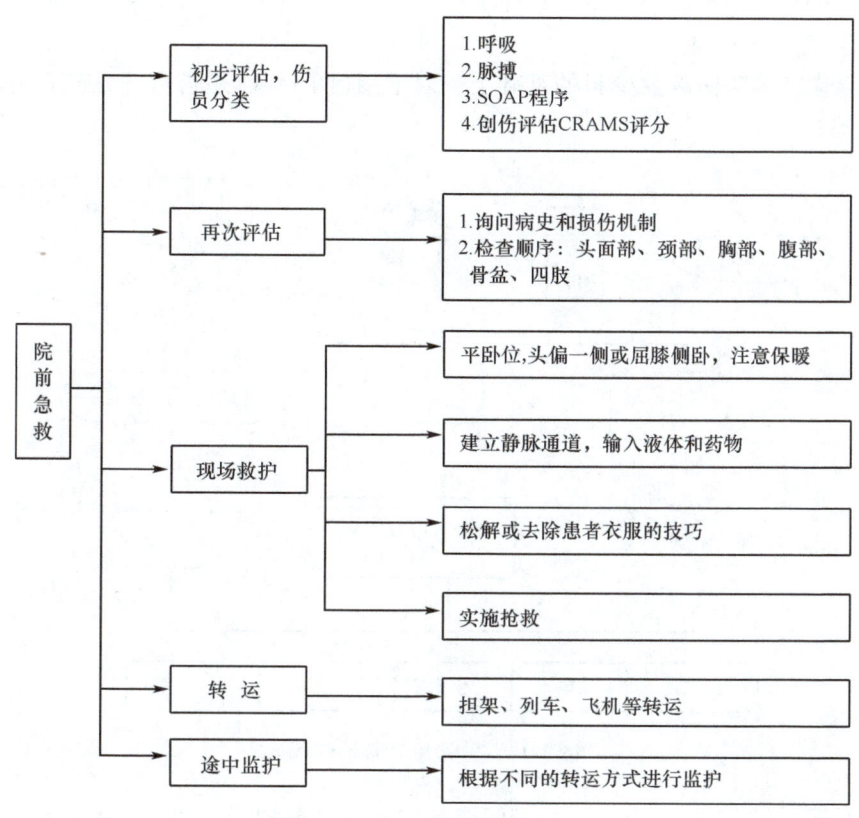

图1-13　院前救护工作流程

四、请你查阅资料并到附近的医院急诊科参加访谈，认清急诊科的设置应该有哪些岗位，不同岗位的职责和管理要求是什么？

五、《急诊科建设与管理指南（试行）》关于急诊的仪器设备、急救器械、抢救室应配置的急救药品的要求是什么？急救护士要掌握的技术和技能有哪些？

1. 仪器设备　心电图机、心脏起搏/除颤仪、心脏复苏机、简易呼吸器、呼吸机、心电监护仪、负压吸引器（有中心负压吸引可不配备）、给氧设备（中心供氧的急诊科可配备便携式氧气瓶）、洗胃机。三级综合医院还应配备便携式超声仪和床旁X线机。有需求的医院还可以配备血液净化设备和快速床旁检验设备。

2. 急救器械　一般急救搬动、转运器械，各种基本手术器械。

3. 抢救室急救药品　心脏复苏药物；呼吸兴奋药；血管活性药、利尿及脱水药；抗心律失常药；镇静药；止痛、解热药；止血药；常见中毒的解毒药、平喘药、纠正水电解质酸碱失衡类药、各种静脉补液液体、局部麻醉药、激素类药物等。

4. 急救护士要掌握的技术和技能　①掌握急诊护理工作的内容及流程，急诊分诊；②掌握急诊科内的医院感染预防与控制原则；③掌握常见危重症的急救护理；④掌握创伤患者的急救护理；

小提示

各种仪器、设备、物品、药品管理要做到"四定"即：定点放置、定量储存、定时补充清毒、定人保管维修，保证其功能处于良好备用状态，一般情况下不得外移和外借。

⑤掌握急诊危重症患者的监护技术及急救护理操作技术;⑥掌握急诊各种抢救设备、物品及药品的应用和管理;⑦掌握急诊患者心理护理要点及沟通技巧;⑧掌握突发事件和群伤的急诊急救配合、协调和管理。

六、请你在调查医院急诊科的基础上查对下图(图1-14)是否合适,还有哪些需要完善的地方吗?

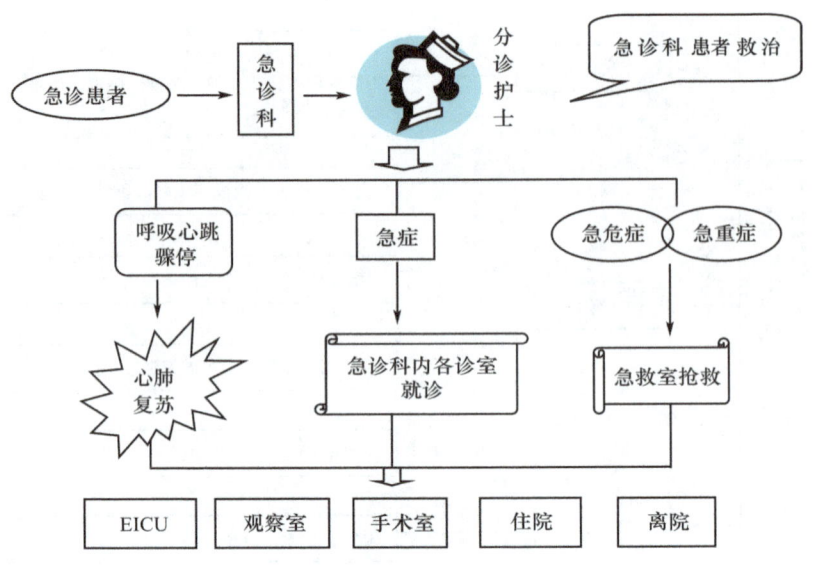

图1-14　急诊患者救治流程

七、看下图(图1-15~图1-20)查阅资料完成对急救护理工作特点的总结。

急救护理研究对象
◇ 急性危重症患者
◇ 麻醉和复杂大手术后患者
◇ 慢性疾病危重期的患者
◇ 急诊医疗体系管理学

拓展阅读

创伤救护、急性中毒救护、意外救护、一般急症救护以及参与交通及工业安全、传染病控制、中毒预防等也是发展趋势之一。

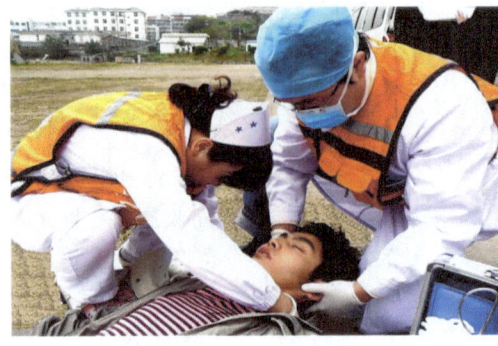

图1-15　院前急救

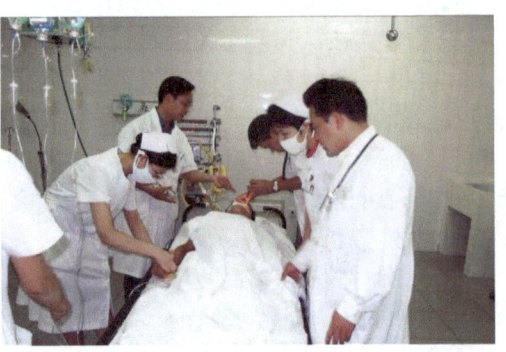

图1-16　急诊科救护

第一单元 认识急救护理 9

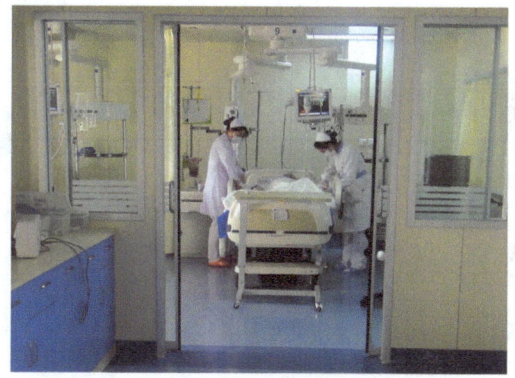

图 1-17 危重症监护

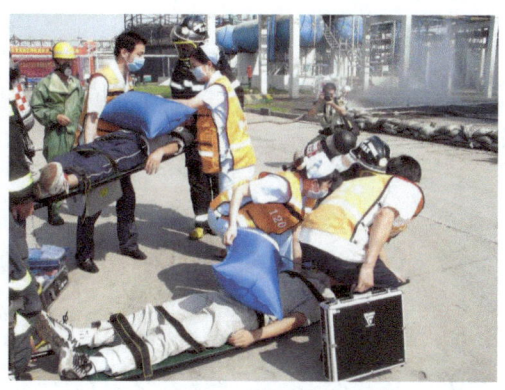

图 1-18 灾难救护

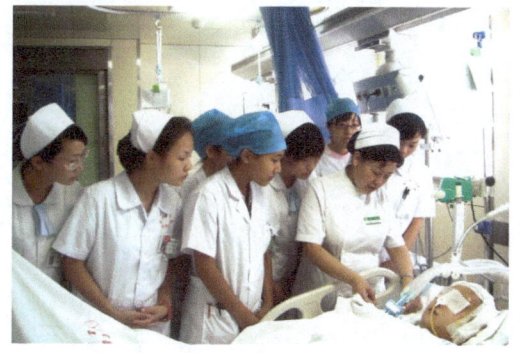

图 1-19 急救护理教学、科研和管理

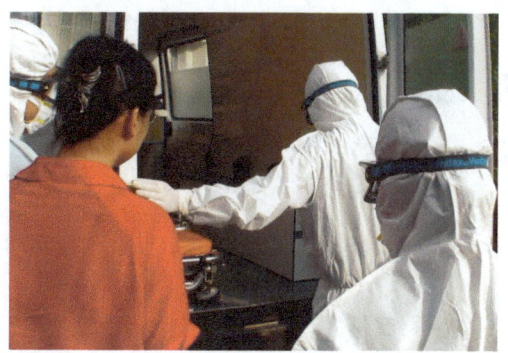

图 1-20 其他

练一练

根据以上知识请你总结急救护理学工作的特点。

1. _____   4. _____
2. _____   5. _____
3. _____   6. _____

八、学习情况反馈表（自评）

序号	项目	学习任务完成情况	签名
1	独立完成的任务		
2	小组合作完成的任务		
3	教师指导下完成的任务		
4	是否达到学习目标，能否与同学合作完成设计急诊科的任务		
5	本学习任务存在的问题、改进建议		

第二单元　院前急救护理

学习任务一　呼吸心跳骤停的院前救护

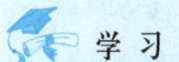 **学习目标**

完成本学习任务后,你应当能
1. 明确呼吸心跳骤停时心肺复苏的内容和抢救过程
2. 能对呼吸心跳骤停及时做出判断
3. 运用所学的知识进行徒手心肺复苏术
4. 正确实施除颤术
5. 叙述心肺复苏术的有效指征

建议完成本学习任务为 4 学时

内容结构

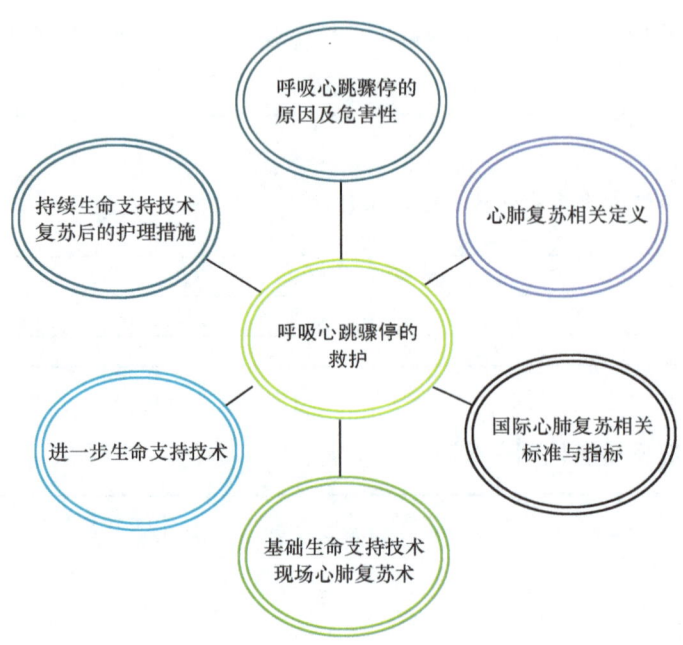

学习任务描述

患者,男,18岁,为某大学在校学生,上体育课时突然倒地,意识丧失,经校医判断呼吸心跳骤停,遂拨打120求救,请你备齐急救物品,迅速赶赴现场,协同其他医护人员展开抢救,并完成心肺复苏术。

心肺复苏术(cardio-pulmonary resuscitation,CPR)是抢救呼吸心跳骤停患者的重要抢救技术之一,其作用是通过基础生命支持(BLS)、高级生命支持(ALS)及持续生命支持(PLS)3个阶段达到维持呼吸、循环功能,挽救患者生命的目的。

第一部分 知识要求

一、呼吸心跳骤停的常见原因和判断标准是什么？呼吸心跳骤停对机体造成的危害有哪些？

1. **呼吸心跳骤停的常见原因** 分为心源性呼吸心跳骤停(如冠心病、急性心肌梗死等)和非心源性呼吸心跳骤停(如呼吸道梗阻、意外事故、药物中毒或过敏、严重的电解质紊乱与酸碱平衡失调、休克等)两种。

2. **呼吸心跳骤停的判断标准** 患者呼吸心跳骤停时特有的临床表现为突然意识丧失,伴全身抽搐;心音及大动脉搏动消失,血压测不出;呼吸停止或呈叹息样呼吸及发绀、瞳孔散大等。心电图可表现为心室纤颤、心搏停顿、心电机械分离。

3. **呼吸心跳骤停对机体造成的危害** 心脏骤停是临床上最危急的情况,一般情况下心跳停止10秒,意识丧失;停止30秒,全身抽搐;停止60秒,自主呼吸停止。6分钟开始脑死亡,8分钟脑死亡,10分钟发生不可恢复的损害。一旦确诊心跳骤停,就应马上进行心肺脑复苏。如得不到及时抢救,会造成脑和其他器官组织不可逆的损害,最终导致死亡。

> **小提示**
>
> 呼吸心跳骤停后开始复苏的时间是成功的关键：呼吸心跳骤停4分钟以内抢救成功率可达50%；呼吸心跳骤停6分钟以内抢救成功率约10%；超过6分钟后成功率仅为4%；超过10分钟以上抢救成功率几乎为零。
>
> 呼吸心跳骤停是猝死的一个临床过程,被定义为循环和通气的突然中断。它可能是突然的不可预知的发生,也可能提前有一些可预知的征象,有时是可以采取手段加以预防。心肺复苏术就是对此采取的最初急救措施。

二、什么是心肺复苏术,为什么要进行心肺复苏？进行心肺复苏的目的,心肺复苏的内容包括哪些？

1. **心肺复苏术的概念** 心肺复苏术:就是当呼吸终止及心跳停顿时,合并使用人工呼吸及人工胸外心脏按压来对患者进行急救的一种技术。

2. **心肺复苏术的目的** 各种原因使心脏停止跳动,维持生命的血液循环和氧气供应就会中断,心脏、大脑及器官组织均将因缺氧而渐趋坏死。若不及时施救,伤者会很快死亡。心肺复苏目的就是保护脑和心、肺等重要脏器不致发生不可逆的损伤,并尽快恢复自主呼吸和循环功能,为进一步挽救患者生命赢得时间。复苏开始越早,存活率越高。

> **小词典**
>
> 呼吸心跳骤停(cardiac arrest):是指任何心脏疾病或非心脏疾病导致心脏突然停搏,有效泵血功能消失,引起全身严重缺血缺氧的临床急症。
>
> 猝死(sudden death):是指外表健康或非预期死亡的人在外因或无外因情况下,突然意外非暴力性死亡。
>
> 自主循环恢复:指经心肺复苏术后自主心跳恢复或扪及脉搏并持续30秒以上。

3. **心肺复苏术的内容** 心肺复苏包括基础生命支持(BLS)、高级生命支持(ALS)和持续生命支持(prolonged life support,PLS)3个方面。

（1）基础生命支持（BLS）：迅速建立有效的通气和人工循环，以保证脑组织及其他重要器官的血供，支持基本生命活动。其主要内容包括：①A(airway)，保持呼吸道通畅；②B(breathing)，进行人工呼吸；③C(circulation)，进行人工循环；④D(defibrillation)，电除颤技术。

（2）高级生命支持（ALS）：此阶段主要是使用药物、电除颤或起搏来恢复自主心律和呼吸，以维持生命活动。主要内容包括：①A(airway)，气管内插管；②B(breathing)，评估气管插管正压通气；③C(circulation)，静脉通道、输液药物；④D(differential diagnosis)，判断鉴别病因，予特殊的病因治疗。

（3）持续生命支持（PLS）：此阶段主要为脑复苏、原发病的治疗和并发症的防治。其主要内容包括：①重点围绕脑复苏及复苏后综合征救治；②各个脏器功能监测及维护；③脑复苏的有关治疗，如冬眠疗法、脑水肿治疗、高压氧；④并发症防治，如感染、水电解质酸碱平衡紊乱等。

三、BLS的"黄金时刻"是指什么，BLS的具体内容和抢救程序有哪些？

1. BLS的"黄金时刻"　在死亡边缘的患者，BLS的初期4～10分钟是患者能否存活的最关键的时刻，它决定着抢救程序是否继续进行。因此，BLS的初期4～10分钟被称为BLS的"黄金时刻"。

2. BLS的内容　包括：迅速识别呼吸心搏骤停；识别并解除气道异物；呼吸骤停时进行人工呼吸；呼吸心搏骤停时进行胸外心脏按压和人工呼吸；对发生心室颤动或室性心动过速者，用自动体外除颤仪（AED）进行电除颤电复律。

3. BLS的程序　依次为：判断患者反应→启动EMSS系统→CPR体位→开放气道→检查呼吸→人工呼吸→检查循环体征→胸外按压及电除颤。

小　词　典

持续生命支持（PLS）是在对心肺复苏评估的基础上，参与脑复苏治疗，同时严密监测各系统、器官的功能，以维持复苏成果，使复苏成功率达到最大。

急救医疗服务体系（EMSS）：是指由院前救护、院内急诊科诊治、重症监护病房救治和各专科的"生命绿色通道"组成的一体化的急救网络。

四、心肺复苏相关的国际标准

1. 不同年龄CPR比较（表2-1）

表2-1　不同年龄患者CPR要点比较

	成人	1～8岁儿童	婴儿
开放气管	仰头举颏法	仰头举颏法	仰头举颏法
人工呼吸	2次有效呼吸（每次持续1秒以上）	2次有效呼吸（每次持续1秒以上）	2次有效呼吸（每次持续1秒以上）
呼吸频率	10～12次/分（5～6秒吹气1次）	10～20次/分（3～5秒吹气1次）	10～20次/分（3～5秒吹气1次）
检查循环	颈动脉	头动脉	肱动脉
按压位置	胸部胸骨下切迹（胸口剑突处）上两指胸骨正中部位或胸部正中乳头连线水平	胸部胸骨下切迹（胸口剑突处）上两指胸骨正中部位或胸部正中乳头连线水平	乳头连线下一横指

续表

	成人	1~8岁儿童	婴儿
按压方式	两只手掌根重叠	两只手掌根重叠/一只手掌根	2指(以环绕胸部双手的拇指,二人法)
按压深度	4~5cm	2~3cm	1~2cm
按压频率	100次/分	100次/分	100次/分
按压通气比	30:2(单人或双人)	30:2/单人或15:2/双人	30:2/单人或15:2/双人
潮气量比	500~600ml	8ml/kg(150~200ml)	30~50ml
CPR周期	2次有效吹气,再按压与通气5个循环周期CPR	2次有效吹气,再按压与通气5个循环周期CPR	2次有效吹气,再按压与通气5个循环周期CPR
AED	有AED设备条件情况下,应先使用AED除颤1次,然后进行5个周期CPR	有AED设备条件情况下,应先使用AED除颤1次,然后进行5个周期CPR	不推荐使用

2.《2005年国际心肺复苏指南》中关于人工呼吸的建议

(1)每次人工呼吸超过1秒。

(2)每次人工呼吸潮气量足够,能观察到胸廓起伏。

(3)避免迅速而强力的人工呼吸。

(4)如果已经有"人工气道",并且有两人进行心肺复苏,则每分钟通气8~10次,呼吸与胸外按压不需要同步,在人工呼吸时胸外按压不应停止。

3.《2005年国际心肺复苏指南》中关于胸外心脏按压要求的变化　简化心肺复苏程序,强调有效不间断按压的重要意义,增加了心肺复苏时每分钟按压的次数和减少胸外按压的间歇。

4.心跳骤停患者早期除颤的原因

(1)心搏骤停最终和最初发生的心律失常是心室纤颤。

(2)电除颤是终止心室颤动最有效的方法。

(3)随着时间推移,成功除颤的机会迅速下降。

(4)心室颤动可在短时间恶化并导致停搏。

小 提 示

心肺复苏存活预测与下列因素有关:心搏骤停是否被目击,开始CPR的时间,开始除颤的时间,开始进一步生命支持的时间,心搏骤停的心电图表现,原发性室颤预后较好,心室停顿、心电——机械分离预后极差。

前 沿 聚 焦

现代心肺复苏里程碑(三大标志或三大要素):电除颤、口对口人工呼吸、胸外心脏按压。

2010年10月18日美国心脏病学会公布了期待已久的2010年心肺复苏指南,指南主体结构与2005指南基本相似,几个最主要变化是:①生存链:由2005年的四早生存链改为5个链环;②胸外按压频率由2005年的100次/分改为"至少100次/分";③按压深度由2005年的4~5cm改为"至少5cm";④强烈建议普通施救者仅做胸外按压的CPR,弱化人工呼吸的作用,对普通目击者要求对ABC改变为"CAB"即胸外按压、气道和呼吸;⑤强化按压的重要性,按压间断时间不超过5秒等。

历史瞬间

《2000 国际 CPR 与 ECC 指南》 2000 年 2 月在美国达拉斯定稿，2000 年 8 月 15 日，在美国心脏学会主办的《循环》杂志上颁布。

《2005 国际 CPR 与 ECC 指南》 2005 年 1 月修订，并于 2005 年 11 月在美国《循环》杂志上以 100 页的篇幅面世。该指南凝集了全球 110 个国家、地区医学专家的心血。

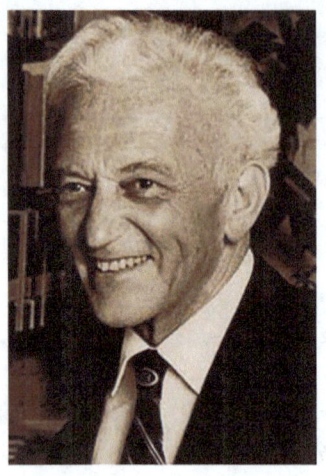

图 2-1 Dr. Peter Safar
1958 年首先提出口对口人工呼吸

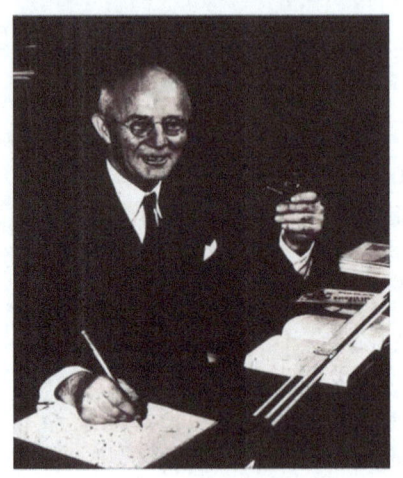

图 2-2 Kouwenhoven
1960 年将胸外心按压＋口对口人工呼吸＋体外电击除颤三结合，奠定了现代心肺复苏术，被誉为现代心肺复苏的里程碑。

第二部分 任务分析

本部分将以呼吸心跳骤停为例，以学习任务描述中患者的抢救流程为引导，以《2005 年国际心肺复苏与心血管急救指南》为基础，学习在院外情境中的 CPR 技术。其中，基本生命支持（basic life support）又称初期复苏或现场急救，是 CPR 最重要、最基本、最核心的内容，我们将重点学习基础生命支持。

小提示

院外：高声呼救："来人呐！救命啊！"；拨打 120（999）急救电话。
院内：边救治边接通紧急呼救系统。

五、判断患者意识和畅通呼吸道

1. 判断患者意识 判断患者意识的时间应在 10 秒钟以内，其方法为：一拍，轻拍患者的双肩（图 2-3、图 2-4）；二喊，凑近耳边大声呼喊："喂！你怎么了？"；三观察，观察患者的反应。

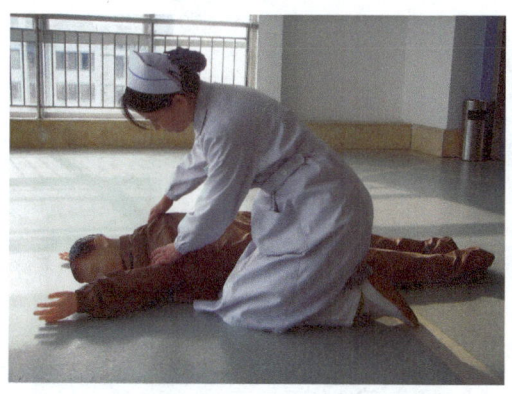
图2-3 判断意识

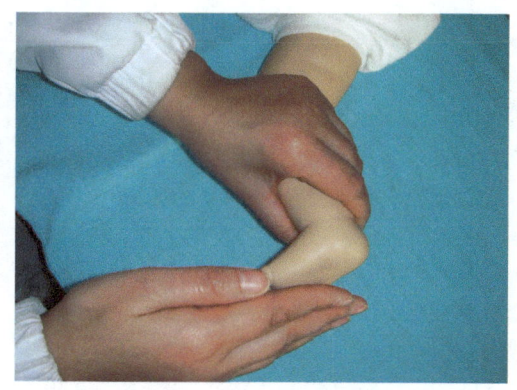
图2-4 判断婴儿意识

2. 启动EMSS系统

（1）呼救（图2-5）。

（2）第一目击者必须在患者身旁，开始徒手心肺复苏，第二人寻求帮助，单人绝不可离开患者去呼救。

（3）报警时需报告的内容有：地点——清楚地址、明显目标；原因——什么时间、发生什么事情；伤情情况——患者数目、伤患状况、已做处理；联系人电话、姓名。

3. CPR体位　在呼救的同时应迅速将患者摆放在硬板床或地面，呈仰卧位（图2-6）。身体平直，无扭曲，解开紧身衣扣，松开裤带。

> **小提示**
>
> 注意颈椎的保护，不能摇头或轻易搬动患者，在判断患者意识过程中，摇动双肩不可用力过重，以防加重骨折等损伤。
>
> 若患者无反应则立即启动EMSS系统，如果只有1人，不要离开患者去呼救；有2人，1人实施CPR，1人迅速求救。

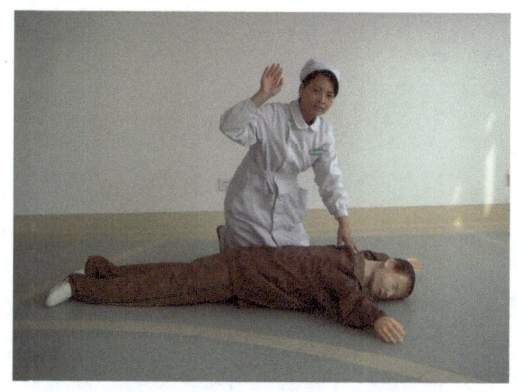
图2-5 呼救

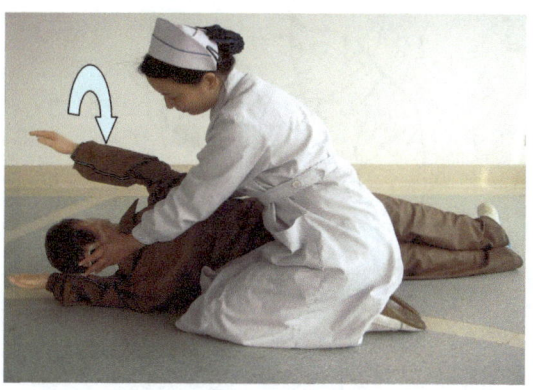
图2-6 摆放体位

4. 开放气道

(1) 清除患者口腔中的异物和呕吐物(图2-7)。

> **小 提 示**
>
> 搬动患者时应注意要使其头、肩、躯干、臀部同时整体转动，防止扭曲，转动时尤其注意保护颈部。
>
> 抢救者跪于患者右侧肩颈侧旁，将患者近侧的手臂直举过头；拉直其双腿或使膝略呈屈曲状，将患者放置适当体位。
>
> 清除固体异物方法：一手按压下颌，另手食指抠出异物。

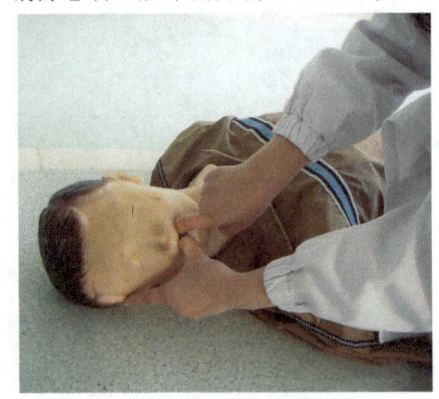

图2-7 清理气道

(2) 开放气道(图2-8、图2-9)。

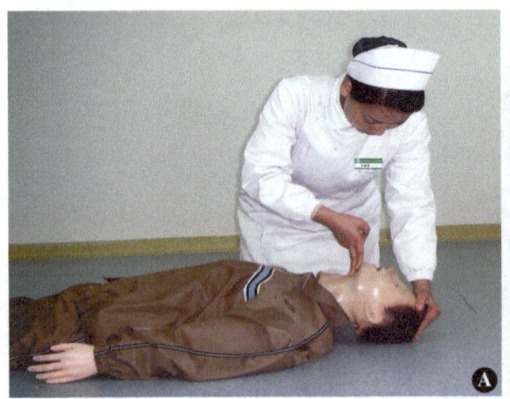 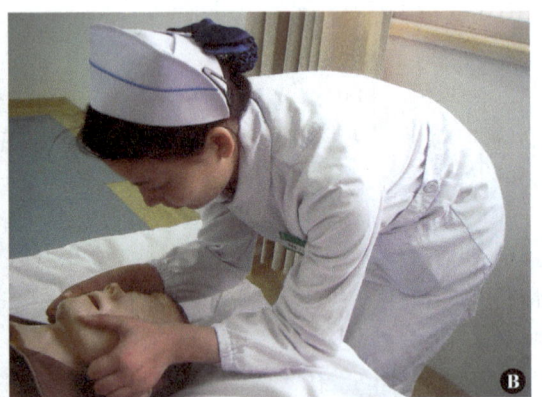

图2-8 开放气道

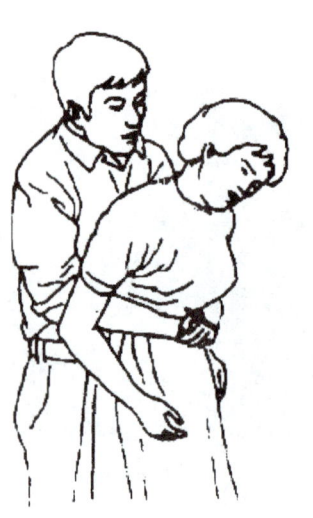

图2-9 Hemlich 手法

> **生 活 实 践**
>
> 气道异物梗阻，有意识的患者无法自行咳嗽时，采用Hemlich 手法：施救者双手环抱伤者，拳眼置于肚脐上方，快速向内向上按压，重复连续推击，直到异物从气道排出。

小 提 示

仰头抬颏法注意:颈部上抬不要过度伸展及用力过猛,以免损伤颈椎。勿用力压迫下颌部软组织,避免用拇指抬下颌,以免造成气道梗阻。活动性假牙应取下,以防脱落阻塞气道。

托颌法(双手推颌法或创伤推颌法):仰头,将颈部固定在正常位置;开口,如患者紧闭双唇,可用拇指把口唇分开;托颌,手放置在患者头部两侧,肘部支撑在患者躺的平面上,握紧下颌角,用力向上托下颌。

5. 判断患者呼吸 判断呼吸的方法(图2-10)为:一看(胸部起伏)、二听(出气时呼吸音)、三感觉(有无气体拂面感)。

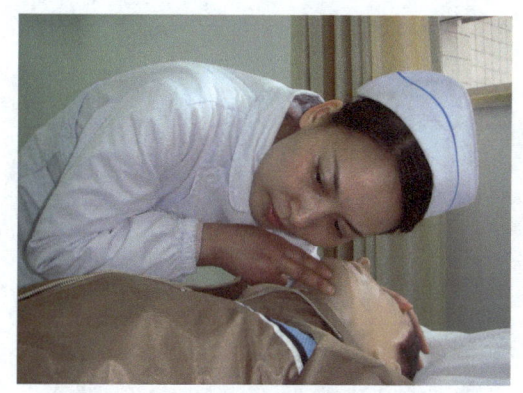

图2-10 判断呼吸

小 提 示

判断患者呼吸应5～10秒以内完成。

六、人工呼吸(breathing)

1. 人工呼吸的方法 常用的人工呼吸的方法有:口对口人工呼吸、口对鼻人工呼吸、口对口鼻人工呼吸(图2-11)、口对面罩人工呼吸。

小 词 典

仰头抬颏法:把一只手放在患者前额,用手掌把额头用力向后推,使头部向后仰,另一只手手指放在下颏骨处,向上抬颏,使牙关紧闭,后仰程度为下颌、耳郭的连线与地面垂直。

Hemlich手法:1974年,美国医生海曼发明的海氏手法是一种简便有效的解除气道异物阻塞的急救方法,又称"腹部冲击法"。其方法原理是在上腹部猛推,以抬高膈肌而使得空气由肺内压出,如此产生人工咳嗽,将阻塞气道的异物排出。

急救护理

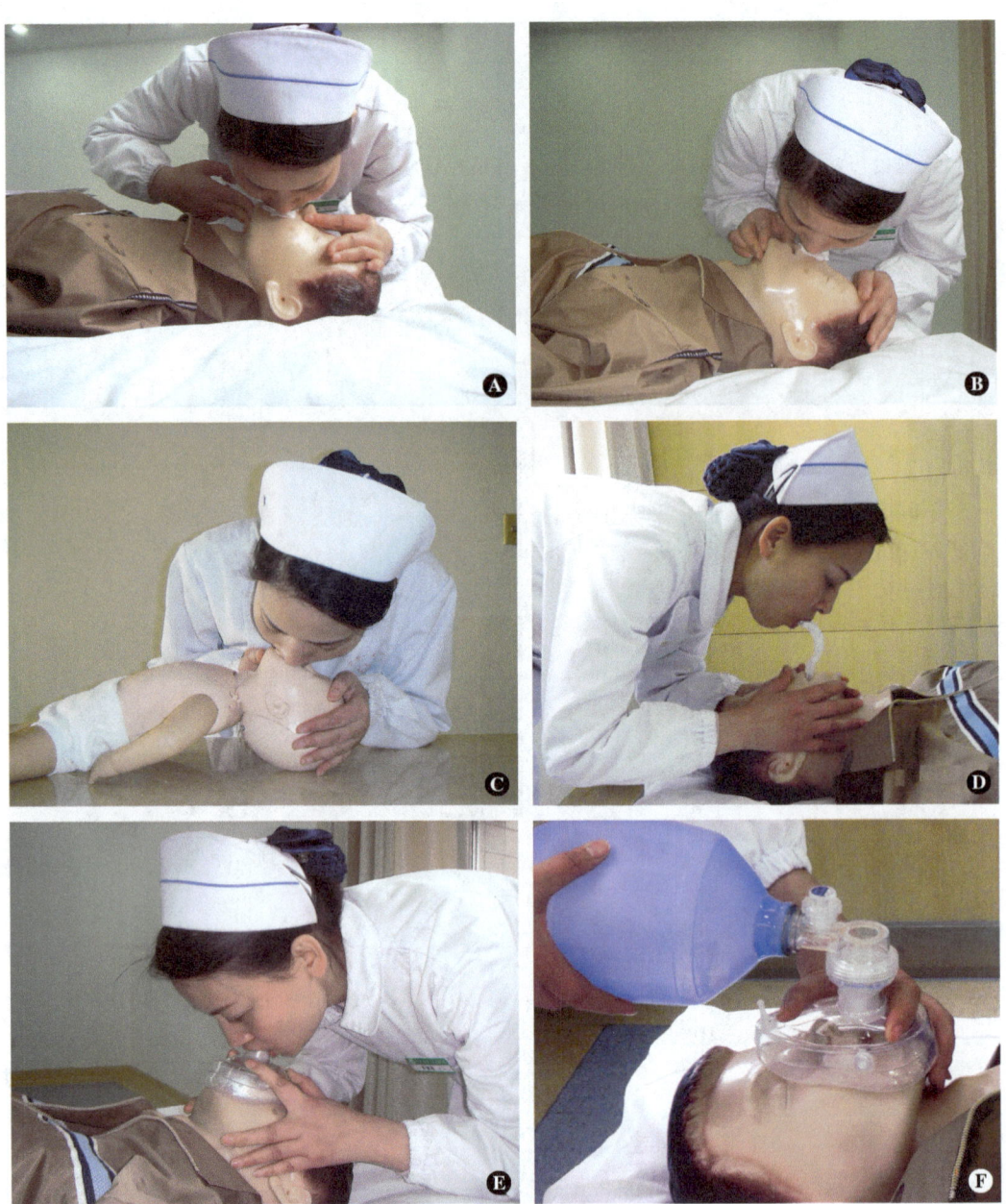

图 2-11　人工呼吸方法

A. 口对口人工呼吸法；B. 口对鼻人工呼吸法；C. 口对口鼻人工呼吸法；D. 口对通气导管人工呼吸法；E. 口对面罩人工呼吸法；F. 复苏面罩通气人工呼吸法

小 提 示

数秒法：通常人们在喊口令时喜欢用"1、2、3"的方式来读秒，然而，我们正常人的普通语速都不是一个字耗时 1 秒，尤其是当遇到紧急事件时更是语速加快。经测试研究，采用 4 个数字连续读数来计算 1 秒的时间，如"1001、1002、1003"。

(1) 口对口人工呼吸：是用急救者的口协助伤病者呼吸的方法。它是现场急救中最简便最有效的方法。

小　提　示

气管切开的患者需人工通气时，可采用口对套管呼吸。

(2) 口对鼻人工呼吸：对患者不能经口对口人工呼吸时应采用口对鼻呼吸，如患者牙关紧闭不能撬开或口腔有严重损伤。

(3) 口对口鼻人工呼吸：适用于牙关紧闭，不能张口，口腔有严重损伤时，以及婴儿。婴儿的口鼻距离很近，常采用口对口鼻人工呼吸法。

(4) 口对面罩人工呼吸：目前比较常用口对面罩人工呼吸法，适合的面罩可有效、简便地进行人工通气，并且安全。人工呼吸面罩如图所示（图2-12）。

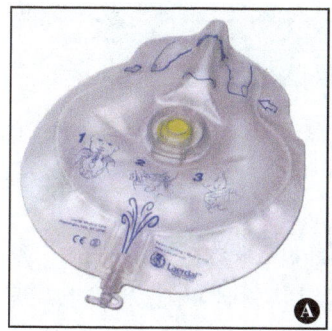 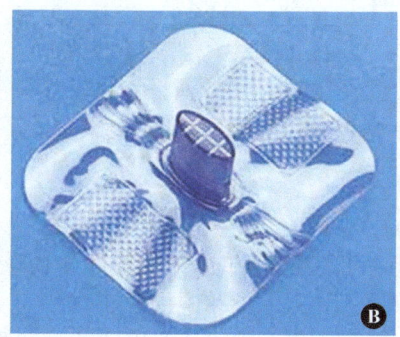 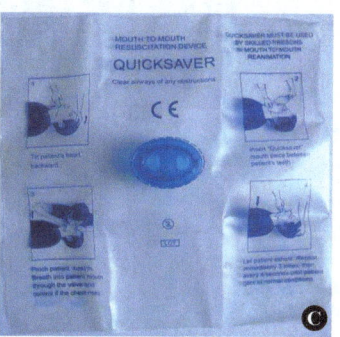

图2-12　人工呼吸面罩

小　提　示

人工呼吸的注意事项：
①保持呼吸道通畅；②送气量不可过大，以免胃部胀气；③吹气时间持续2秒，潮气量500～600ml，以胸廓起伏为标准；④吹气频率成人10～12次/分，婴幼儿12～20次/分。

(5) 复苏面罩通气：复苏面罩有两种类型，一是具有含嘴（连接管）的普通复苏面罩，可有单向活瓣，另一种基本结构与普通氧气面罩相似，但可以接氧气为患者提供持续氧供，而且氧气流量还应该根据个体不同而进行调整。在使用复苏面罩通气时应用双手将面罩紧贴患者面部，保证良好的密闭性，通过挤压复苏球来为患者提供足够的潮气量，从而改善通气。

2. 简易呼吸器（图2-13）的结构

请将简易呼吸器各组件的名称写在下面横线上。

①_____；②_____；③_____；④_____；⑤_____；⑥_____；⑦开口器；⑧口咽通气管。

小　词　典

人工呼吸：是用人工方法借外力来推动肺、膈肌或胸廓的活动，使气体被动进入或排出肺脏，以保证机体氧的供给和二氧化碳的排出。

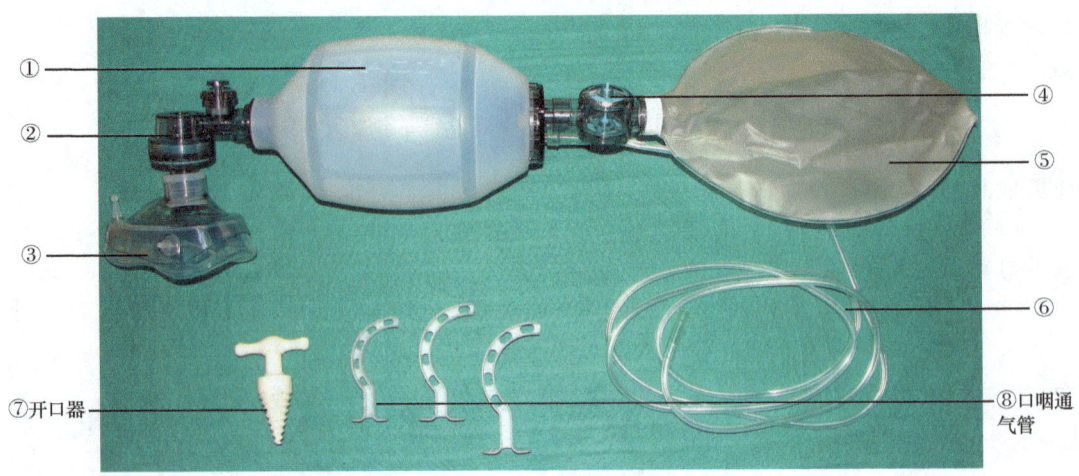

图 2-13　简易呼吸器

① ② ③ ⑦开口器 ④ ⑤ ⑥ ⑧口咽通气管

七、人工循环(circulation)

1. 检查循环体征(图 2-14)　其方法有触摸颈动脉和触摸肱动脉：触摸颈动脉时用手食指和中指置于颈中部(甲状软骨)中线,手指从颈中线滑向甲状软骨和胸锁乳突肌之间的凹陷,稍加力度触摸到颈动脉的搏动,在判断有无颈动脉搏动时,检查时间不超过10秒。触摸肱动脉时,用手食指和中指置于上臂内侧,肘和肩之间,稍加力度检查是否有搏动。

> **小提示**
>
> 判断有无脉搏要求5秒以上,10秒内完成。

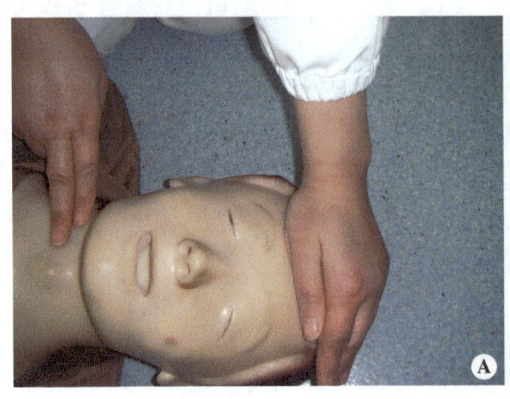
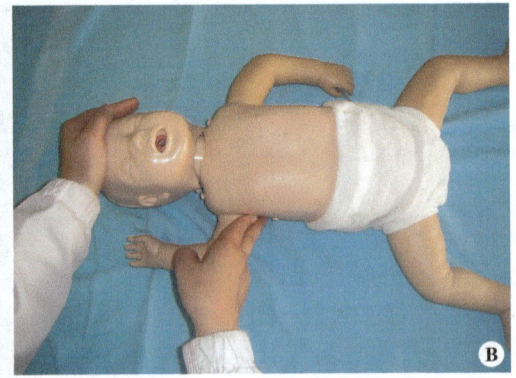

图 2-14　检查脉搏的方法

2. 胸外心脏按压

(1) 胸外心脏按压的要领：部位要准确,姿势要正确,速度要均匀,力度要适当。

(2) 胸外心脏按压的部位(图2-15)：成人为胸骨中下1/3的交界处；婴儿为两乳头之间的连线上；8岁以下的儿童为胸骨下1/2处。

第二单元　院前急救护理　21

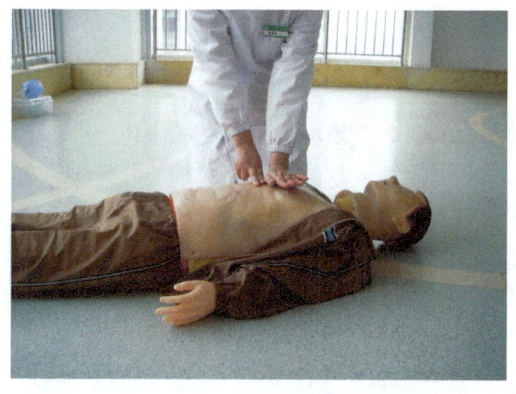

图 2-15　胸外心脏按压的部位

小　提　示

胸外按压的部位不宜过低，以免损伤肝、脾、胃等内脏。按压部位向下错位时则受压部位为剑突，可至剑突受压折断，肝受冲击破裂或胃部受压导致呕吐。

小　提　示

定位向两旁偏移或按压时手指没有翘起时则易致肋骨骨折及连枷胸，导致气胸、血胸。

（3）胸外心脏按压的姿势（图2-16）：床旁则应站立于踏脚板，双膝平患者躯干；地上则采用跪姿，双膝平患者肩部；双臂绷直，与胸部垂直，不得弯曲；以髋关节为支点，腰部挺直，用上半身重量往下压。

（4）胸外心脏按压的手法（图2-17）：掌根置胸壁，两掌交叉重叠；手指翘起，肘关节伸直；双肩双臂与胸骨垂直；利用上身重量垂直下压；放松时双手不离开胸壁；下压和放松时间为1∶1。

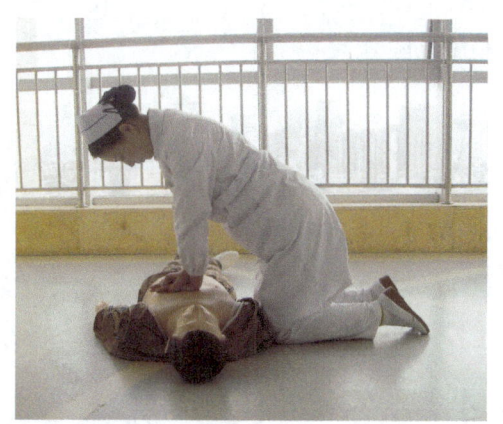

图 2-16　胸外心脏按压的姿势

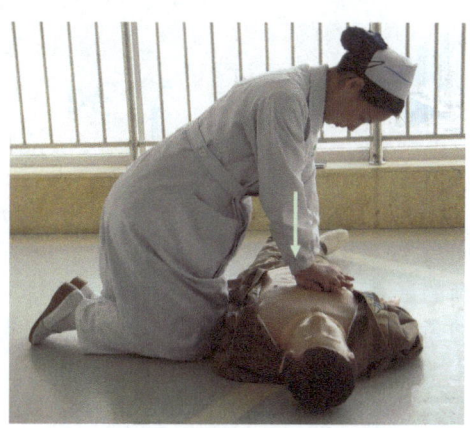

图 2-17　胸外心脏按压的手法

（5）胸外心脏按压的方式（图2-18）：在进行胸外心脏按压时应根据患者的不同年龄采取相应的按压方式，成人用双手掌跟部按压；儿童用一只手掌跟按压；婴儿用中指和食指按压。

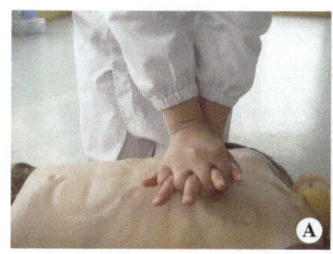
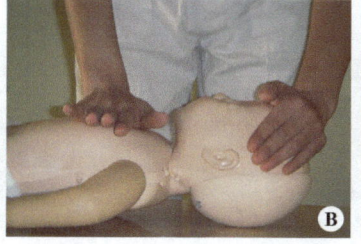
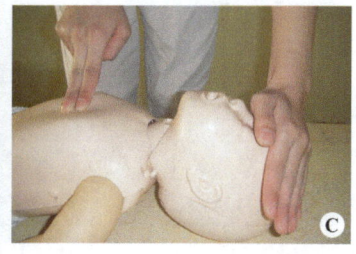

图 2-18　胸外心脏按压的方式
A. 成人；B. 儿童；C. 婴儿

> **小 提 示**
>
> ①胸外心脏按压术只能在心脏停止跳动下才能施行。②位置不准确容易损伤其他脏器。③下压后手放松不离开胸部。④按压的力度要适宜,过大过猛容易使胸骨骨折,引起气胸、血胸;按压的力度过轻,胸腔压力小,不足以推动血液循环。⑤应将患(伤)者的衣扣及裤带解松,以免引起内脏损伤。
>
> 2010年复苏指南正确的心脏按压方法是对准患者胸部中间按压,幅度至少达5cm深,频率应至少每分钟100次。如果还能结合口对口人工呼吸会更好,大约30次按压后可进行2次人工呼吸。但心脏按压是最关键的,因为心脏停止跳动5分钟后就会对大脑造成永久性损害。

在《国际心肺复苏指南》中出现了许多操作数据标准的重要更改,如按压/通气比由双人5∶1更改为单人或双人均为15∶2,目的是减少按压/通气更替中的无效性,而提高心脏按压的实际效果;再更改为30∶2是基于15∶2时实际按压的频率较100次/分的要求相距甚远,从而提高每组按压的次数以接近要求的频率。

八、电除颤(defibrillation)

1. 电除颤术(非同步电除颤)的部位 两个电极板分别放于心尖部和心底部(图2-19),紧贴皮肤并稍施以压力。

> **小 提 示**
>
> 心底部:胸骨右缘第二肋间。
> 心尖部:左腋前线第五肋间。

2. 电除颤时能量的选择 除颤仪分为单向波与双向波。单向波与双向波除颤仪选择的能量不同,波形也不同(图2-20)。双相切角指数波为150J(图2-20A),双相直线波为120J(图2-20B),单相波初始和后续电击均为360J(图2-20C)。选择双向波除颤对患者心脏损伤小。

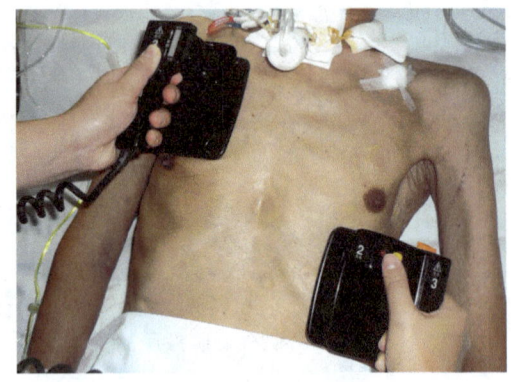

图2-19 电除颤的部位

> **小 词 典**
>
> 人工循环:是指利用人工的方法促使血液在血管内流动,并使人工呼吸后带有新鲜空气的血液从肺部血管流向心脏,再流经动脉,供给全身主要脏器,以维持重要脏器的功能。

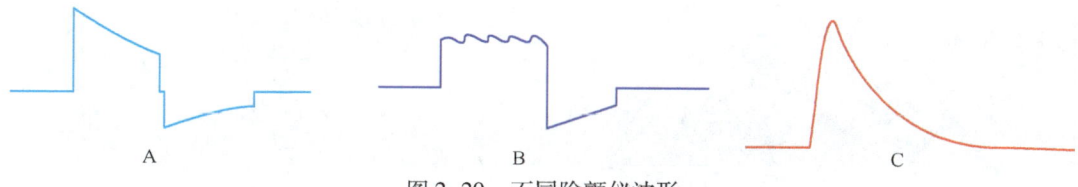

图 2-20　不同除颤仪波形

3. 电除颤操作流程　评估患者——评估电复律仪的性能——开机——调节心电图导联——涂导电糊——描记心电图确定心律失常类型——选择同步非同步——选择能量——机器充电——放电——效果评价——处理患者——维护电复律仪——洗手——记录护理单和仪器使用登记本。

> **小　提　示**
>
> 2010 年指南还大力推荐使用自动体外除颤器。

4. 电除颤的注意事项

（1）快速证实心跳骤停后应立即行电除颤。

（2）除颤应果断、迅速、争分夺秒。

（3）心肺复苏过程中除颤,终止心外按压的时间要尽可能短,在呼气末放电除颤,以减少跨胸电阻抗。

（4）由患者的体重和心脏大小来决定电能大小的选择。

（5）操作时电极板应与胸壁贴紧,两个电极板之间距离不可过近,以防电极板之间形成短路,电流不能通过心脏。

（6）在电除颤时,应使用药物纠正酸碱失衡和电解质紊乱,利于除颤成功。

5. 心电除颤仪的组成

（1）请看图（图 2-21）完成下面横线的填写。

①_____;②_____;③_____;④_____;⑤_____。

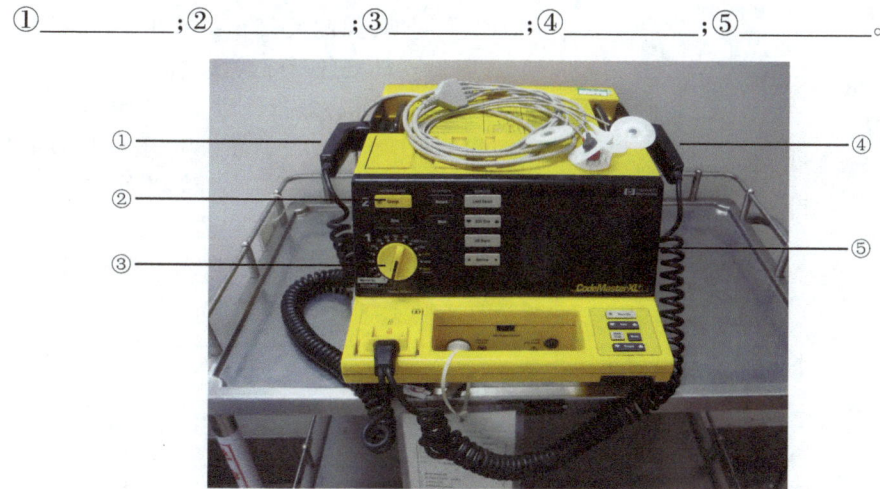

图 2-21　心电除颤仪

> **小　提　示**
>
> 充电时间不可过长（不超过 37 秒）,以免中断胸外心脏按压,不利于自主循环恢复。

(2) 全自动除颤仪（AED，图2-22）：

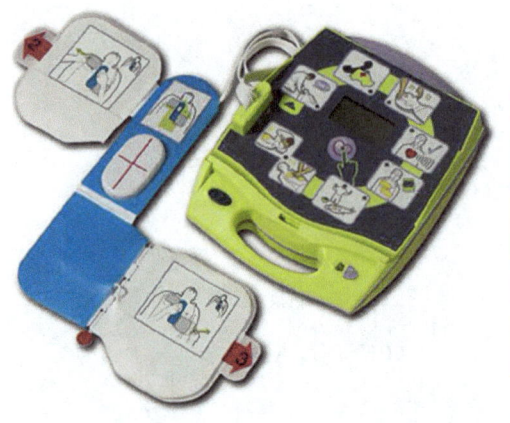

图 2-22　ZOLL AED Plus 全自动除颤仪

小　提　示

当急救人员目击成人心脏骤停，且现场有立即行 AED 条件，应尽快使用 AED。

若到达现场患者呼吸心跳骤停已超过 4 分钟：虽确认 Vf/VT(－)心律，但仍需先给予 5 个循环（约 2 分钟）的高品质 CPR，再给予电击除颤。

前沿聚焦

ZOLL AED Plus 全自动除颤仪；采用低能量双相方波、全自动分析、除颤技术；具有心肺复苏按压力量感应提示功能；心电显示功能；AED Plus 是自动指导从处理气道、呼吸、循环、除颤到心脏复苏整个急救流程的全自动除颤仪，AED Plus 以简洁易明的图像配合语音提示，与急救员共同完成整个急救流程的每一步。以简易的视、听学习概念，增强急救员的信心、理解以及临场表现，大大提高患者的生存机会。

小　提　示

电除颤次数与能量的选择：由于双相波除颤方式的应用，原来指南推荐的单相波除颤为在 2 次 CPR 间行 3 次连续电击（200J，300J，360J），更改为 1 次电击（单相波 360J，双相波 150～200J），成功率可达 85% 以上，避免中断压胸，影响血流，缩短了无按压时间。

九、心肺复苏的周期及判断心肺复苏术的有效指征。

1. 心肺复苏的周期　按压与呼吸连续 5 个轮回为 1 个周期，如此反复 5 个 CPR 后判断患者呼吸、颈动脉搏动等各指标的恢复情况。

2. 心肺复苏有效指针

（1）触摸到大动脉搏动，收缩压大于 60mmHg。

（2）面色、口唇、甲床色泽转为红润。

（3）呼吸改善或出现自主呼吸。

（4）扩大瞳孔出现缩小，对光反应恢复，有眼球活动或睫毛反射。

小　词　典

心室颤动（室颤）：心室肌发生极不规则的快速而又不协调的颤动，心电图表现为 QRS 波群消失，代之以连续而快慢不规则、振幅不一的心室颤动波，频率为 200～500 次/分，此时心脏不能搏血。

心电机械分离：心脏仍有生物电活动，断续出现慢、极微弱且常不完整的收缩，心电图有间断出现的宽而畸形、振幅较低的 QRS 波群，频率在 20～40 次/分以下，此时心脏已丧失排血功能，心脏听诊时听不到心音，周围动脉摸不到搏动。

心室停顿：心房、心室肌完全丧失电活动能力，心电图上房室均无激动波，描记呈一直线。

（5）昏迷变浅，出现无意识的挣扎动作，心电图波形有改变。

3. 心肺复苏术持续时间　胸外按压与人工呼吸应反复进行，直至患者心肺复苏成功或心肺复苏持续 30 分钟以上，宣告临床死亡后可停止。

小　词　典

生命链（chain of survival）：是指对突然发生的呼吸心跳骤停患者，所采取的一系列规律有序的步骤、规范有效的救护措施，将这些抢救序列以环链 x 形式连接起来，就构成了一个挽救生命的"生命链"。即 4R 序列，尽早呼救（早到达），尽早 CPR，尽早除颤，尽早高级生命支持。

2010 年五环生存链：①早期识别与呼叫；②早期 CPR：强调胸外心脏按压；③早期除颤：如有指征应快速除颤；④有效的高级生命支持（ALS）；⑤完整的心脏骤停后处理。

第三部分　评价与反馈

十、分析上述案例模拟完成救护任务，并在小组中展示完成任务的过程，对照心跳骤停院前救护项目评分标准（表 2-2）进行自评及小组评价。

案例：接 120 报警，游泳池内有一 5 岁儿童溺水，请你（说出儿童 CPR 的操作步骤）迅速前往现场进行心肺复苏术。

提示：

1. 你的调查与思考

2. 你发现与确定的问题

3. 制订实施的方案

4. 实施过程描述

表 2-2　心跳骤停院前救护（项目评分标准）

项目内容	分值	评价内容	评分标准	得分
应知基础知识	20	1. 呼吸心跳骤停的常见原因及判断标准	2	
		2. 呼吸心跳骤停最可靠而且出现较早的临床征象	2	
		3. "黄金时刻"的概念及采取的关键措施是什么	2	
		4. 心肺复苏的目的及主要内容	2	
		5. 不同年龄 CPR 按压部位、深度	2	
		6. 心肺复苏的有效指针	2	
		7. 胸外心脏按压时松开的时间与按下时间的比例	2	
		8. 判断患者呼吸及意识的方法	2	
		9. 胸外心脏按压的部位及方法	2	
		10. 电除颤的部位及注意事项	2	

项目内容	分值	评价内容	评分标准	得分
应会技能	70	抢救原则:分秒必争,就地抢救		
		1. 快速判断(意识丧失,大动脉搏动消失)	5	
		2. 呼救:床边呼叫或旁人协助呼叫值班医生	2	
		3. 摆放复苏体位:将患者去枕平卧于硬板床上	2	
		4. 畅通气道:仰头抬颏法、托颌法、Hemlich手法(腹部冲击法)	5	
		5. 使用简易呼吸器行面罩球囊控制呼吸	5	
		6. 立即胸外心脏按压:按压部位、按压姿势、按压手法及按压方式正确。按压次数100次/分。胸外按压与人工呼吸比例为30:2	10	
		7. 选择电除颤的部位(心尖部和心底部)与能量(单相波360J 双相波150~200J),正确进行电除颤	10	
		8. 判断复苏效果	5	
		9. 保持有效通气,吸痰。或气管插管呼吸机控制通气	5	
		10. 多功能心电监护仪监测,判断心脏骤停的类型,对症处理	5	
		11. 迅速建立两条有效静脉通道,遵医嘱用药(严格查对,复述2次,保留安瓿,记录用药)	4	
		12. 配合医生进行脑复苏,观察治疗效果及反应	3	
		13. 留置尿管,记录每小时尿量,测尿相对密度	5	
		14. 抢救完毕两名护士一同核对抢救安瓿,补记护理记录单	2	
		15. 做好抢救后物品的清理、消毒、补充、检查及家属安抚工作,急救设备还原成备用状态	2	
综合素质、总体印象、安全等	10	1. 仪表规范,举止行为沉着、冷静	4	
		2. 操作程序熟练,注意自我防护及患者安全	3	
		3. 实施心理护理,降低患者家属的心理紧张度	3	
自评:			小组评:	

十一、根据学习过程中的情况完成学习情况反馈表(表2-3)。

表2-3 学习情况反馈表(自评)

序号	项目	学习任务完成情况	签名
1	独立完成的任务		
2	小组合作完成的任务		
3	教师指导下完成的任务		
4	是否达到学习目标,能否与同学合作完成心跳骤停的院前救护任务		
5	本学习任务存在的问题、改进建议		

学习拓展:

十二、2005年版《国际心肺复苏指南》中规定,遇什么情况可不进行CPR？什么情况可以终止CPR？什么情况下应延长CPR？什么情况下可考虑撤销CPR？

1. 遇下列情况可不进行CPR 科学的评估已表明没有明确的标准能准确预测CPR的无效性。鉴于这种不确定性,所有呼吸心跳骤停患者均应接受CPR,除非有下列情况可不进行CPR:

（1）患者有有效的"不复苏"遗嘱。

（2）患者有不可逆的死亡征象。

（3）预测不能得到生理上的益处,对危重败血症、心源性休克进行了最积极地治疗,重要的脏器功能仍在不断恶化或者疾病的晚期(心脏停搏是必然结果)。

（4）在执行 CPR 时,救援者将要冒身体受伤的危险。

2. 下列情况可以终止 CPR

（1）心肺复苏持续 30 分钟以上,仍无心搏及自主呼吸,现场又无进一步救治和送治条件,可考虑终止复苏。

（2）脑死亡:深昏迷,对任何刺激无反应,自主呼吸停止,脑干反射全部消失。

（3）当现场危险威胁到抢救人员安全(如雪崩、山洪暴发)以及医学专业人员认为患者死亡,无救治指征时。

3. 下列情况延长 CPR   在有些情况下可适当延长 CPR,如年龄较小、药物过量、严重低体温(如溺水)、毒素和电解质异常等,这些是可能改变预测结果的因素。

4. 下列情况撤销 CPR

（1）医生及家属认为治疗目的不能实现或者继续治疗又无任何益处时,可以撤销 CPR。

（2）昏迷者不能重新清醒,在第 3 天无瞳孔对光反应,缺乏对疼痛的自主反应或第 1 周末没有双侧皮层体感诱发电位者,可以撤销 CPR。

（3）不可治愈的疾病晚期,不管能否清醒或者及时严格地治疗,其心搏停止是其必然结果,因此可以撤销 CPR。

十三、2005 年版《国际心肺复苏指南》中更改按压与通气比例的依据是什么？为什么电除颤归于基础生命支持？早期电除颤的理由是什么？

1. CPR 指南中更改按压与通气比例的依据

（1）按压/通气比由双人 5:1 更改为单人或双人均为 15:2,目的是减少按压/通气更替中的无效性,而提高心脏按压的实际效果。

（2）再更改为 30:2 是基于 15:2 时实际按压的频率较 100 次/分的要求相距甚远,从而提高每组按压的次数以接近要求的频率。同时 15:2 改为 30:2,可以降低血流中断时间。

2. 电除颤归于基础生命支持的理由

（1）大多成人突发非创伤性心跳骤停的原因是心室颤动。

（2）除颤时间的早晚是决定能否存活的关键。

（3）每延迟电除颤 1 分钟,其死亡率增加 7%～10%。

（4）在社区,早期除颤指 EMSS 接到求救 5 分钟内完成电除颤。

（5）在医院和其他医疗机构中,无论在医院中的任何部位,或在救护车中,对因室颤造成的心跳骤停患者,急救人员应最快采取早期电除颤,对大多数患者,应在心跳骤停后的 3±1 分钟内给予除颤。

3. 早期电除颤的原因

（1）心跳骤停的最常见类型为室颤。

（2）治疗室颤的最有效手段是电除颤。

（3）除颤的时机转瞬即逝。

（4）室颤不予处理在数分钟内就会转为心室停搏或电机械分离。

学习任务二　脑血管意外的院前救护

 学习目标

完成本学习任务后,你应当能
1. 根据接警初步判断患者病情,并给予患者及家属必要的急救指导
2. 能根据患者的病情准备相应的院前急救用物
3. 独立完成脑血管意外患者的现场病情评估
4. 迅速准确地配合医生为脑血管意外患者实施院前救护措施,做到及早干预、严密监护
5. 在患者转运过程中密切监护患者病情,并利用所学专业知识给予适当的护理措施,实现安全转运

建议完成本学习任务为 2 学时

内容结构

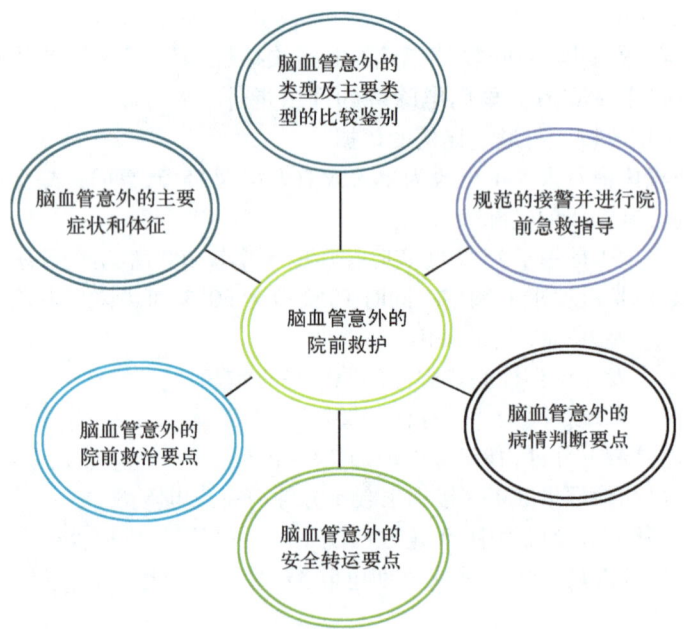

学习任务描述

患者,女,77 岁,在家中饮酒后与朋友打麻将过程中突然晕倒,呼之不应、面色潮红、大汗淋漓、口角歪斜、小便失禁。既往有高血压、糖尿病史,曾有两次脑血管意外病史,第二次脑血管意外后留有偏瘫后遗症,但生活尚能自理。发病后家属拨打 120 求救,请你根据接警情况初步判断患者病情,给予患者家属必要的急救指导,并备齐急救用物,协同其他医护人员赶赴现场,评估患者病情,配合医生进行必要的急救处理措施,安全地将患者转运至医院急诊科进行进一步治疗。

脑血管意外是由于各种原因引起的脑血管损害而导致脑部受损的一组疾病。目前已成为中老年人死亡的主要原因之一,幸存者常有偏瘫及言语障碍等神经功能方面的后遗症。脑血管意外分为出血性和缺血性两大类,其中85%为缺血性。脑血管意外的发病率和死亡率均居神经系统病变的首位,其与恶性肿瘤以及心血管疾病同视为现今人类死亡率最高的三大疾病。

第一部分 知识要求

一、脑血管意外如何分类?其常见病因有哪些?

按其性质通常分为出血性脑血管意外和缺血性脑血管意外两大类。

1. 出血性脑血管意外

(1) 脑出血(intra cerebral hemorrhage,ICH):指脑实质血管破裂出血,不包括外伤性脑出血。多由高血压、脑动脉硬化、肿瘤等引起。

> **小提示**
>
> 脑血管意外多见于有高血压病史和50岁以上的中老年人。其中出血性疾病多数在活动状态时(如激动、用力)起病,而缺血性疾病常于睡眠中或安静休息时发病。

(2) 蛛网膜下隙出血(subar achnoid hemorrhage,SAH):由于脑表面和脑底部的血管破裂出血,血液直接流入蛛网膜下隙所致。常见原因有动脉瘤破裂、血管畸形、高血压、动脉硬化、血液病等。

2. 缺血性脑血管意外

(1) 短暂性脑缺血发作(transient ischemic attack, TIA):又叫小中风或一过性脑缺血发作,其病因与脑动脉硬化有关,是脑组织短暂性、缺血性、局灶性损害所致的功能障碍。

(2) 脑血栓形成(cerebral thrombosis, CT):多由动脉粥样硬化、各种动脉炎、外伤及其他物理因素、血液病引起脑血管局部病变形成的血凝块堵塞而发病。

(3) 脑栓塞(cerebral embolism,CE):可由多种疾病所产生的栓子进入血液,阻塞脑部血管而诱发。临床上以心脏疾病为最常见的原因;其次是骨折或外伤后脂肪入血;虫卵或细菌感染;气胸等空气入血,静脉炎形成的栓子等因素,栓塞了脑血管所致。

二、脑血管意外的诱因及主要症状有哪些?

1. 出血性脑血管意外

(1) 寒冷季节多见。

(2) 多发生在白天活动时如情绪激动、过量饮酒、过度劳累后,因血压突然升高导致脑血管破裂。

(3) 前驱症状:发病前数小时或数日少数人有头晕、头痛、恶心、呕吐、鼻出血、视力模糊、眼结膜出血等前驱症状,血压较高。

(4) 主要症状:患者突然昏倒后,迅速出现昏迷、面色潮红、双眼向一侧凝视,出血对侧肢体瘫痪、握拳,牙关紧闭,鼾声大作,或面色苍白、大小便失禁。有时可呕吐,严重的可伴有胃出血,呕吐物为咖啡色,部分患者还出现喷射状呕吐。

> **小词典**
>
> 脑血管意外是由于各种原因引起的脑血管损害而导致脑部受损的一组疾病,俗称"脑中风"或"脑卒中"。

> **小 提 示**
>
> 脑血管意外的主要表现：
> (1) 意识障碍：轻者躁动不安，意识模糊不清，重者昏迷。
> (2) 头痛与呕吐：多数患者以突然头痛为首发症状；常有呕吐，为喷射性，呕吐物为胃内容物，多呈咖啡色。
> (3) 呼吸与血压：呼吸一般较快，但病情重者呼吸深而慢。血压可升高。
> (4) 偏瘫：身体一侧的面部、上肢或下肢无力、麻木、麻痹。
> (5) 瞳孔改变：因累及部位不同，瞳孔可出现不同的变化。
> (6) 体温变化：视病灶的不同，可出现体温升高。

2. 缺血性脑血管意外

(1) 通常发生在睡眠后安静状态下。

(2) 前驱症状：发病前可有短暂脑缺血，如头晕、头痛、突然不会讲话，但不久又恢复，肢体发麻和沉重感等。

(3) 主要症状：患者往往在早晨起床时突然觉得半身不听使唤，神志多数清醒，常有头痛、头晕，脉搏和呼吸明显改变，肢体麻木、沉重感逐渐发展成偏瘫、单瘫、失语和偏盲。发病后几天内常有症状加重的过程。

三、出血性和缺血性脑血管意外的鉴别要点（表2-4）

表2-4 出血性和缺血性脑血管意外的鉴别要点

项目	出血性脑血管意外		缺血性脑血管意外	
	脑出血	蛛网膜下隙出血	脑血栓形成	脑栓塞
发病年龄	多见于中老年人	可见于各年龄人群	多见于老年人	青壮年多见
既往病史	多伴高血压	伴动脉瘤、血管畸形	伴有脑动脉硬化	伴风心病
前驱症状	有头痛、呕吐	无	常有或反复发作TIA	无
起病形式	急	急	起病较缓	急
血压	明显增高	正常或增高	正常或稍高	正常
意识障碍	多见	少见	无	可有短暂意识障碍
诱发因素	活动及情绪激动时	活动及情绪激动时	安静、休息时	不定
头痛	有	剧烈	较轻或无	无
呕吐	多有	多有	无	无
体温	常增高	常增高	多正常	多正常
颈项强直	可有	明显	无	无
眼底	可见出血	可见出血	可见动脉硬化	可见动脉栓塞
脑脊液	压力高、血性	压力高、血性	多正常	多正常
CT	脑内高密度灶	蛛网膜下隙高密度灶	脑内低密度灶	脑内低密度灶

四、2004年4月28日我国"卒中中心建设项目"在北京启动，我国不少地区建立了或正在建立"卒中单元"，使更多的卒中患者获得标准化的诊断和处理，《中国脑血管病防治指南2005》中规定卒中单元的概念和特点是什么？有哪几种基本类型？建立卒中单元的意义和要求有哪些？

1. "卒中单元"的概念 卒中单元（stroke unit）是指改善住院卒中患者的医疗管理模式，专为卒中患者提供药物治疗、肢体康复、语言训练、心理康复和健康教育、提高疗效的组织系统。卒中单元的核心工作人员包括临床医师、专业护士、物理治疗师、职业治疗师、语言训练师和社会工作者。

2."卒中单元"的特点　基于以上概念，可以把卒中单元概括为以下特点：

（1）针对住院的卒中患者，因此它不是急诊的绿色通道，也不是卒中的全程管理，只是患者住院期间的管理。

（2）卒中单元不是一种疗法，而是一种病房管理系统。

（3）这个新的病房管理体系应该是一种多元医疗模式（multidisciplinary care system），也就是多学科的密切合作。

（4）患者除了接受药物治疗，还应该接受康复治疗和健康教育。但是，卒中单元并不等于药物治疗加康复治疗，它是一种整合医疗（integrated care）或组织化医疗（organized care）的特殊类型。

（5）卒中单元体现对患者的人文关怀，体现了以人为本。它把患者的功能预后以及患者和家属的满意度作为重要的临床目标，而不像传统的理念仅强调神经功能的恢复和影像学的改善。

3."卒中单元"的分类　按照收治的患者对象和工作方式，卒中单元可分为以下4种基本类型：

（1）急性卒中单元（acute stroke unit）：收治急性期的患者，通常是发病1周内的患者。强调监护和急救，患者住院天数一般不超过1周。

（2）康复卒中单元（rehabilitation stroke unit）：收治发病1周后的患者。由于病情稳定，康复卒中单元更强调康复，患者可在此住院数周，甚至数月。

（3）联合卒中单元（combined acute and rehabilitation stroke unit）：也称综合卒中单元（comprehensive stroke unit），联合急性和康复的共同功能。收治急性期患者，但住院数周，如果需要，可延长至数月。

（4）移动卒中单元（mobile stroke unit）：也称移动卒中小组（mobile stroke team），此种模式没有固定的病房。患者收到不同病房，由一个多学科医疗小组去查房和制定医疗方案，因此没有固定的护理队伍。也有人认为，此种形式不属于卒中单元，只是卒中小组。

4."卒中单元"的设置要求　建立卒中单元需要一定的医疗环境和条件，这些医疗条件是收治卒中患者的基本要求。

（1）24小时内随时可以做CT检查。

（2）使用卒中治疗指南和（或）临床操作规程。

（3）有神经内科、内科、神经放射和神经外科的密切合作。

（4）有经过特殊培训的护理队伍。

（5）具有基本的康复措施，包括语言治疗、作业治疗和物理治疗。

（6）有血管超声检查，如颅内和颅外血管、彩色编码双功能超声、经颅多普勒超声。

（7）有实验室检查条件，包括凝血参数等。

5.建立"卒中单元"的意义

（1）可获得更好的临床效果：到目前为止，卒中单元是治疗卒中的最佳方法。它的效果优于目前所有的治疗方法，包括溶栓、抗凝、抗血小板等。卒中单元可以明显降低病死率和减轻生活依赖程度。

（2）提高患者及家属的满意度：卒中单元的最终目标是提高患者的生存质量，同时可提高患者及其家属的满意度。

（3）有利于继续教育：实行卒中单元管理后，每周有一次卒中小组会议。在卒中小组会议上，除了评价患者的功能恢复情况和制定治疗方案外，一个重要的内容是介绍脑血管病治疗的最新进展，增加医务人员对卒中知识的理解。因此，有利于医务人员的继续教育和知识更新。

五、2005 年 5 月在意大利博罗尼亚举行的"欧洲卒中会议"上指出急性脑卒中患者治疗的关键是什么？在日常生活中，"脑卒中"应如何识别？有哪些紧急救护措施？

1. 急性脑卒中患者治疗的关键　2005 年 5 月在意大利博罗尼亚举行的"欧洲卒中会议"上，罗马大学神经科 Toni 教授指出："对于急性卒中患者，救护车将其迅速送往医院，及时转移到具有卒中单元的病房，便能保护生命。但是，当患者不能获得卒中专家诊断评估和治疗时，可以启动远程医疗方案和'卒中医疗箱'，它能帮助临床医师加速对急性卒中患者的评估和治疗。"因此，在最短的时间内到达设有卒中单元的医院是急性脑卒中患者治疗的关键！

2. 脑卒中的识别　医务人员应掌握脑卒中常见的症状，公众也应该对脑卒中的常见表现有所了解。脑卒中的常见症状：

历 史 瞬 间

2005 年 5 月在意大利博罗尼亚举行的"欧洲卒中会议"上，首次启动了"欧洲卒中即刻行动（ACTNOW）"方案，提出了"卒中缓解箱"方案。"卒中缓解箱"是以另一种方法为脑血管意外患者和医生提供帮助，主要是指对发病在时间窗内的患者进行急诊溶栓治疗的技术条件和操作人员，拥有"中风缓解箱"，医院急诊部就能够为合适的急性卒中患者提供快速溶栓治疗。

（1）症状突然发生。
（2）一侧肢体（伴或不伴面部）无力、笨拙、沉重或麻木。
（3）一侧面部麻木或口角歪斜。
（4）说话不清或理解语言困难。
（5）双眼向一侧凝视。
（6）一侧或双眼视力丧失或模糊。
（7）视物旋转或平衡障碍。
（8）既往少见的严重头痛、呕吐。
（9）上述症状伴意识障碍或抽搐。

3. 紧急救护措施
（1）监测和维持生命体征。必要时吸氧、建立静脉通道及心电监护。
（2）保持呼吸道通畅，解开患者衣领，有假牙者应设法取出，必要时吸痰、清除口腔呕吐物或分泌物。
（3）昏迷患者应侧卧位。转运途中注意车速平稳，保护患者头部免受振动。
（4）对症处理，如高颅内压、血压过高或过低、抽搐等的处理。
（5）尽可能采集血液标本以便血常规、生化和凝血功能试验能在到达医院时立即进行。
（6）救护车上工作人员应提前通知急诊室，做好准备及时抢救。

生 活 实 践

在日常生活中出现下列情况应立即拨打 120：
①当具有脑卒中危险因素（例如高血压、心脏病、糖尿病等）者突然出现上述表现时，高度怀疑脑卒中，应立即拨打 120。
②突然出现神志模糊或昏迷者也要意识到脑卒中的可能性，应立即拨打 120。

第二部分 任务分析

由于脑血管疾病大多起病急,发展快,病情重,且在家中发生居多,若抢救不及时或措施不当,病情很快恶化,危及生命。在此情况下,给予适当、及时的院前急救,对提高治愈率、减少致残率、降低死亡率及提高预后生活质量至关重要。本部分将以提出的病例为基础,学习脑血管意外的院前救护程序,包括接警及指导、现场病情评估、院前紧急救护、安全转送4个部分。

六、脑血管意外患者的接诊流程是怎样的?作为急诊科护士你应如何对患者及家属进行接诊和指导?

1. 脑血管意外患者的接诊流程 脑血管意外患者的接诊流程如下:

拨打120急救电话→市医疗急救中心受理→指导自/互救→调度相应功能的急救车→急救车到达现场→现场急救→传输信息→院内准备和给院前医生急救指导意见→现场/急救车进一步救治→急救车到达相应的院内急诊部→院前院内交接手续→院内急救程序启动(院前急救完成)→相应的院内救治。

2. 脑血管意外患者的接诊与指导

(1)稳定报警人员情绪:接到患者或家属呼救电话时,因病情较重,患者及家属的心理状态常常表现为焦虑和恐惧,情绪不稳定,故当接到呼救电话时,首先应安抚患者或家属的情绪,使其冷静配合,根据患者及家属提供的有价值的信息,对病情做出准确的判断。

(2)询问患者病情:接听呼救电话时应问清患者所在地址、病情及是否已做处理。对病情的询问主要包括患者目前的意识、呼吸、发作时的症状、既往史等问题。

(3)根据病情进行自救措施指导:

1)告知卧位:迅速让患者平卧,如有呕吐,将患者头侧向一边,保持呼吸道通畅,及时清除口腔和鼻腔的分泌物和呕吐物,避免将呕吐物误吸入呼吸道,造成窒息。指导摔倒在地的患者家属,将患者移至宽敞通风处,上半身稍垫高,保持安静,检查有无外伤,必要时给予包扎。

2)指导保持呼吸道通畅:立即解开患者领口,松解腰带,取出假牙。患者呕吐时切忌用毛巾等物堵住口腔,妨碍呼吸。由于患者可能出现咽部麻痹,应限制吞咽和进食。

3)如果出现气急、咽喉部痰鸣等症状时,可用塑料管或橡皮管插入患者咽喉部,从另一端用口吸出痰液。如果有抽搐发作,可用筷子或小木条裹上纱布垫在上下牙齿之间,以防舌咬伤。

4)在尚未明确诊断是出血性或缺血性脑血管意外时,不要急于用药,因为两者用药是完全不同的。

5)冷敷:可用冰袋或冷毛巾敷在患者前额,以利止血和降低脑压。

6)指导家属对患者进行安慰,防止其过度悲伤和焦虑不安。同时可做一些肢体按摩,以促进循环,防止血压进一步下降导致的缺血加重。

生 活 实 践

脑血管意外的患者尽量不要移动其头部和上身。如必须移动,应由1人托住头部,与身体保持水平的位置。切勿为了弄醒患者而大声叫喊或猛烈摇动患者,避免因震动而加重病情。

（4）用物准备：综合出诊箱（图2-23）、常规急救药物、便携式氧疗设备（图2-24）、气管插管用物（图2-25）、便携式吸痰器（图2-26）、监护仪、呼吸机。

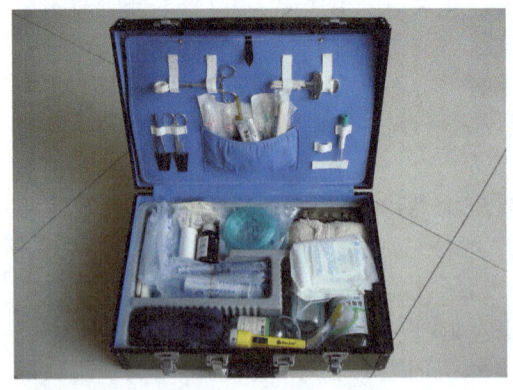

图 2-23　综合出诊箱

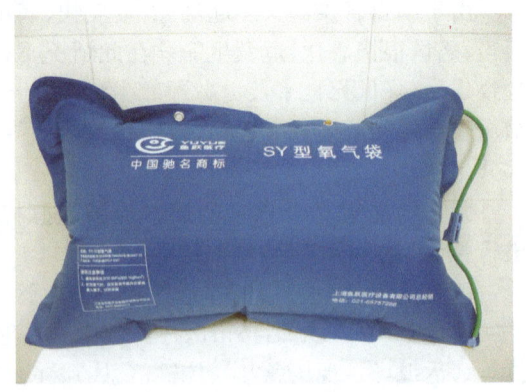

图 2-24　便携式氧枕

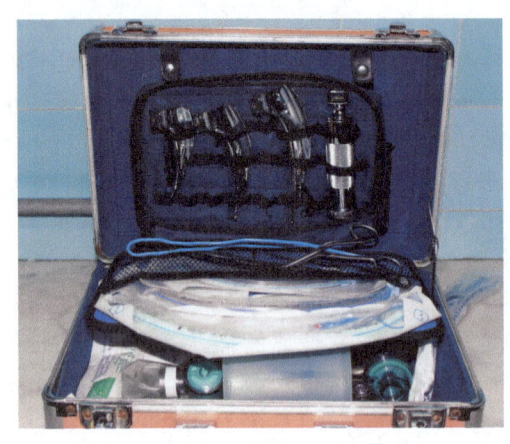

图 2-25　气管插管设备

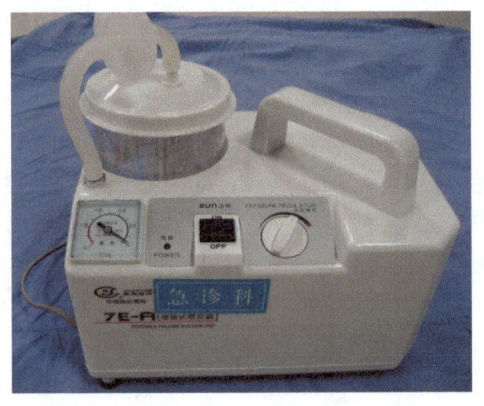

图 2-26　便携式吸痰器

七、随医生到达现场后，你将如何对该患者进行病情评估？

1. 询问病情　询问病史及此次发病情况，初步判断脑血管病属于出血性还是缺血性。关于发病时间的信息尤其重要，因关系到急诊治疗方法（如溶栓）的选择。

2. 利用中风筛查工具进行院前的中风筛查　许多科研组为帮助院前急救人员识别中风，制作了中风筛检工具，包括洛杉矶院前中风筛检表（LAPSS）、辛辛那提院前中风筛检表以及 NIH 院前中风量表，其中比较常用的是辛辛那提院前中风筛检表以及 NIH 院前中风量表。

（1）辛辛那提院前中风评分（Cincinnati prehospital stroke scale，CPSS）：寻找下列体征之一（任何一个异常强烈提示卒中）。①口角歪斜（令患者示齿或微笑），正常表现为两侧面部运动对称；异常表现为一侧面部运动不如另一侧。②上肢无力（令患者闭眼，双上肢伸出10秒），正常表现为双上肢运动一致或无移动；异常表现为一侧上肢无移动，另一侧下落。③言语异常（令患者说：辛辛那提的天空是蓝色的），正常表现为用词正确，发音不含糊；异常表现为用词错误，发音含糊或不能讲话。

（2）NIH 院前中风量表：如果患者出现下列一种或多种情况认为是阳性的。①有面瘫。②一侧肢体肌力强度不同。③言语异常：言语不清，由于运动性失语或感觉性失语而用词不当，不能说话。

3. 护理体检　到达现场后,应在迅速、果断地处理直接威胁患者生命症状的同时迅速评估患者病情,在进行护理体检时原则上尽量不要移动患者,尤其是脑出血。一般来说,脑血管意外患者的护理体检包括六大体征:意识、瞳孔、呼吸、血压、脉搏、体温。

（1）意识:首先应检查患者的意识状况,为准确判断病情提供依据。

1）不同疾病的意识状态:不同类别脑血管意外患者的意识状态的表现是不同的,如:①脑血栓患者通常意识清晰,少数可有不同程度的意识障碍。②脑栓塞患者是脑血管意外中发病最急者,症状在数秒或数分钟即达高峰,常有不同程度的意识障碍。严重者可突然出现昏迷,但比脑出血持续时间要短。③脑出血患者,如为外侧型内囊出血,意识障碍较轻。而内侧型内囊出血,病情十分凶险,一旦发病,立即进入昏迷,很快死亡。④蛛网膜下隙出血,少见意识障碍。

2）在临床上不仅要看患者一时的意识变化,更应注意 GCS 评分的变化趋势,故在条件许可的情况下应使用格拉斯哥昏迷分级(Glasgow coma scale,GCS)评分(表 2-5)更为准确。若患者意识障碍进行性加深,说明病情在不断恶化,此时应做好抢救准备。

> **小提示**
>
> 护理体检包括视、触、叩、听等物理性检查,尤其侧重于生命体征的观察及发现可用护理方式解决的问题。
>
> GCS 评分通过睁眼、语言、运动反应综合判断患者意识,将三类得分相加,即得到 GCS 评分。正常人的昏迷指数是满分 15 分,昏迷程度越重者的昏迷指数越低分,最低 3 分。13～14 分为轻度,9～12 分为中度,3～8 分为重度。

表 2-5　GCS 评分法

计分项目	反应	计分
睁眼反应	自动睁眼	4
	呼唤睁眼	3
	刺激睁眼	2
	任何刺激不睁眼	1
语言反应	对人物、时间、地点定位准确	5
	不能准确回答以上问题	4
	胡言乱语、用词不当	3
	能发出无法理解的声音	2
	无语言能力	1
运动反应	能按指令动作	6
	对刺痛能定位	5
	对刺激能躲避	4
	刺痛时肢体屈曲(去皮质强直)	3
	刺痛时肢体伸屈(去皮质强直)	2
	对刺痛无任何反应	1
总分		

（2）瞳孔及眼球活动:瞳孔大小由动眼神经和交感神经支配决定。一般观察瞳孔的大小及对光反射是否存在,瞳孔是否等大,等圆。不同疾病瞳孔的变化是不同的。①基底核区出血,瞳孔可扩大或缩小,病变常累及内囊,患者两眼向出血侧凝视(也称两眼看病灶)。②双侧瞳孔极度缩小,呈"针尖样"改变,且双眼凝视病灶对侧,为脑桥出血,病情较重。③一侧瞳孔

进行性散大,致双侧瞳孔不等大,并伴对光反射消失,提示脑疝前兆。

(3) 呼吸:呼吸的观察包括呼吸的频率、节律、幅度。病变累及到脑干呼吸中枢时,常有呼吸减慢、呼吸节律的改变,呼吸不规则是病情危重的表现。内囊出血时发生鼾声呼吸,颅内高压晚期呼吸深快或出现叹息样呼吸,枕骨大孔疝时可突然发生呼吸停止。

(4) 血压:脑血管意外的患者,可能出现反应性高血压。颅内压增高早期血压升高,常常收缩压明显增高,而舒张压升高不明显。小脑幕切迹疝严重时血压表现为血压忽高忽低,这时患者将面临死亡。

(5) 脉搏:主要注意观察脉搏的强弱和脉率。一般来说,脑出血患者脉搏洪大而有力;颅内压增高早期往往表现为脉搏缓慢且洪大,一般小于90次/分;昏迷期患者及出现循环衰竭时脉搏比较缓慢和微弱;颅内高压晚期因代偿功能失调,脉搏变为快而弱。

(6) 体温:现场急救时不必用体温计测试,可用手触摸患者肢体的末梢循环,有无皮肤湿冷,发热等。

(7) 其他:除此以外,还应检查有无颈项强直、肢体偏瘫等体征。

小 提 示

(1) 脑栓塞的患者如果栓子是来源于长骨骨折的脂肪栓塞,患者皮肤和黏膜可见淤斑,多有高热。

(2) 小脑幕切迹疝的患者重症时体温可高达41℃以上,也可低至35℃以下而不上升。

(3) 脑桥出血时可出现持续高热。

八、到达现场后,患者经医生初步检查诊断为脑血管意外,你应为其提供哪些急救护理措施?

院前救护常面临患者病情危急、现场救护条件受限(如病史不详、难以区分脑血管意外的具体类型、抢救设备现场使用受限)等情况,原则上应立即去除威胁患者生命的因素以稳定病情,根据病史和症状、体征给予适当对症处理。

小 提 示

口咽通气管呈"S"型,横截面为管型或"工"型,可以通气,是最简单的气道辅助物,易于插入,其作用是限制舌后坠,维持开放气道,也可与面罩通气结合使用。

1. 保持合适体位 脑血管意外患者应绝对安静卧床。脑出血患者头部稍垫高30°左右,有利于脑静脉回流,减轻脑水肿。脑缺血患者,应立即平卧,头向后仰,以保证脑血流的灌注。应避免颈部弯曲和扭转,避免屏气、咳嗽等导致颅内静脉回流受限。

2. 保持呼吸道通畅 可给予鼻氧管(图2-27)或高浓度氧气面罩(图2-28)氧气吸入,氧流量一般为2~6 L/min。由于脑血管意外患者常伴有意识障碍和呼吸改变,应立即解开患者领口,松解腰带,取出假牙,及时清除口腔和鼻腔的分泌物和呕吐物,必要时给予吸痰,以利于有效供氧。昏迷患者头偏向一侧,防止舌后坠阻塞呼吸道,同时可降低呼吸道阻塞或异物吸入的危险。有舌后坠者用舌钳(图2-29)将舌头拉出或放置口咽通气管(图2-30)。对出现呼吸衰竭或骤停的患者立即协助医生行气管插管,连接紧急呼吸复苏器辅助呼吸。

小 词 典

高浓度氧气面罩:由面罩、储氧袋、T型三通、输氧导管以及固定构件组成。使用时氧气直接注入储氧袋内,将面罩置于患者面部,使用固定构件将面罩固定于患者头部,为患者提供氧浓度为60%的氧气,从而进行氧疗的一种装置。

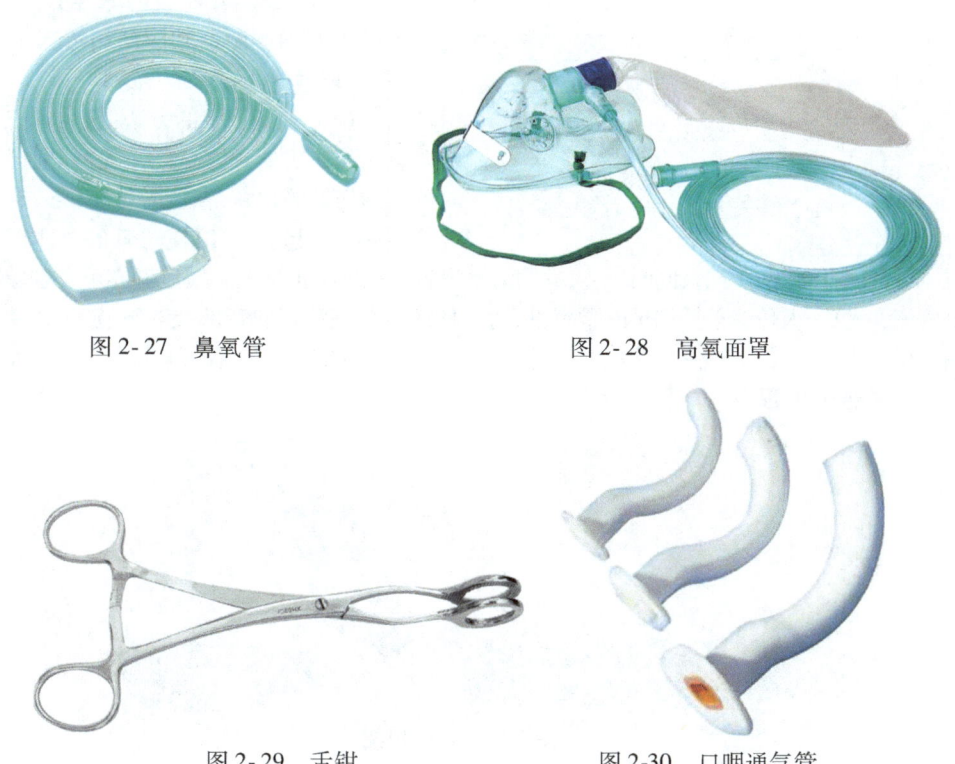

图 2-27　鼻氧管　　　　　　图 2-28　高氧面罩

图 2-29　舌钳　　　　　　图 2-30　口咽通气管

3. 建立静脉通道,确保急救用药　建立静脉通道是对重症患者进行救护的主要护理措施,原则上越早越好。在院前急救用药过程中,医生下达的口头医嘱,护士一定要执行"三清一核对"的用药原则,切忌出现用药差错,用药后的空安瓿应暂时保留以备查询。如有可能,尽量将一些明确的病情改变及院前用药记录下来,以便与接收医院的医生做好患者的交接工作。

> **小　提　示**
> 三清：听清、问清、看清。
> 一核对：与医生核对药品、剂量和浓度。

4. 对症处理　如患者出现呼吸、心脏停搏,应立即进行人工心肺复苏。以挽救患者生命和保障安全为首要,尽快将患者转送至医院。

九、由于在现场无法确定该患者是出血性还是缺血性脑血管意外,急需转运至医院进行进一步检查和治疗,作为出诊护士,你应如何配合医生将该患者安全转运至医院？

由于受现场条件及随车急救药品量的限制,现场急救时间不宜过长,若患者病情许可应及早转入医院继续治疗。尤其是缺血性脑血管患者,应争取在发病后 3～6 小时内行溶栓治疗以取得最佳预后。

> **小　提　示**
> 院前急救现场转运原则：
> 在患者病情允许的前提下,必须在医护人员监护下迅速转运至医院救治,途中应密切观察病情及生命体征变化,认真做好现场记录及转送记录,并妥善保管交接班。

> **小词典**
>
> 铲式担架是由左右两片铝合金板组成。搬运伤员时,先将伤员放置在平卧位,固定颈部,然后分别将担架的左右两片从伤员侧面插入背部,扣合后再搬运。

1. 采取安全轻巧的搬运技术 在患者尚未明确诊断前均应使用铲式担架平稳转运,以减少不必要的搬动。

(1)上下担架的方法:搬运者三人并排单腿跪在伤员身体一侧,同时分别把手臂伸入到伤员的肩背部、腰臀部、双下肢的下面,然后同时起立,始终使患者的身体保持水平位置,不得使身体扭曲。三人同时迈步,并同时将患者放在硬板担架上。搬运者亦可分别单腿跪在伤员两侧,一侧一人负责平托伤员的腰臀部,另一侧两人分别负责肩背部及双下肢,仍要使患者身体始终保持水平位置,不得使身体扭曲。近年来,铲式担架(图2-31)在临床上的广泛使用使得搬运技术更加成熟和方便。

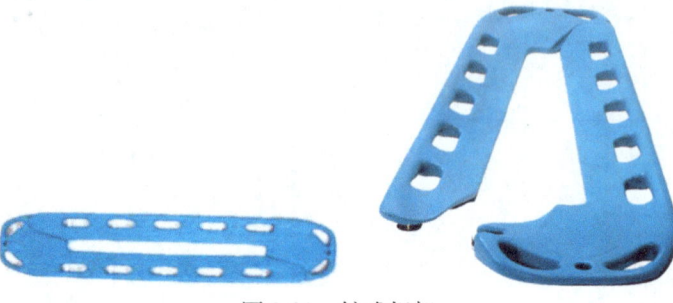

图2-31 铲式担架

(2)搬运患者时的体位:下楼时,应使患者头置高位,脚置低位,以减少脑部充血。上救护车时,应使患者头在前,脚在后。转运途中,驾驶员应避免急刹车,防止车辆剧烈颠簸,可轻轻抱住患者头部和上身以减少震动。

2. 转运途中严密监护 在转运途中应注意保暖,保持呼吸道通畅并给氧,在静脉输入脱水剂或其他药物时,其用量及药液滴速应视患者心功能情况而定。密切监测患者意识、瞳孔及生命体征的变化,充分利用救护车上的设备对患者实施生命支持和监护。

3. 途中向接收医院通报病情 在转运途中应及时向接收医院通报患者病情,以便接收医院做好救治准备工作。可通过救护车车载台与调度室联系,通知CT室或有关科室做好检查和抢救患者的准备工作,以确保抢救治疗不中断。

4. 详细交接班 在到达接收医院后,应与当地医护人员进行详细准确的交接班,内容包括患者的病情变化、用药情况及已采取的治疗护理措施等,从而为患者的进一步治疗和护理提供必要的信息。

第三部分 评价与反馈

十、分析下述案例在小组内分角色扮演,模拟完成该患者的院前救护任务,并在课堂中展示完成任务的过程,对照脑血管意外院前救护项目评分标准(表2-6)进行自评及小组评价。

案例:张大妈,69岁,高血压病史15年,晨起出现右侧肢体乏力,伴言语不清。继之出现鼾式呼吸、意识不清。患者家属随即拨打120求救。体格检查:T37.5℃,HR130次/分,R26次/分,BP195/100mmHg。心律齐,心前区可闻及Ⅱ~Ⅲ级收缩期杂音,两肺呼吸音粗,未闻及湿啰音,腹平软,肝、脾肋下未扪及。中度昏迷状态,四肢肌张力增高,上肢屈曲,下肢伸直,呈去皮质强直状态,双眼睑紧闭,双眼球向右侧斜视,对光反射迟钝,双瞳孔等大,直径2mm,四肢肌张力增高,坠落试验阳性,双侧巴彬斯基征阳性,脑膜刺激征阳性。你觉得该患者是何种疾病？作为出诊护士，你到达现场后应如何处理？

提示：

1. 你的调查与思考

2. 你发现与确定问题

3. 制定实施的方案

4. 实施过程描述

表 2-6　脑血管意外院前救护（项目评分标准）

项目内容	分值	评价内容	评分标准	得分
应知基础知识	20	1. 脑血管意外的分类，诱发因素，主要症状	2	
		2. 出血性和缺血性脑血管意外的鉴别要点	2	
		3. 意识障碍的判断要点	2	
		4. 瞳孔变化对脑血管意外病情判断的提示	2	
		5. 呼吸变化对脑血管意外病情判断的提示	2	
		6. 血压变化对脑血管意外病情判断的提示	2	
		7. 脉搏变化对脑血管意外病情判断的提示	2	
		8. 体温变化对脑血管意外病情判断的提示	2	
		9. 脑血管意外院前病情评估要点	2	
		10. 说出三清一核对的院前用药原则	2	
应会技能	70	抢救原则：迅速评估病情，立即去除威胁生命因素，适当对症处理，及时安全转运	10	
		1. 对患者及家属进行接诊及自救指导	3	
		2. 准备好急救物品与设备，快速出诊	5	
		3. 快速组织抢救团队，分工合理	5	
		4. 正确评估患者病情	5	
		5. 体位摆放正确	5	
		6. 开放气道及正确进行气道管理	7	
		7. 开放静脉通路，并熟练掌握留置针穿刺技术	5	
		8. 监测血压，遵医嘱有效控制患者血压	5	
		9. 安全转运患者	5	
		10. 观察病情，运用监护技术，及时准确记录	5	
		11. 到达指定医院后，向接诊医生、护士详细交接班	3	
		12. 做好出诊后物品的清洁、整理、消毒、补充、检查工作，急救设备还原成备用状态	5	
		13. 做好家属的指导及心理疏导	2	
综合素质、总体印象及安全要素	10	1. 急救时沉着冷静、操作准确、规范，步骤清晰	5	
		2. 患者安全措施到位	5	

自评：　　　　　　　　　　　　　　　　　　　　　　　　　　　　小组评：

十一、根据学习过程中的情况完成学习情况反馈表(表2-7)

表2-7 学习情况反馈表(自评)

序号	项目	学习任务完成情况	签名
1	独立完成的任务		
2	小组合作完成的任务		
3	教师指导下完成的任务		
4	是否达到学习目标,能否与同学合作完成脑血管意外患者的院前救护任务		
5	本学习任务存在的问题、改进建议		

学习拓展

患者,70岁。患有高血压和糖尿病,平时血压控制在160/95mmHg左右,血糖控制在9mmol/L左右。1个月前社区护士在家访中得知,患者曾有短暂性脑缺血的发作,发作时间10min左右,有手脚麻木的感觉,之后活动正常,患者也没在意。你作为一名社区护士得知此情况后应向患者及家属做怎样的健康宣教和自救指导?

2周前,患者突然觉得左侧肢体不能动弹,言语不清,小便失禁,情绪焦虑。家属急忙拨打急救电话。

提示:

如何在电话中收集必要的信息?

准备哪些出诊物品和设备?

到达现场后又应怎样有序的开展现场急救护理?

如何护送患者安全转运及交接患者?

学习任务三　创伤的院前救护

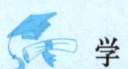　学习目标

完成本学习任务后，你应当能
1. 明确创伤院前急救的工作模式、特点和任务
2. 能够识别严重创伤及其临床特点，对伤者进行快速评估
3. 依照院前救护的原则针对伤者进行救护，正确实施现场救护的基本技术
4. 有效地保护伤者，实现转运途中的安全及伤者的安全交接
5. 准确、及时、完整填写院前急救相关记录，规避医疗风险

建议完成本学习任务为 6 学时

内容结构

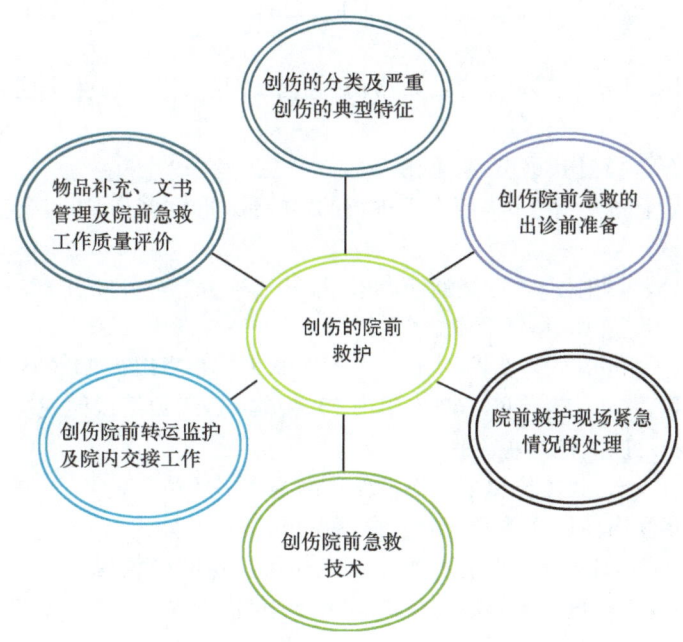

学习任务描述

接 120 求救信息：某建设工地，有 1 名工人从 3 楼坠落，昏迷后意识清醒，呼吸困难、面色苍白，全身多处受伤，头部、上肢有多处开放性伤口、右下肢肿胀畸形，伤情严重，要求救援。请你备好急救物品，协同其他医护人员赶赴现场，对该伤员进行现场畅通气道、止血、包扎、固定等初步处理；安全稳妥地将伤员转运到医院急诊科，并做好交接工作；救护记录完整；救护途中注意伤者及自身的安全防护，遵守工作质量要求，完成救护工作。

随着城市建设和交通的高速发展，严重创伤已成为外科领域里的突出问题。其中即刻死亡者（数秒～数分）占 50%，早期死亡者（2～3 小时）占 30%。及时有效的院前急救对于维持患者的生命、防止再损伤、提高抢救成活率、减少伤残和死亡率均具有极其重要的意义。

第一部分　知识要求

一、创伤的概念及分类，我国创伤发生的流行病学特征，创伤评分的意义。

1. 创伤的分类　创伤是指各种物理、化学和生物的外源性致伤因素作用于机体，导致体表皮肤、黏膜和(或)体内组织器官结构完整性的损害，同时出现的一系列功能障碍和(或)精神障碍。对创伤进行分类可准确了解创伤的部位、性质和严重程度，以便对伤员做出正确的判断和有效的救治。

> **社会视角**
>
> 全球范围内，每年发生严重创伤约3000万人，每年因创伤致死者150万～200万人，其中约半数为交通事故的死亡。"创伤"这一"社会发达病"是青壮年人群最主要（且可预防）的死亡原因，是社会劳动力丧失的主要原因。

(1) 按损伤类型可分为：开放性创伤、闭合性创伤。
(2) 按致伤部位可分为：颅脑伤、颌面颈部伤、胸部伤、腹部伤、脊柱脊髓伤、四肢伤、多发伤等。
(3) 按致伤因素可分为：冷武器伤、火器伤、烧伤、冻伤、冲击伤、化学伤、放射性损伤、复合伤等。
(4) 按伤情可分为：轻伤、重伤、危重伤。

2. 我国创伤流行病学特点　华西大学进行的"中国人严重创伤结果研究"显示我国创伤流行病学特点如下：

(1) 高发的伤因可归入3类：交通事故伤占40.2%，故意伤害占26.7%，工业事故占20.3%，其他包括跌倒、烧伤、爆震和电击等。
(2) 创伤高危人群：伤员男女性别比例为2.9:1，3～15岁组占11.03%，16～30岁组占38.2%，31～45岁组占24.18%，46～60岁组占13.49%，这组数据说明我国创伤的主要人群是青少年到中年人，且以男性为主。
(3) 创伤部位：头伤、肢体伤和多发伤占伤员的绝大多数达75.8%，严重单纯胸腹伤或脊柱伤相对较少，但多发伤往往合并严重的胸腹或头胸部伤。

3. 创伤评分　创伤评分是以量化标准来判定伤员损伤的严重程度，以指导创伤救治，预测创伤结局及评估救治质量。国外最初在20世纪50年代创立了创伤评分系统，近30年来已成创伤研究的重要课题，主要分为院前和院内评分法以及适用于特定专科的评分法（如颅脑损伤时的GCS评分）。

> **小词典**
>
> 轻伤：指无生命危险，现场无需特殊处理的伤情。
> 重伤：暂无生命危险，生命体征稳定的伤情，可严密观察，力争在伤后12小时处理。
> 危重伤：是指有生命危险，需紧急救命处理的伤情。条件包括：收缩压<90mmHg、脉搏>120次/分和呼吸>30次/分或<12次/分；头颈胸腹或腹股沟部位穿透伤；意识丧失或意识不清；腕或踝以上的创伤性断肢；连枷胸；两处以上的长骨骨折；3米以上高空坠落伤。

（1）院前评分：用于指导现场抢救、检伤与急救治疗。常用的有创伤指数 TI、创伤记分 TS、CRAMS 等。

（2）院内评分：用于指导治疗、预测结局和评估救治质量。常用的有简明创伤分级 AIS、损伤严重度评分 ISS 等。

二、创伤院前急救的主要工作原则是什么？现场急救措施主要包括哪五大技术？

1. 创伤院前急救主要工作是现场患者伤情评估、有限生命拯救和快速安全转运，其基本原则包括：

（1）立即脱离险区现场，并快速评估，迅速判断伤者有无紧急威胁生命的征象。

（2）"时间就是生命"，紧急救命处理，即"ABC"法则，A(airway)：保持气道通畅；B(breathing)：呼吸功能维持；C(circulation)：循环功能维持。

> **小提示**
> 院内评分是指患者到达医院后，根据损伤类型及其严重程度对伤情进行的定量评估的方法。AIS、ISS 为当前国际通用院内创伤评分方法，均按组织器官解剖损伤程度进行评分，需依据手术或影像学诊断，优点为有解剖学依据，适于院内评分，但早期和手术前难以评分，院前急救不宜采用。

> **小提示**
> 严重创伤救治"黄金时间"，指的是伤后 1 小时，患者从现场回急诊科或者确切的是到手术室或 ICU 的时间。而受伤的前 10 分钟又被称为抢救生命的"白金时间"。

（3）其他处理：包括压迫止血、伤口包扎、骨折固定、神经系统损伤和功能评估、内脏损伤判断、全身检查等。

（4）分类检送，迅速安全转运。

（5）加强途中监护及记录。

2. 现场急救措施　主要包括通气、止血、包扎、固定及转运五大技术。

三、严重创伤致死、致残率高，后果严重，其特征性临床表现有哪些？交通及工程事故所致创伤中，以多发伤伤势最为严重和常见，请说出多发伤的构成因素及相区别的概念。

1. 严重创伤的临床特征

（1）伤情重、休克发生率高：严重创伤因损伤范围大、失血量大、休克发生率高，且多为中、重度休克，有时低血量休克还与心源性休克（由胸部外伤、心包填塞、心肌挫伤、创伤性心肌梗死所致）并存。不同程度的休克临床表现如下表（表2-8）：

> **前沿聚焦**
> 创伤救治模式的发展，使急诊科管理从"急诊内科"为主的模式改变为"急诊内科"、"急诊外科"共同发展的模式。目前在我国部分省一级医院，还形成了外科抢救室→清创室→急诊手术室→EICU 的布局，建立了全程"创伤急救绿色生命通道"。

表2-8　休克程度的判断

临床表现	轻度休克	中度休克	重度休克
神志	清楚，精神紧张	表情淡漠	意识模糊，甚至昏迷
口渴	口渴	口渴	很口渴
皮肤色泽	开始苍白	苍白	显著苍白，肢端青紫
皮肤温度	正常，发凉	发冷	冰冷
脉搏	<100 次/分	100~120 次/分	>120 次/分，速而减弱或数不清
血压	正常或稍低	平均动脉压下降收缩压 70~90mmHg	平均动脉压<50mmHg 收缩压<70mmHg

续表

临床表现	轻度休克	中度休克	重度休克
尿量	正常	尿少	尿少或无尿
周围循环	正常	毛细血管充盈迟缓	毛细血管充盈非常迟缓
失血量	<800ml	800~1600ml	>1600ml

（2）严重的低氧血症：早期低氧血症可高达90%，尤其是颅脑损伤、胸部损伤伴有休克和昏迷者。

（3）容易误诊和漏诊：因多数情况下闭合伤和开放伤同时存在，明显外伤和隐蔽外伤同时存在，加之多数伤员不能诉说病情，若医生护士缺乏经验，极易发生漏诊。

（4）病情变化快：由于休克、严重低氧血症、诊断不明确，加上失血多、体液丢失多，患者常常很快出现多器官功能不全或衰竭，因此早期死亡率明显增加。

2. 多发伤的构成因素

（1）两个或两个以上解剖部位或脏器同时或相继受到创伤。

（2）其中至少有一处是可威胁患者的严重创伤，或并发休克者。

（3）各个部位创伤均由同一因素造成。

应与多发伤概念相区别的有多处伤、复合伤、联合伤。

小 词 典

多发伤：是指同一致伤因子引起的两处或两处以上的解剖部位和脏器受到严重创伤，即使这些创伤单独存在，也属于较严重者。

多处伤：是指同一部位或脏器有两处以上的损伤，如小肠多处穿孔。

复合伤：是指两种以上的致伤因素同时和相继作用于人体所造成的损伤，如烧伤合并冲击伤、放烧复合伤。

联合伤：是指创伤造成膈肌破裂，既有胸部伤，又有腹部伤，也称胸腹联合伤。

第二部分　任务分析

本部分以高空坠落所致多发伤的病例为基础，以实际工作的流程为导引，学习院外情境中创伤的救护工作方法，其中创伤的评估、紧急情况处理、畅通气道、止血、包扎、固定、搬运、安全转运是本部分的重点学习内容。

四、作为院前急救护士，应怎样接听求救电话？在为伤者进行院前急救过程中应做好哪些准备？

1. 正确接听电话　接听求救电话时，应问清受伤人数、伤员及现场状况、所在位置、联系方式，并告之目击者不要随意搬动伤员，若伤者神志清楚，应守在身旁给予安慰与鼓励，并与急救人员保持通信畅通。

2. 出诊前的准备

（1）通知医务人员、司机、担架员出诊。

（2）护士快速检查物品设备，携带出车单（表2-9）出诊。

应准备的用物包括：外科常规出诊箱、常规急

小 提 示

每辆值班救护车为一个急救单元，人员配备应达到医生1名、护士1名、担架员1名的要求。

救药物、气管插管设备、便携式氧疗设备、便携式吸痰设备、监护仪、便携式呼吸机、夹板、颈托、保护带、铲式担架或脊柱板。

表2-9 ×××急救中心出车单

年　　月　　日

呼救号		受理时间		值班员	
呼救人		来电号码		联系电话	
患者姓名		患者性别		患者年龄	
来电类型		呼车类型		患者国籍	
呼车原因		患者病史		呼救区域	
发病地址					
接车地址					
管辖医院		初步诊断		—	
出车医院		接话人			
送往医院		处理结果			
出车时间		到达时间		反应时间	
患者上车		送达时间		行使里程	
完成时间		出车用时		空诊原因	
备注					

1. 完成出车任务后,当班实际应将此单交回通信接收室,由负责人归档保存。
2. 若此次出车的救护车未安装GPS系统,则由司机手工填写出车信息后,交回通信室归档保存。
3. 接线员、司机双方签名。　　接线员:　　　司机:

（3）行车途中医生应与报警者联系,进一步了解病情,护理人员则在途中再次核查急救物品、药品和仪器。

五、到达现场后,你如何迅速进行环境与患者伤情评估？遇有威胁患者生命的紧急情况时应怎样施救？

1. **环境评估**　查看现场,观察周围环境,排除施工现场高空落物等危险因素。若为灾害、有毒环境,应将伤员从危险环境中解救出来,转移至通风、安全、保暖环境中,防止继发损伤。

现场评估:伤者坠落于建筑工地碎石瓦砾上,救护车到达时,已由工友平移至平坦土坯地面,平卧,并以薄被保暖。环境安全。

2. **伤情评估**　简单询问受伤史,快速查看伤者面色、呼吸、瞳孔、血压、伤口情况,判断有无威胁生命的致病伤。

（1）创伤伤情判断可依据:A(airway):气道情况检查有无气道不畅或阻塞;B(breathing):呼吸情况检查呼吸的频率和节律,检查胸部有无伤口及压痛;C(circulation):循环情况了解出血量多少、出血部位观察血压和脉搏,以判断是否有休克;D(disability):神经系统障碍情况观察患者意识状态、瞳孔大小、对光反射;E(exposure):充分暴露的顺序进行。呼吸及心跳骤停者,应立即行心肺复苏。

> **小提示**
>
> 3种可迅速致死而可逆的状态:①通气障碍,以呼吸道梗阻最常见;②循环障碍,包括低血容量休克、心脏停搏及心泵衰竭;③未控制的大出血。

（2）需紧急救护的指标包括以下方面:①呼吸骤停,或呼吸频率<12次/分或>30次/分或有明显呼吸困难;②心搏骤停,或血压不稳定,心率>110次/分或有明显休克;③有明显内出血症状或大血管损伤外出血;④神志模糊或昏迷,出现神经系统定位体征。

> **小提示**
>
> 紧急现场可用手触摸动脉法,如可触及桡动脉、股动脉、颈动脉搏动则收缩压分别 80mmHg、70mmHg、60 mmHg。

3. 紧急情况的处理

（1）情形一：伤者昏迷，双侧瞳孔等大等圆，对光反射存在，口腔内有脱落义齿及大量血性分泌物，可能造成窒息。

该患者的紧急处理应以保持呼吸道通畅、防止误吸为首要任务，院前急救人工气道的建立应先行手法畅通气道，随后建立人工气道,常用放置口咽通气导管、气管插管、环甲膜穿刺等方法。

紧急处理的措施应为：

1) 立即使伤者处于仰卧位，松开领带、衣扣。

2) 用手抠除或用便携式吸引器清除口腔异物、血块、痰液及分泌物（图2-32），舌后坠者，用舌钳将舌体牵引固定下颌向前托起或放置口咽通气管（图2-33）。

口咽通气管仅用于昏迷患者，气道反射完好者，若强行插入容易诱发喉痉挛恶心、呕吐。使用时要将患者头部向后仰，以免头颈部松弛时，舌根后移，而起不到开放气道的作用。

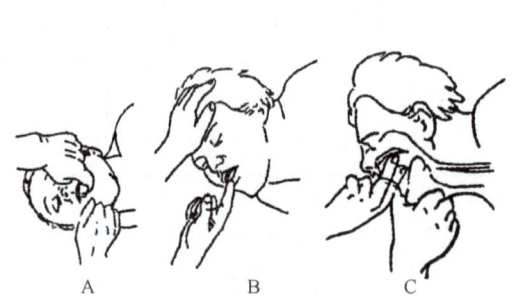

图2-32　清理呼吸道

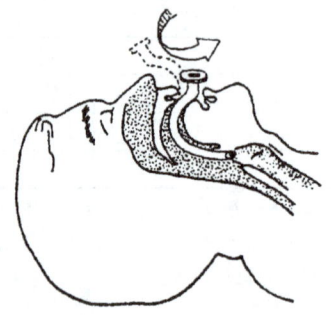

图2-33　置口咽通气导管

3) 密切观察呼吸情况，备好咽喉镜、气管插管、牙垫、胶布、吸痰设备、简易呼吸器。必要时立即行气管插管，呼吸器辅助呼吸。配合医生进行气管插管的步骤：开放气道→准备体位，使患者仰卧，枕部适度抬高，头后仰→吸净患者口咽部分泌物→插管成功后协助气囊充气→连接并按压简易呼吸器，医生判断插管正确后→协助放置牙垫，固定。

> **小提示**
>
> 当伤者发生病情持续恶化，血氧饱和度持续下降、严重的呼吸窘迫、呼吸心跳骤停时应及时建立人工气道行辅助呼吸。

4) 充分给氧，可采用鼻导管或面罩给氧，氧流量3~5L/分。

5) 监测生命体征及瞳孔变化，测该患者脉搏100次/分，呼吸20次/分，血压90/60mmHg,伤者呼吸平稳，面色红润。

（2）情形二：伤者神志清楚，大汗淋漓，烦躁不安，极度呼吸困难，发绀，三凹征明显，听诊伤者呼吸音减弱，颈部、面部、胸部有皮下气肿。这些征象表明伤者发生了张力性气胸，可继发严重的呼吸和循环障碍，应采取的紧急措施为：

1) 伤者呼吸困难，采取半靠位，如现场无可抬高床头的床，可让伤者反坐靠背椅或由他人扶持半靠位（图2-34），有利于呼吸、咳嗽。伴有休克征象时，应采取仰卧中凹位（图2-35）。

2) 在伤侧锁骨中线第二肋间插入带有用橡胶手套做成活瓣的穿刺排气针头，伴随伤者呼吸一张一合，能排气减压，可迅速改善危象（图2-36）。

第二单元 院前急救护理

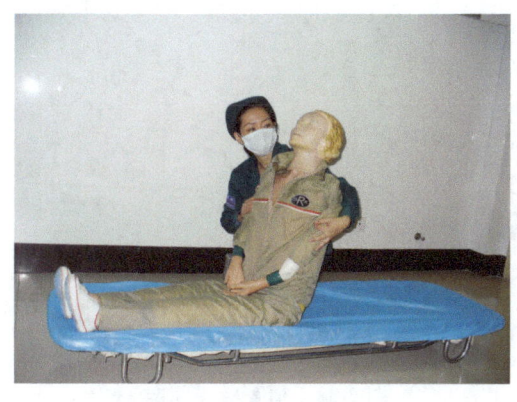

图2-34 扶持半卧位

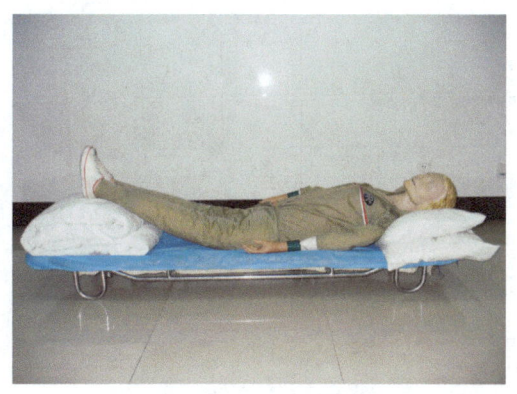

图2-35 仰卧中凹位

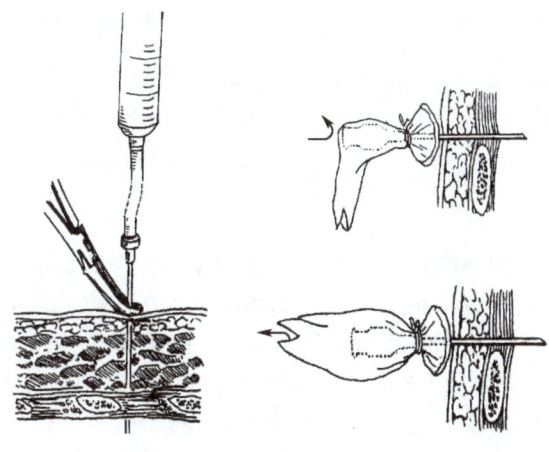

图2-36 活瓣式排气减压

> **小提示**
>
> 胸部创伤因其严重的低氧血症,伴随休克常危及患者的生命,应针对不同的临床表现给予快速正确处理。
>
> 若发生开放性气胸应立即用大块敷料包扎胸部伤口；张力性气胸应尽快排出胸腔内积气；胸壁软化伴有反常呼吸者应固定浮动胸壁。血气胸则应尽快实施胸腔闭式引流。

3）充分给氧,可用便携式氧气瓶给氧,氧流量3~5L/分。

4）胸痛明显者,遵医嘱给予镇痛剂,患者咳嗽时,可协助用手按压胸壁,以减轻胸廓活动引起的疼痛。

5）给伤者以心理支持,运用非语言交流的手段,以从容镇定的态度,熟练的技术,稳重的姿态,给患者及家属增加信任感和安全感。

6）监测生命体征,测得该患者脉搏110次/分,呼吸20次/分,血压90/60mmHg,血氧饱和度88%。应继续观察伤者气促、发绀、呼吸困难有无改善。

六、该伤者并发创伤性休克,处理了紧急情况后,你应采取哪些措施应对休克,减缓病情进一步发展?

1. 取休克卧位、保暖、持续给氧

2. 迅速建立静脉通路,遵医嘱给药,抗休克治疗

（1）应尽快用16~18号留置针至少开通2~3条静脉,应选择肘静脉、颈外静脉、大隐静脉等外周大静脉,并妥善固定（图2-37、图2-38）,以保证输液速度。

> **小提示**
>
> 在选择静脉通道时,应选择远离受伤部位的静脉血管,如头部、胸部、上肢受伤,应选择下肢大静脉；腹部、盆腔、下肢受伤,应选择上肢大静脉；四肢受伤,选择颈外静脉。

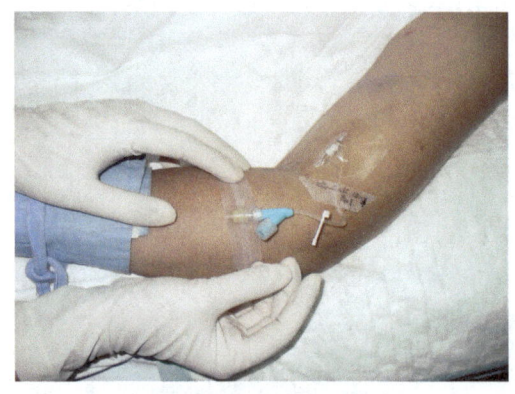 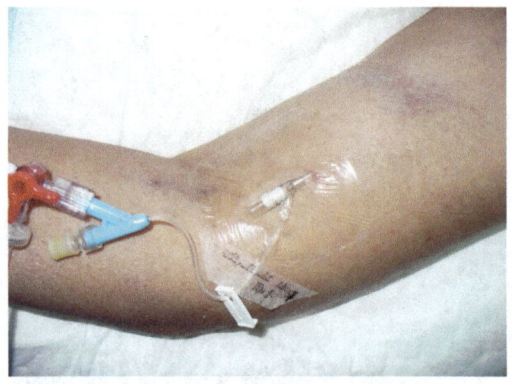

图 2-37　套管针穿刺　　　　　图 2-38　覆盖敷膜固定

前沿聚焦

传统的大量液体复苏概念逐渐被适当液体复苏所取代，因大量输血输液的同时给心肺带来新的负担，故休克一经纠正，应限制静脉输液量，将血压控制至 60～90mmHg，在有效灌注情况下尽量减轻心脏负担。

小提示

药物使用中注意安全，正确给药，口头医嘱要求准确、清楚，护士在执行时要求复述两遍，避免有误，使用过的安瓿应带回，以便记录和再次核对。

（2）按要求输注液体及药物，重视液体复苏：①用乳酸林格液 1000～2000ml，在 20 分钟内输完。然后按晶体液体和胶体液体（代血浆制品）2:1 的比例输液；②若休克时间长者，可遵医嘱使用小剂量碳酸氢钠；③血管活性药物的使用。

查阅资料，请找出院前抗休克治疗的常用的复苏液体和血管活性药物，并叙述药物观察的内容？

常用的液体有：生理盐水、乳酸林格液、白蛋白、葡聚糖、代血浆等。

常用的血管活性药物有：肾上腺素、异丙肾上腺素、多巴胺、多巴酚丁胺等。在使用中应观察血压、尿量的变化，小剂量、低浓度使用，注意滴注速度。

3. 处理活动性出血，正确实施止血包扎技术

（1）仔细观察出血种类：动脉性出血血色鲜红，血液由伤口向体外喷射，危险性大；静脉性出血血色暗红，血液不停地流出；毛细血管出血血色鲜红，血液从整个创面渗出，危险性小。

（2）根据伤口的情况，采用有效止血、包扎方法。

1）加压伤口包扎止血法：适用于大多数有活动性出血的伤口。用消毒纱布垫覆盖伤口后，然后用三角巾或绷带紧紧包扎（图 2-39A），以达到止血目的。单纯加压包扎止血无效或无骨折的四肢出血可用屈曲肢体加垫止血法。在肘窝、腘窝或腹股沟处加纱垫，屈肢体，再用三角巾或绷带扎紧（图 2-39B）止血。

2）填塞止血法：适用于较大而深的伤口，用无菌纱布填塞入伤口内，盖上无菌纱布，再用绷带或三角巾包扎固定。

3）指压止血法：适用于肢体及头面部的外出血，简单有效。用手指压迫伤口近心端的动脉，将其压向体表骨头上，以阻断其血液流通。

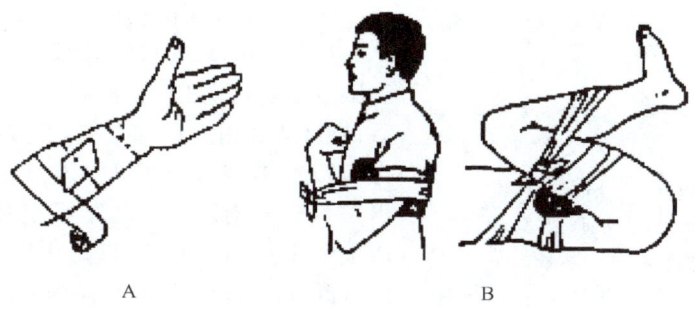

图2-39 加压伤口包扎止血法
A. 绷带止血包扎；B. 屈肢加垫止血

4）止血带止血法：仅用于其他止血方法无效时，且只用于损伤大血管的四肢严重创伤。止血方法包括橡皮止血带、布条绞紧止血法、布条加垫止血法、气囊止血带等。

> **小 提 示**
>
> 动脉出血宜先使用指压法止血，根据情况再改用其他止血法。

（3）包扎的目的是什么？现场包扎材料有哪些？常用包扎方法有哪几种？

1）包扎的目的是保护伤口免受再污染、固定敷料、药品和骨折位置，压迫止血及减轻疼痛。

2）常用的包扎材料有急救包、消毒敷料、绷带、三角巾等，在紧急情况下，现场清洁而合适的物品都可作为止血物，如手帕、毛巾、布条、衣裤等。

3）包扎的方法：三角巾包扎广泛用于身体各部位的包扎。绷带包扎法有环形包扎法、螺旋包扎法、"8"字形包扎法及回返式包扎法等。使用绷带时，应从远端向近端，压紧绷带端，在原处环绕数周，以后每缠1周要盖住前1周1/3～1/2。①环形包扎法：常用于手、腕、足、颈、额等处以及在包扎的开始和末端固定时用（图2-40A）；②螺旋包扎法：多用于肢体和躯干等处（图2-40B）；③"8"字形包扎法：多用于肘、膝、踝、肩、髋等关节处（图2-40C）。

> **小 提 示**
>
> ①包扎动作要轻、快、准、牢。②要尽可能的先用无菌敷料覆盖伤口，再进行包扎。③不可过紧或过松，在四肢要露出指（趾）末端，以便随时观察肢端血液循环情况。
> 腹壁开放性创伤可以使用清洁的碗盆扣住外露肠管，达到保护的目的，严禁在现场将流出的肠管还纳。

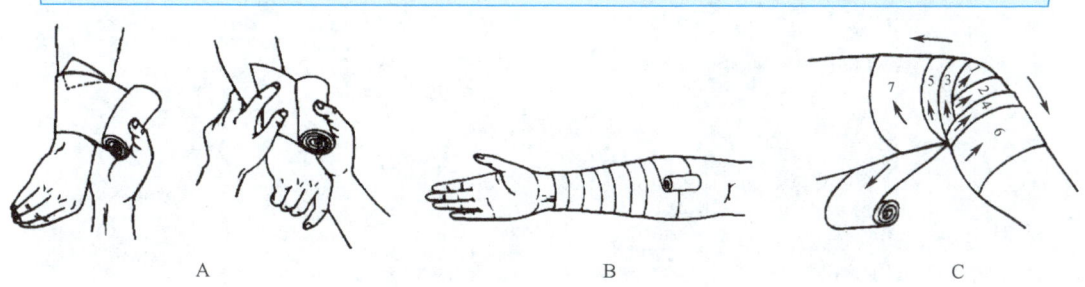

图2-40 绷带包扎法
A. 环形包扎；B. 螺旋包扎；C. "8"字形肘关节包扎

> **小提示**
>
> 止血带止血时应注意：①部位要准确，前臂和小腿不可扎；②压力适当，以出血停止，远端触不到搏动即可；③使用止血带的部位要有衬垫，否则会损伤皮肤。可扎在衣服外面；④时间要短：不能超过4个小时；⑤标记要明显：患者身上要有明显标记，注明上止血带时间；⑥定时要放松：应每隔1小时放松1次。

（4）针对伤者的伤口情况，你如何处理？

右前臂伤口，大量鲜血涌出：先采用指压止血法压迫肱动脉止血，在上臂内侧触及肱动脉搏动后，将该动脉用力压向肱骨（图2-41），止血后消毒，以无菌敷料覆盖，用螺旋包扎法，加压包扎。若出血不止，疑有深部的血管、肌腱断裂等情况，可采用止血带法止血（图2-42），伤口消毒后加以无菌敷料覆盖，初步包扎，再行院内处理。

头部伤口的处理：头皮裂伤累及主要动脉或静脉窦时，常发生大量出血，300～500ml生理盐水冲洗伤口，将创口内的泥土、异物清除、消毒局部后以无菌敷料覆盖，采用三角巾加压（图2-43）或弹力头套包扎（图2-44），如伤口需缝合，转运回院后进一步处理。

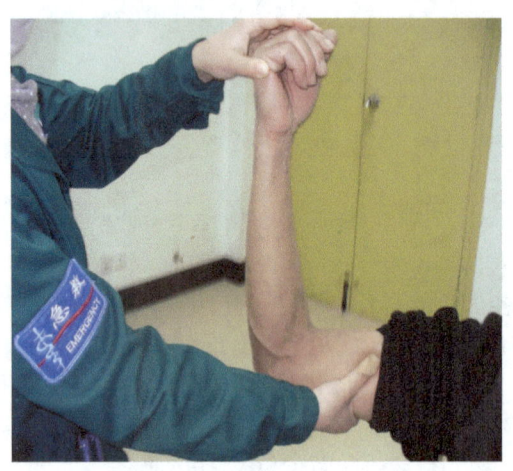

图2-41　肱动脉压迫止血

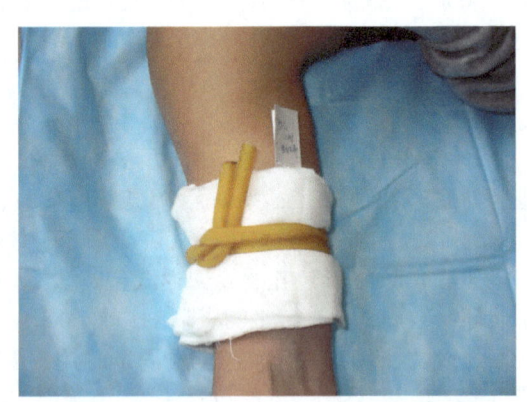

图2-42　止血带止血

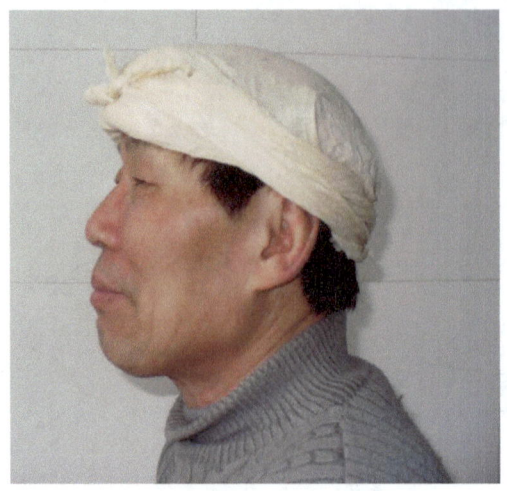

图2-43　三角巾加压包扎

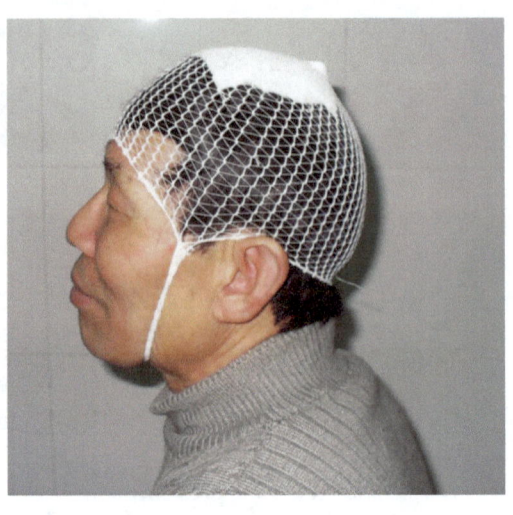

图2-44　弹力头套加压包扎

七、骨折固定时应注意什么？针对伤者的情况，如何实施固定和搬运，才能避免二次损伤？

1. 骨折固定时应注意

（1）若有伤口和出血，应先止血、包扎，然后再固定。

（2）在处理开放性骨折时，刺出的骨折断端在未经清创时不可直接还纳，以免造成污染。

（3）夹板固定时，长度应超过骨折的上、下两个关节；与皮肤、关节、骨突出部位之间加衬垫，固定时操作要轻柔，先固定骨折的上端，再固定下端，绑带不要系在骨折处；前臂、小腿部位的骨折，应在损伤部位的两侧放置夹板。

（4）固定应松紧适度，牢固可靠，肢体骨折固定时，应露出指（趾）端，便于检查末梢血运。固定后，上肢为屈肘位，下肢为伸直位。

2. 根据骨折伤情，采取临时固定的措施

（1）对伤情进行一步检查并做出判断：若伤者骨盆翼挤压痛，提示骨盆骨折；右侧下肢疼痛、肿胀变形明显、患肢长度明显短于左下肢，应考虑右下肢骨折；伤者述腰背部疼痛，又有高空坠落病史，应按照脊柱与脊髓创伤处理原则处理。

（2）骨折处的固定：

1）对骨盆骨折的固定（图2-45）。

2）对股骨骨折的固定（图2-46）。

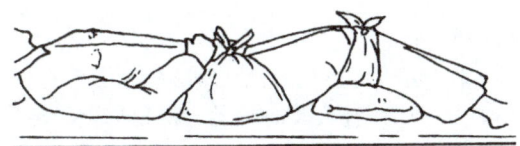

图2-45　骨盆骨折固定　　　　图2-46　股骨骨折固定

因伤者合并多处骨折，固定时应一并考虑，用三角巾固定骨盆后，再用长夹板固定右下肢，使伤者平卧于硬质担架或脊柱板上。

3）若条件允许，可使用休克裤，既促进了休克的复苏，又对骨盆及下肢骨折起到了良好的固定和止痛作用。

3. 安全搬运

（1）根据该患者的伤情应首选铲式担架进行搬运。

（2）若无铲式担架，应选择硬质担架采用多人搬运法，注意移动患者时动作的一致性，不可扭躯体，切忌拖、拉、推（图2-47、图2-48）。

> **小提示**
>
> 铲式担架集成每侧分别有个离合装置，特别适用于骨折和重伤伤员，可在原地固定患者，能够最大限度地保证患者安全，减少对患者的二次伤害。
>
> 搬运过程中，动作要轻巧、步调一致；根据不同的病情和环境采取不同的方法，避免因搬运不当造成的伤害；搬运过程中密切观察伤患者的伤势与病情变化；怀疑头部、下肢、上肢、骨盆骨折或背部受伤的伤员，应平卧运送。
>
> 多人搬运时，注意动作的一致性，一人专管头部，一人托住肩胛部，一人托住臀部和腰部，另一人托住两下肢，同时把患者轻轻抬放到硬板担架上。

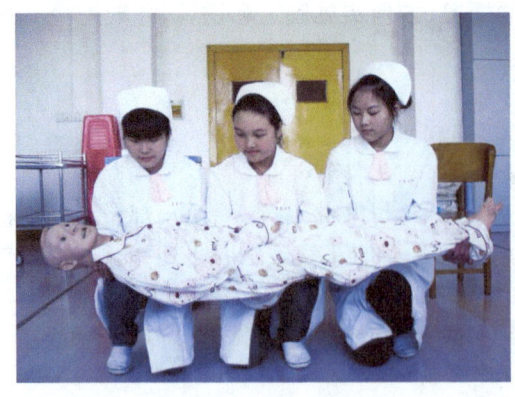
图2-47 三人搬运法

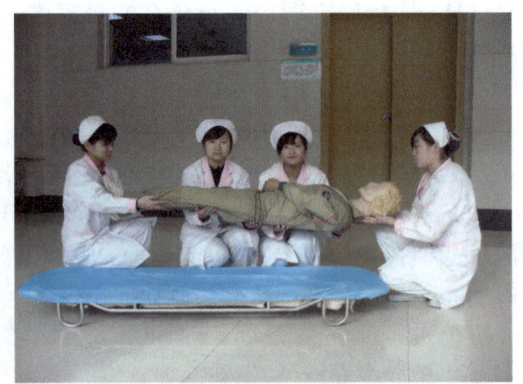
图2-48 多人搬运法

八、确认哪些情况后可安全返回？返回途中，你应如何实施监护与抢救，完成安全转运任务？患者交接完成后，还有哪些工作需完善？

1. 经院前紧张救治，认为患者可以转运的条件

（1）伤者平稳转移至担架，并用保护带固定。

（2）卧位安全、舒适，伤者情绪稳定，无躁动。

（3）伤者气道通畅，无呼吸梗阻、窒息等并发症。

（4）静脉通路通畅，液体复苏有效，休克症状缓解。

（5）伤口止血良好，骨折已初步固定。

2. 途中密切监护、及时抢救，保证转运安全

（1）若有家属，在转运之前做好解释工作，交代途中可能出现的危险及并发症，并让家属在院前急救病情告知书协议书上签字，见表2-10。

（2）全程使用多功能监护仪，监测患者心率、血压、呼吸和血氧饱和度的变化，观察神志、瞳孔、面色、脉搏、肢端循环情况、发现病情变化及时处理并记录，必要时留置尿管，评估休克情况。

（3）途中加强生命支持性措施，如静脉通道、吸氧、吸痰、气管插管、心肺复苏等措施，注意管道的通畅，防止脱出、移位、受压和阻塞。

（4）与院内医务人员保持联系，告之患者情况，需要紧急手术的患者，迅速做好各项术前准备工作，到达医院后立即送手术室。

（5）到达医院后要做好交接班工作（图2-49），包括患者的病情、生命体征、急救措施、用药情况等。

3. 患者交接完成后，应进一步完善的工作

（1）完善相关登记，将出车单回执于急救站。

（2）清理急救箱，将带回的药品安瓿与医生再次核对后，进行补充。

> **小 提 示**
>
> 担架上车时，患者头在前，脚在后，并固定牢靠，使患者感到舒适为宜，若伤者昏迷、呕吐患者应头偏向一侧，保持呼吸道通畅。
>
> 现场救护要注意保存记录包括：一般情况、病情（受伤地点、机制、性质、部位、程度等）、抢救治疗经过、病情变化。到达指定医院后，应向交接人员认真交代伤病员情况，包括口头介绍及转交所有病历资料，交接双方应在病历或记录表格上签字，以示负责。

表 2-10　院前急救病情告知书

医院名称：

姓名		性别		年龄		联系电话	
单位和住址				告知时间		年　月　日　时　分	

患者经检查初步印象为：

患者病情状况：

转送过程中可能出现的风险：
1. 转送途中病情加重　　2. 转送途中死亡　　3. 其他：
患者意愿：
1. 现场救治；
2. 我要求送往＿＿＿＿＿＿＿＿＿＿＿医院救治；
3. 我不同意现场救治；
4. 我不同意转送过程中采取的＿＿＿＿＿＿＿＿＿＿＿救治措施；
5. 我不同意送往医院治疗；
6. 其他：
　　医师已告知病情、转送过程中可能出现的风险及采取的救治措施，我同意上述第＿＿＿＿＿＿项要求。
医师签名：＿＿＿＿＿＿　　护士签名：＿＿＿＿＿＿
患者签名：＿＿＿＿＿＿　　委托人签名：＿＿＿＿　与患者关系：＿＿＿＿

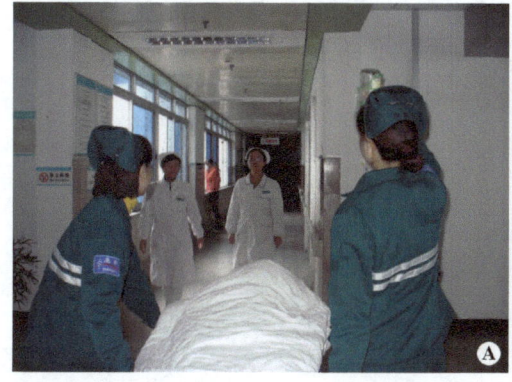 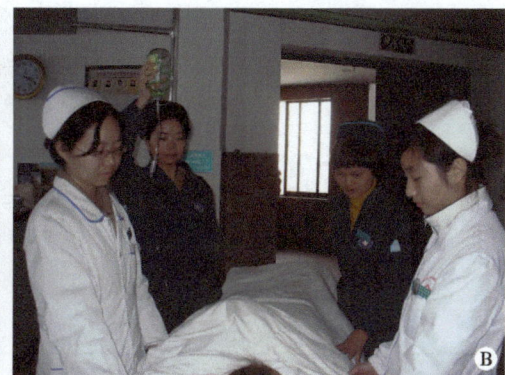

图 2-49　院内交接患者

> **小　提　示**
>
> 医疗废物处理原则：分类收集，无害化处理。
>
> 医疗垃圾应用黄色污物袋封装保存，输注器、注射器毁型集中处理，损伤性废物放入放利器盒。

（3）消耗的一次性物品按基数补齐。

（4）按《医院内感染管理》办法，将使用过的器械用消毒剂擦拭或浸泡消毒，仪器进行清洁、消毒，保养充电备用，医疗垃圾分类处理。

（5）整理消毒救护车，保证院前急救用物齐全、完好备用。

（6）对典型病例及时回顾与讨论，特殊情况执行上报制度。

第三部分　评价与反馈

九、分析下述案例在模拟伤员上完成救护任务，并在小组中展示完成任务的过程，对照创伤院前救护项目评分标准（表2-11）进行自评及小组评价。

案例：一路人在经过建筑工地时被垮塌的围墙掩埋，解救时，全身多处受伤，额部有出血性伤口，后枕有5cm×5cm的血肿，呼吸困难，呻吟，发绀，胸背部疼痛剧烈，右踝部淤血肿胀，足背部有开放性伤口。

提示

1. 你的调查与思考

2. 你发现与确定的问题

3. 制订实施的方案

4. 实施过程描述

表2-11　创伤院前救护（项目评分标准）

项目内容	分值	评价内容	评分标准	得分
应知基础知识	20	1. 创伤的分类，多发伤、多处伤、复合伤的概念	2	
		2. 创伤评分的临床意义	2	
		3. 严重创伤临床表现	2	
		4. 创伤急救原则、院前急救应准备的用物	2	
		5. 快速伤情评估的步骤，解除气道梗阻的方法	2	
		6. 严重胸部外伤院外急救措施	2	
		7. 创伤性休克程度的判断，院前休克救护措施	2	
		8. 止血、包扎的方法及注意事项	2	
		9. 固定、搬运的方法及注意事项	2	
		10. 伤者转运途中应注意的问题	2	

续表

项目内容	分值	评价内容	评分标准	得分
应会技能	70	1. 正确接听求救电话，获取最初病情信息	2	
		2. 准备好急救物品与设备，规定时间内出诊	2	
		3. 途中与报警者加强联系，指导伤者救护，进一步了解病情	2	
		4. 到达现场后，快速评估现场与伤情	4	
		5. 对紧急情况做出初步处理，针对病情采取合适的体位，紧急情况处理措施正确有效	10	
		6. 心跳骤停者施行心肺复苏技术	10	
		7. 清理呼吸道，正确放置口咽通气管、熟练完成气管插管的操作配合和使用简易呼吸器	10	
		8. 掌握呼吸功监测的方法	2	
		9. 静脉通路选择准确，掌握留置针穿刺技术	4	
		10. 正确执行口头医嘱，安全用药，注意用药后反应	2	
		11. 根据不同部位和出血性质选择止血、包扎的方法，要求止血有效，包扎稳固	6	
		12. 临时固定骨折、固定方法正确	4	
		13. 搬运时动作轻稳，协调一致	2	
		14. 严密观察病情，掌握监护技术，发现异常及时报告医生处理	2	
		15. 注意伤者的心理护理	2	
		16. 完成院前各种急救护理文书书写	2	
		17. 到达指定医院后，与院内接诊医生、护士完成交接，内容完整	2	
		18. 做好抢救后物品的清理、消毒、补充，急救设备还原成备用状态	2	
综合素质、总体印象、安全等	10	1. 沉着冷静、操作准确、规范，步骤清晰	2.5	
		2. 救护全程均实施有效的沟通与心理护理	2.5	
		3. 伤者卧位舒适，转运安全	2.5	
		4. 文书书写完整及时，职业防护有效	2.5	

自评：　　　　　　　　　　小组评：

十、根据学习过程中的情况完成学习情况反馈（表2-12）。

表2-12　学习情况反馈表（自评）

序号	项目	学习任务完成情况	签名
1	独立完成的任务		
2	小组合作完成的任务		
3	教师指导下完成的任务		
4	是否达到学习目标，能否与同学合作完成创伤院前急救任务		
5	本学习任务存在的问题、改进建议		

学习拓展：

本学习任务还可以发展的学习内容、临床前沿知识与技能；布置研究性学习任务，发展卓越的工作质量。

十一、案例：接急救报警电话称发生一起车祸，汽车在高速公路行驶时撞上护栏翻车，内有伤员1名，年龄约20岁。到达撞车现场时，发现肇事车驾驶室严重受损，驾驶员被卡在驾驶室中，腹部及下肢被夹住。患者清醒，诉腹部疼痛剧烈，测脉搏120次/分，呼吸26次/分，血压90/60mmHg，面色苍白，右下肢活动受限。

提示：

迅速判断现场是否适于抢救，伤者的受伤程度如何？

是否排除有危及生命的损伤？

伤者腹痛剧烈，提示什么？（应考虑有腹部损伤，无论腹部开放性还是闭合性损伤引起的失血均可导致死亡，失血性休克现场如何处理）

骨折的处理？

转运途中监护的重点？是否应尽早联系手术室？

十二、院前急救时间紧迫、面临问题复杂，应特殊注意救治中的法律问题，请谈谈你的看法。

提示：

反应时间的法律效应。

急救技术的准确实施。

知情同意书的签署。

抢救记录完整、补记及时。

重要物证的留存。

附:

院前医疗急救病历

医院名称: _____ 药物过敏: _____

呼叫来源: _____

姓名: _____ 性别: _____ 年龄: _____ 民族: _____ 职业: _____

工作单位: _____ 住址: _____

联系电话: _____ 出诊地点: _____

出诊时间: 　　年　　月　　日　　时　　分　　到达患者身边时间: 　　时　　分

现场情况: P _____ 次/分　R _____ 次/分　BP ____/____ mmHg　神志:

既往史:

_____

初步印象:

救治措施:

_____

出诊结果: 现场救治　　送往医院治疗　　转送其他医院　　拒绝现场治疗　　拒绝送往医院治疗

急救效果: 有效　　　无变化　　　加重　　　死亡(现场、途中)

到达医院时间: 　　年　　月　　日　　时　　分
病历完成时间: 　　年　　月　　日　　时　　分

医师: _____ 护士: _____ 审阅: _____

第三单元　急诊科救护

学习任务一　发热的观察与护理

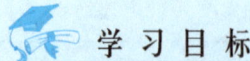

完成本学习任务后,你应当能
1. 掌握不同疾病发热的临床特点,正确区别和判断各种热型并正确分诊
2. 运用高热患者的处理流程对患者进行护理
3. 能准确配合医生进行实验室检查
4. 准确观察病情变化并正确记录
5. 在接诊过程中做好个人防护,运用所学知识为发热患者提供有效的护理措施及健康指导

建议完成本学习任务为 2 学时

内容结构

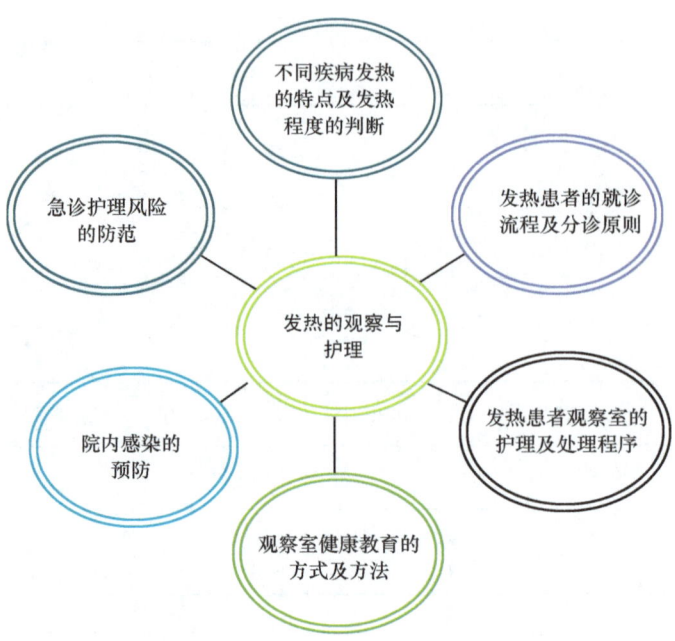

学习任务描述

患者,男,18岁,因咳嗽伴寒战、发热3天入院。入院时查体为39.6℃,患者颜面潮红,急性面容。请你根据卫生部关于发热患者就诊的相关要求安排患者就诊,配合医生进行相关实验室检查,严密观察病情,请在为患者提供护理服务的同时,遵循工作质量要求,做好个人的职业防护,预防医院内感染的发生。

发热作为临床最常见的症状之一,是发热性疾病所共有的一种病理生理过程,也是机体对致病因子的一种防御反应,但长期发热可使体内能量物质大量消耗,引起重要器官功能发生障碍。特别是近年来,由于一些流行性传染病的暴发往往都是以发热为主要症状,因此正确指导发热患者就诊,让其得到及时、有效的治疗和护理就显得尤为重要。

第一部分 知识要求

一、临床上正常体温是多少?引起发热常见的原因有哪些?如何进行发热程度的判断?

1. 正常体温值

(1) 机体深部的体温较为恒定和均匀,称深部体温;临床上所指的体温是指平均深部温度。一般以口腔、直肠和腋窝的体温为代表。

> **生活实践**
>
> 通常所说的体温是指口腔温度,即口温。

(2) 正常的体温值:腋温不超过37℃,口温不超过37.2℃,肛温不超过37.6℃。

2. 常见发热原因

(1) 发热的病因很多,临床上大致可区分为感染性发热和非感染性发热两大类,以前者为多见。

(2) 感染性发热是由于各种病原体感染引起的发热,临床上较多见;非感染性发热是由于非感染性因素引起的发热,如无菌坏死物质吸收、免疫性疾病、内分泌与代谢性疾病、皮肤散热障碍、体温调节中枢功能障碍、自主神经功能紊乱等均可引起体温升高。

> **小词典**
>
> 在正常情况下,人体的产热和散热保持动态平衡。由于各种原因导致产热增多,散热减少,体温升高超过正常范围,即称为发热。

3. 发热程度的判断

(1) 当体温波动于37.3～38℃时称为低热。

(2) 当体温波动于38.1～39℃时称为中度热。

(3) 当体温波动于39.1～40℃时称为高热。

(4) 当体温在40℃以上时称为过高热。

二、临床上常见热型有哪些?常见于哪些疾病?

1. 临床上常见热型 临床上常见的有稽留热、弛张热、间歇热、回归热、波状热及不规则热6种热型。

2. 不同热型特点及临床相关疾病

(1) 稽留热:体温在39～40℃以上持续数日或数周,24小时体温波动范围不超过1℃。常见于伤寒、大叶性肺炎。

(2) 弛张热:体温在39℃以上,波动幅度大,24小时体温差可达2℃以上,但都高于正常水平。常见于败血症、严重化脓性感染。

(3) 间歇热:高热期与无热期(间歇期)交替出现,无热期可持续数日,如此反复。常见于疟疾、急性肾盂肾炎等。

(4) 回归热:体温急剧上升达39℃以上,持续数日后又骤降至正常水平,数日后又出现高热,如此规律地反复出现。常见于回归热、霍奇金病等。

(5) 波状热:体温逐渐升高达39℃以上,持续数日后又逐渐降至正常水平,数日后又逐渐上升,如此反复多次。常见于布氏杆菌病。

(6) 不规则热:发热无一定规律。常见于结核病、风湿热等。

3. 不同热型的体温曲线(图3-1)

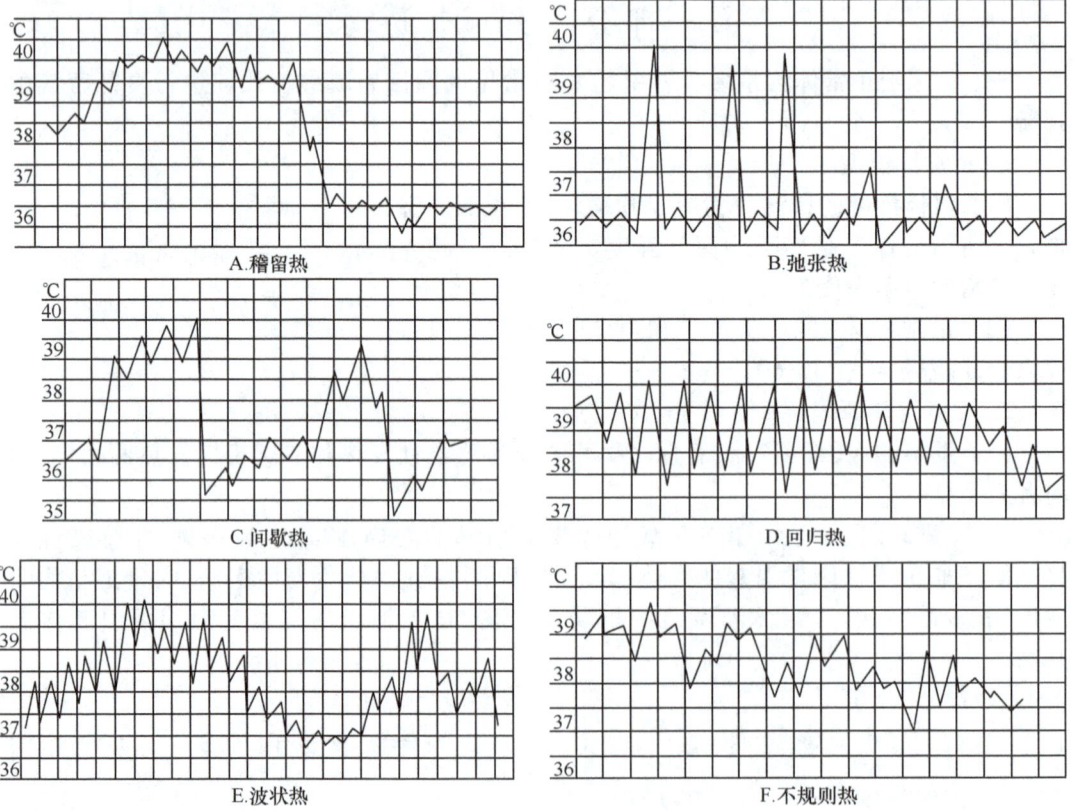

图3-1　不同热型的体温曲线

三、发热的生物学意义及处理原则有哪些?

1. **发热的生物学意义**　发热既是多种疾病重要的病理过程,也是机体抵抗致病因侵袭的防御反应之一。因此讨论发热的生物学意义不能只限于体温调节中枢的变化导致的体温升高,而且还要看到内生致热源作用于其他靶细胞所引起的一系列反应。因此,发热对人体的影响既有损伤的一面,也有抗损伤的一面。

2. **发热的处理原则**

(1) 针对发热原因进行积极病因治疗。

(2) 对原因不明的发热患者,若体温不太高,不要随便退热,以免延误诊断与治疗。

（3）对高热（如40℃以上）或持续发热的患者，应在治疗原发病的同时，及时采用适当的退热措施。恶性肿瘤患者和心肌梗死、心肌劳损者及孕期妇女的发热，也应及时解热。

（4）选用适宜的解热措施。包括物理降温药物降温的合理应用。

（5）适时补充营养物质，增强机体抵抗力。注意补给水、蛋白质和维生素，补充微量元素的消耗。

四、2003年，国家卫生部发出紧急通知，要求各级各类医院建立发热门诊，对于发热门诊的建立有何特殊要求？其主要的工作任务是什么？

1. 发热门诊的建立要求　2003年，国家卫生部发出紧急通知，要求在全国各级各类医院普遍建立专门的发热门诊，在颁布的《传染性非典型肺炎医院感染控制指导原则（试行）》中对发热门诊的建立提出了一系列要求，为了预防和控制非典型肺炎的再次发生，医院现有的发热门诊将长期保留。

（1）在建立发热门诊和隔离留观室时，要与其他门诊和病区相隔离，并有明显标识。

（2）发热门诊要保持良好通风，禁用中央空调，防止人流、物流交叉感染。

（3）近距离内有隔离卫生间，有条件的，可以指定专门的检验室和放射室。

（4）诊室消毒期间，应当有备用诊室。

2. 发热门诊的工作任务　发热门诊实行24小时值班制。凡体温超38℃的就诊者，应先入发热门诊接受筛查。如果是怀疑患者，应留院隔离观察并组织专家会诊；如是疑似患者，则按规定办法转运到定点医院隔离治疗。

五、临床上常用的血液标本留取途径有哪些？如何正确留取血液标本？

1. 临床上血液标本的留取有3种途径　毛细血管采血、静脉采血和动脉采血，其中静脉采血是最常用的方式。

2. 正确留取血液标本

（1）选择合适的血液标本容器：急诊科常见的血液检查项目及适用的标本容器（表3-1）。

表3-1　急诊科常见血液检查项目及使用的标本容器

项目	采血试管	采血量	备注
血常规、血型、糖化血红蛋白、血氨	见图3-2	1.5~2ml	紫头管：EDTA-K2抗凝剂，需混匀
凝血功能：PT、APTT、FIB、TT、FDP、D-D二聚体及凝血因子等	见图3-3	3ml	蓝头管：1:9枸橼酸钠抗凝，需混匀
血沉	见图3-4	2ml	黑头管：1:4枸橼酸钠抗凝，需混匀
生化、免疫类、PCR、交叉配血、ANA、ENA、结核芯片及其他抗体类	见图3-5	3~5ml（根据检验项目多少而定）	红头管：无抗凝剂
血液流变学	见图3-6	4~5ml	绿头管：肝素抗凝，需要混匀

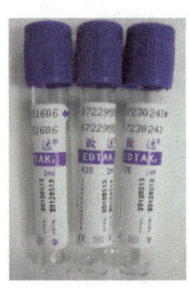 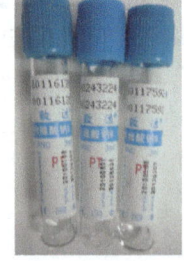 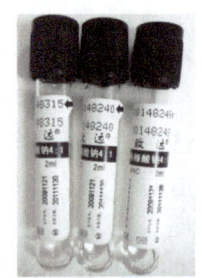

图 3-2　血常规等用采血试管　　图 3-3　凝血功能用采血试管　　图 3-4　血沉用采血试管

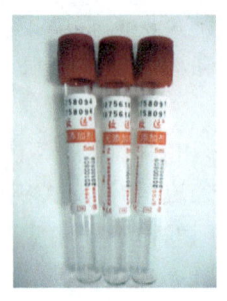 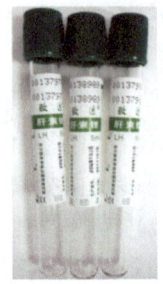

图 3-5　生化、免疫类等用采血试管（试管头红色）　　图 3-6　血液流变学用采血试管

(2) 静脉采血时的注意事项

1) 选择合适的采血用物：采血用的注射器和试管，因材料的不同，对某些检测结果有不同的影响。

2) 选择合适的添加剂：临床上常用的添加剂有枸橼酸钠、肝素钠和依地酸钠钙。

3) 止血带或压脉器的使用：静脉压迫时间过长，易引起淤血、静脉扩张、pH 下降等。因此，静脉采血技术，止血带压迫时间不超过 40 秒为宜。

4) 采血部位的选择：不得在同一输液的针管处或近心端采血，可在对侧手臂或其他浅表静脉采血；应尽量避免在输液时采血，否则要注明采血时患者正在接受静脉输液和所用的药物名称。

5) 防止溶血：在采血过程中应尽量避免人为因素造成的机械性溶血，取血器材必须无菌、干燥、洁净，避免用力抽吸和推注或过度震荡，建议采用真空采血管。

第二部分　任务分析

急诊科是医院急重症患者最集中、病种最多、抢救和管理任务最重的科室。本部分将以发热为例，学习患者就诊时的分诊要点和急诊观察时的护理要点，以及急诊科观察室内感染的防护及护理风险的防范。

六、该发热患者来医院就诊时就诊流程是怎样的？其病史资料的收集应从哪几个方面进行？作为分诊台护士，你应怎样指导患者就诊？

1. 发热患者就诊流程　　根据卫生部颁布的相关规定，凡体温超 38℃ 的就诊者，应先入发热门诊接受筛查，发热患者的就诊流程如图 3-7 所示。

2. 发热患者的病史收集　　发热患者的询问病史应从以下几方面进行。

(1) 患者起病的缓急、持续性还是周期性、持续时间和热型，明确患者是否会正确使

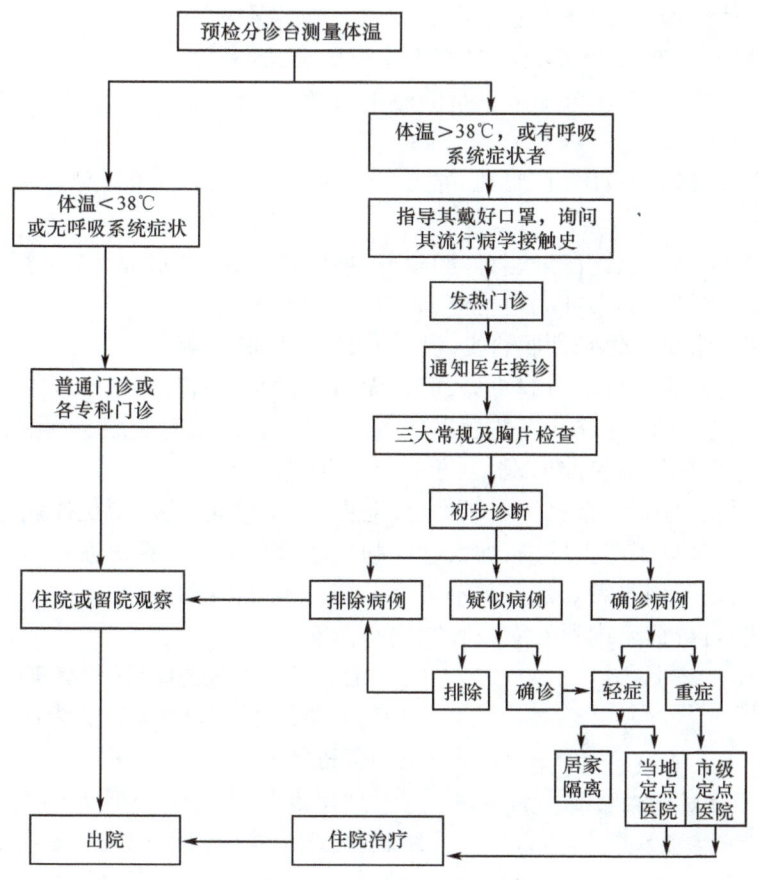

图 3-7 发热患者就诊流程

用体温表。

(2) 临床表现：纳差、寒战、头痛、鼻塞、咽痛、咳嗽、胸痛、腹痛、腹泻、尿频、尿痛等。

(3) 既往病史，有无疫区接触史。

(4) 有无传染病接触史，家人是否患病或发热。

(5) 有无服用过新的药物，有无免疫抑制剂的运用或器官移植等。

(6) 最近有无旅游、口腔或外科的手术、外伤、疾病，有无昆虫或动物抓咬伤等。

(7) 有无进食生的或不够熟的食物，有无酗酒或吸毒。

(8) 发热期间的液体摄入和排出的量及频率。

(9) 关于发热的病因及环境因素。

3. 伴随症状　发热患者常常伴有其他的临床表现，其伴随症状不同，相关疾病也不同，因此发热患者的伴随症状对临床诊断提示意义较大，护士在分诊时可根据其伴随症状对发热患者进行分诊指导。

(1) 出血：常见于急性传染病、某些重症感染性疾病和血液系统疾病，如流行性出血热、钩端螺旋体病、败血症、白血病、重症再生障碍性贫血等。

(2) 寒战：常见于突发的高热，如肺炎球菌性肺炎、疟疾、急性肾盂肾炎、输血或输液反应等。

(3) 淋巴结肿大：常提示有炎症或肿瘤。

（4）发热伴皮疹：常提示有感染性疾病和结缔组织疾病。

（5）肝脾肿大：如病毒性肝炎、肝脏寄生虫感染、肝癌等。

（6）关节肿痛：常提示骨关节本身的感染或肿瘤、风湿热、系统性红斑狼疮等结缔组织疾病。

（7）咳嗽、胸痛、呼吸困难、咯血：常见于大叶性肺炎、肺结核、胸膜炎、肺脓肿、支气管扩张等。

（8）腹痛：常见于急性菌痢、急性胆囊炎、急性胰腺炎、肝脓肿等腹腔脏器的炎症。

（9）心悸：常见于感染性心内膜炎、心包炎、风湿热等。

（10）黄疸：常见于化脓性胆管炎、肝脓肿、病毒性肝炎等。

（11）头痛：发热本身可引起头痛，但在无颅外感染证据时要考虑颅内感染的可能。

（12）发热伴昏迷：昏迷在发热后出现，多见于流行性脑脊髓膜炎、流行性乙型脑炎、中毒性菌痢等；昏迷在发热前出现，多见于脑出血、脑梗死等。

（13）有明显肌肉痛：常见于皮肌炎、旋毛虫病、军团病、钩端螺旋体病等。

（14）休克：多见于严重感染，如大叶性肺炎、败血症、流行性出血热等。

综上分析，由于该患者发热并伴有寒战、咳嗽，体温波动在较高水平，可排除外科疾患引起的发热，可分诊至内科诊室或呼吸内科诊室就诊。

小 提 示

若直肠温度持续超过 41℃ 可引起永久性脑损伤；若高热持续在 42℃ 以上 2～4 小时可导致休克及严重并发症。

体温骤降或降温时出汗过多可引起虚脱，因此老年人、儿童及身体虚弱的患者应特别注意。

七、患者在发热门诊经筛查就诊后收入观察室，其体温达 39.6℃，你认为此类患者的救护应如何进行？

如果发热患者得不到及时有效的处理，会给机体造成危害，特别是持续高热会引起高热惊厥及心、脑、肾的损害，所以发热患者来院后应及时给予有效处理（图 3-8），防止并发症的发生。

八、结合该患者的病情，你认为其护理要点有哪些？

1. 监护生命体征　因患者高热，能量消耗增大，应卧床休息。如出现脉搏细弱、四肢发冷、血压下降等情况，应立即给予氧气吸入，建立静脉通道，积极通知医生处理。

2. 维持体温　由于该患者的原发病尚未明确，不可强行降温。为了防止高热给患者造成的危害，应根据症状和体征采用有效的物理或药物降温的方法，如温水擦浴、乙醇擦浴，还可使用冰袋、冰帽、冰槽等降温。降温时注意保暖，体温降至 38～38.5℃ 为宜。降温半小时测体温。

3. 救治原发病

（1）查找致热源：应积极配合医生，查找引起高热的原因，对原发病进行积极的治疗与护理。

（2）使用抗菌药：一旦明确引起感染的病原微生物后，协助医生合理应用抗菌药物。

小 词 典

高热：体温波动于 39℃ 以上者称为高热。

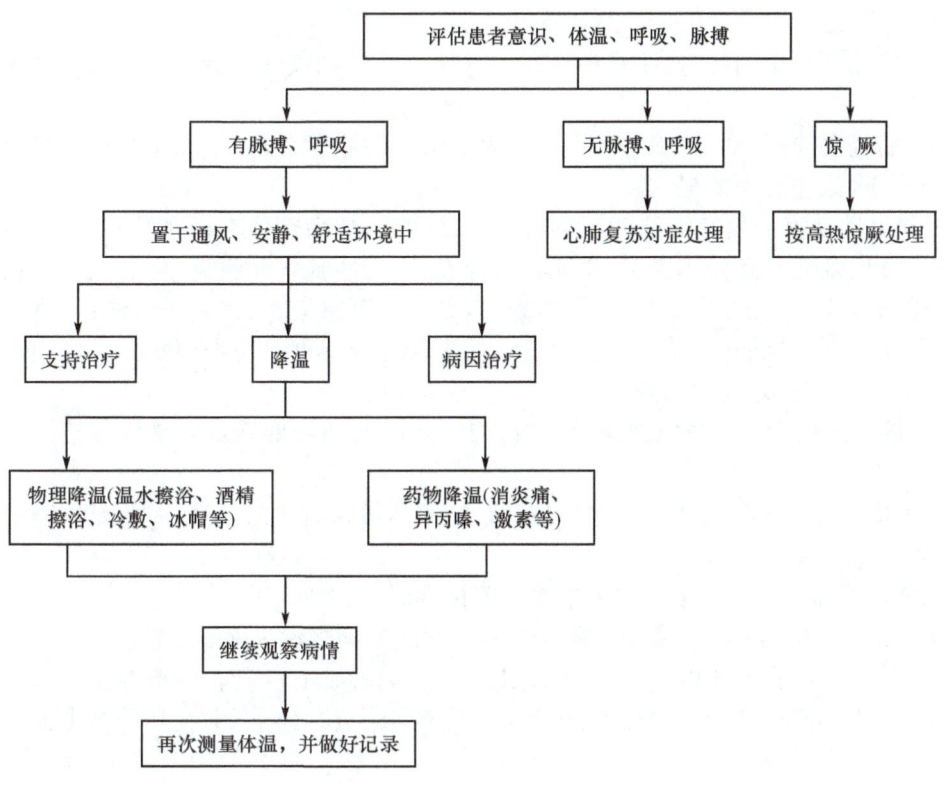

图 3-8 高热患者的处理流程

（3）保持酸碱平衡：让患者多饮水，必要时静脉补充水、电解质，并进行药物治疗，保持机体的酸碱平衡。

（4）监测实验室项目：对有关实验室检查项目应进行动态监测。

（5）观察病情变化：高热可以是某些疾病的早期表现，因此要密切观察，防止病情进一步恶化。

4. 基础护理　由于患者在体温下降时会大量出汗，应及时更换被汗液浸湿的衣服，防止受凉。同时做好患者的皮肤、口腔等基础护理，尽可能使其处于舒适状态，预防并发症的发生。

九、你认为该发热患者的病情观察包括哪几个方面？

该发热患者的病情观察应从临床观察、药物观察和预见性观察 3 个方面进行。

1. 临床观察的内容

（1）监测体温变化：该患者意识清晰，呼吸稍急促，测量其生命体征分别为体温 39.6℃、脉搏 120 次/分、呼吸 22 次/分、血压 110/60mmHg。在进行物理降温过程中，应持续测量体温或每 5 分钟测量 1 次，注意防止体温突然下降而造成虚脱或休克。

（2）观察末梢循环情况：若患者出现高热而四肢末梢厥冷、发绀，往往提示病情更为严重；经治疗后体温下降和四肢末梢转暖，发绀减轻或消失，则是治疗有效的指征。

（3）高热惊厥的护理及时清除口、鼻腔分泌物，保持呼吸道通畅，床边备有开口器与拉舌钳，防止舌咬伤，注意保护，防止坠床和碰伤。

2. 药物观察的内容

（1）应用糖皮质激素时：注意观察患者有无恶心、呕吐、心律失常、电解质紊乱等不良反应。

（2）应用解热镇痛药时：注意观察有无胃肠道反应、中枢神经系统症状、过敏反应等不良反应。

（3）若需要应用由哌替啶、氯丙嗪、异丙嗪组成的冬眠合剂时：应注意观察有无呼吸抑制、血压下降、休克等情况的发生。

3．预见性观察的内容　注意观察有无伴随症状，如高热伴有畏寒及寒战者，多见于败血症、大叶性肺炎、急性胆囊炎、急性肾盂肾炎、流行性脑脊髓膜炎、疟疾、药物热、急性溶血及输液反应等。发热伴明显中毒表现，多见于严重感染，尤其是败血症；发热伴进行性消瘦见于消耗性疾病，如结核等。通过伴随症状的观察可以初步判断与发热相关的疾病，从而预见性的做好救护的准备。

十、该患者病情需要进行血培养检查，应在什么时间抽取标本？其标本采集有什么要求？

1．血培养标本采集时机　每次寒战都是病原体侵入血流的信号，因此血培养标本的采集应在寒战或发热初期进行。

2．血培养标本采集要求　在采集血培养标本时应注意以下几点：

（1）尽可能在应用抗生素治疗前，于畏寒、寒战期间多次采血。

（2）采血量应在8ml以上，兼顾L型细菌（细胞壁缺陷性细菌）的检查。

（3）已接受抗生素治疗的患者，必要时可停药48～72小时后采血培养或取血凝块培养。

（4）对疑诊感染性心内膜炎者，采动脉血可提高检出率。

十一、该患者经血培养检查，确定为细菌感染所引起的发热，遵医嘱给予抗生素控制感染，在使用抗生素的过程中有哪些注意事项？

1．掌握抗菌药物的使用方法　在使用抗菌药物的过程中应掌握各种常用抗菌药物的药理作用、抗菌谱、毒副作用、配制要求和使用方法，注意观察用药后的反应。

2．注意配伍禁忌　使用抗菌药物时，两种药物不宜置于同一溶液中。一般情况下应溶于指定溶液中，注意配伍禁忌，如青霉素不宜与庆大霉素混合应用。

3．严格按有关规定做药物过敏试验　要求询问三史（用药史、家族史及过敏史），配制剂量要准确，注射方法和部位要正确，认真观察皮试结果。对怀疑结果阳性者，应在对侧上肢前臂用生理盐水做对照试验，并请护理同行及医生协助鉴别。

4．遵照医嘱，按时、准确给药　根据治疗的要求，有些抗菌药物需间歇给药或连续给药，要现配现用，在指定时间内将药物输入。

十二、患者收治观察室后，因高热不退而焦虑不安，你应怎样通过心理护理对患者进行疏导？对这类患者，我们在临床护理工作中应该注意什么？

患者收治观察室后，由于疾病的原因，身体不适，对医院陌生的环境不适应，会出现焦虑等心理反应，护理人员应尽量满足其需求，从心理和生理两方面做好护理，促进患者早日康复。

1．做好入院宣教　患者收治留观察室后，护士应主动介绍病区环境、医务人员情况相关注意事项，有助于减轻患者的焦虑不安。

2．主动向患者介绍与疾病相关的知识　由于发热导致热量消耗，应卧床休息，减少活动。鼓励患者多饮水，特别是服用退热药后大量排汗时更应多饮水。饮食上给予高热量、高蛋白、高维生素、低脂肪的流质或半流质饮食。

3. **帮助患者适应患者角色** 尽量让患者了解医院的一些常规、治疗和作息制度的安排,让其尽快进入患者角色,主动配合医疗和护理工作。

4. **提高患者积极性** 在治疗和护理工作中,注重与患者的沟通,让其感受到被尊重,提高患者积极性,使其能够主动配合临床护理工作。

5. **提供安静、舒适的休养环境** 适当控制环境,减少对患者的干扰,保证充分的休息以保持精力、体力。

6. **保护患者隐私** 在护理过程中要注意患者隐私的保护,以维护其生理和心理的完整性。

7. **赢得患者信任** 在患者面前表现出沉着、稳重,以娴熟的操作技能赢得患者的信任,从而更好地开展护理工作。

十三、患者经治疗后痊愈离开观察室,为了更好地控制医院内感染,你应怎样进行观察室的消毒处理工作?

一位患者出院、转出或死亡后,在收治另外一位患者前,病房都要进行1次终末消毒。终末消毒的步骤包括:洗(清洗消毒)→消(空气消毒)→风(通风换气)→烧(焚烧处理)→擦(擦拭保洁)5步。

> **小提示**
>
> 终末消毒的目的是完全消灭患者所播散的、遗留在居室和各种物体上存活的病原体,保证其他患者的安全。终末消毒进行得越及时、越彻底,防感染效果就越好。

1. **清洗消毒** 可以清洗的物品一定要先经过清洗消毒。如床单、被套、褥套、枕套等要送到洗衣房先消毒后清洗;患者使用过的器械、量杯等要清洗后再经高压或浸泡消毒。如果被褥、枕头有血渍或污渍,应及时消毒后送洗衣房拆洗。经过终末消毒,能够为新入院患者提供一个清洁安全的住院环境,减少院内感染的几率。

2. **空气消毒** 可采用物理消毒方法,紫外线照射消毒,按照房间体积使紫外线分布功率达到 $1.5W/m^3$,照射 30 分钟,或采用化学消毒剂喷雾消毒法,如使用 0.5% 过氧乙酸按 $20\sim30ml/m^3$ 喷雾消毒病室空气,密闭时间达 30 分钟以上,即可达到良好的消毒效果。

3. **通风换气** 在喷药消毒或熏蒸消毒以后,都要进行开窗通风,散去消毒剂的气味,使新患者入住时病房空气新鲜。另外,在收治同病种和一些呼吸道传播的疾病时,只需通风换气就可以大大减少致病微生物。

4. **焚烧处理** 患者的废弃物和使用过的一次性用品应装入统一的黄色垃圾袋,作为医疗垃圾焚烧处理。有时,患者的粪便、尿液或血液造成被褥、枕芯的污染严重,若拆洗不能完全消除,则须报残焚烧。

5. **擦拭消毒及保洁** 如用 500mg/L 含氯消毒液对病房内的各种物体表面如床、床头柜、抽屉、桌椅、门把手、窗台、衣柜、卫生间洗手池、坐便器、地面等进行擦拭消毒。房间经过消毒后,都要进行彻底的清扫,并对房间内的桌椅、床栏、门窗、地面进行擦拭保洁,擦去污迹和消毒液。

> **小词典**
>
> 医院感染:是指凡是住院患者和医院职工,因在医院期间遭受感染而引发的任何显示症状的疾病,不管受害对象在医院期间是否出现症状,均应称为医院感染。
>
> 终末消毒:是指患者出院、转出或死亡后,对病室或床单位进行的一次彻底消毒。

第三部分 评价与反馈

十四、 分析下述案例,在小组内分角色扮演,模拟完成该患者的护理工作,并在课堂中展示完成任务的过程,对照发热的观察与护理的评分表(表 3-2)进行自评及小组评价。

案例: 患者,男,14 岁,因持续发热、寒战,伴咳嗽、胸痛、咯铁锈色痰 1 周,入院时面色苍白,精神差。入院查体:体温 39.1℃,脉搏 120 次/分,呼吸 24 次/分,血压 90/60mmHg。遵医嘱予抗生素抗感染治疗,效果不佳,患者于入院第 3 天出现抽搐,持续时间约 2 分钟,静脉推注地西泮后缓解,测体温为 39.8℃,脉搏 130 次/分,呼吸 30 次/分,血压 80/50mmHg。如果你是当班护士,你应如何处理?此类患者在护理上应注意哪些问题?

提示:

1. 你的调查与思考

2. 你发现与确定的问题

3. 制订实施的方案

4. 实施过程描述

表 3-2 发热的观察与护理(项目评分标准)

项目内容	分值	评价内容	评分标准	得分
应知基础知识	20	1. 体温的正常范围及常见热型的特点	2	
		2. 发热程度的判断标准	2	
		3. 发热门诊的工作任务	2	
		4. 发热患者病情观察的内容	2	
		5. 临床上常用的留取血标本途径	2	
		6. 静脉采血的注意事项	2	
		7. 血培养标本的采集要求	2	
		8. 发热患者健康教育内容	2	
		9. 患者出院后终末消毒方法	2	
		10. 急诊护理风险防范措施	2	
应会技能	70	1. 对患者进行发热程度的判断	5	
		2. 采集病史并了解伴随症状	3	
		3. 评估患者的生命体征,并记录在三测单上	3	
		4. 将患者置于安静、舒适、通气的环境中	2	
		5. 根据病情制订护理措施	10	
		6. 遵医嘱正确采集血标本	6	
		7. 正确采取降温措施	8	
		8. 物理降温后半小时后复测体温,并将结果记录在三测单或护理记录单上	5	
		9. 配合医生进行实验室检查,查找发热的病因	5	
		10. 密切观察病情,若有异常及时报告医生进行处理	6	

续表

项目内容	分值	评价内容	评分标准	得分
应会技能	70	11. 做药物过敏试验后,遵医嘱使用抗生素,注意用药过程中的观察	10	
		12. 开展心理护理,及时进行健康指导	2	
		13. 患者出院后进行终末消毒	5	
综合素质、总体印象、安全等	10	1. 护士仪表、着装符合职业要求	2	
		2. 语言亲切、态度和蔼,能与患者进行有效地沟通	2	
		3. 注意保护患者隐私,为患者创造私密的治疗和护理环境	2	
		4. 树立护理风险防范意识,确保护理安全	2	
		5. 做好消毒隔离,防止医院内感染	2	
自评:			小组评:	

十五、根据学习过程中的情况完成学习情况反馈表（表3-3）。

表3-3 学习情况反馈表（自评）

序号	项目	学习任务完成情况	签名
1	独立完成的任务		
2	小组合作完成的任务		
3	教师指导下完成的任务		
4	是否达到学习目标,能否与同学合作完成发热患者的观察和护理任务		
5	本学习任务存在的问题、改进建议		

学习拓展

十六、在急诊科工作如何做好自身防护工作？怎样才能将感染的危险降低到最小？

1. 树立个人防护意识　医护人员在日常工作中必须树立良好个人防护意识,养成良好的卫生习惯,规范操作。平时应佩戴口罩,对诊疗患者时所使用的物品包括听诊器、书写笔等,要注意消毒或清洗,避免因器械污染而造成传播。接触患者后,手部在清洗前不要触摸身体的其他部位,尤其是眼睛、鼻部、口腔等黏膜部位。当有发热、呼吸困难、类似肺炎表现的患者就诊时,更应注意做好个人防护。

2. 使用个人防护用品　个人防护用品包括口罩、手套、防护服、护目镜或面罩、鞋套等。其中以防护口罩与手套最为重要,一般接触患者要戴由12层以上纱布制成的口罩,有条件的或在SARS感染区则应佩戴N95口罩。在对危重患者进行抢救、插管、口腔护理等近距离接触时,医护人员还应佩戴护目镜或面罩。因工作需要穿戴防护服、护目镜时,需注意防护用品的穿脱顺序：

（1）穿戴防护用品顺序：①戴口罩,一只手托着口罩,扣于面部适当的部位,另一只手将口罩带戴在合适的部位,压紧鼻夹,紧贴于鼻梁处。在此过程中,双手不接触面部任何部位。②戴帽子,戴帽子时注意双手不接触面部。③穿防护服。④戴防护眼镜,注意双手不接触面部。⑤穿鞋套或胶鞋。⑥戴手套,将手套套在防护服袖口外面。

（2）脱掉防护用品顺序：①摘下防护镜,放入消毒液中；②脱掉防护服,将反面朝外,放入黄色塑料袋中；③摘掉手套,一次性手套应将反面朝外,放入黄色塑料袋中,橡胶手套放入消毒液中；④将手指反掏进帽子,将帽子轻轻摘下,反面朝外,放入黄色塑料袋中；

⑤脱下鞋套或胶鞋,将鞋套反面朝外,放入黄色塑料袋中,将胶鞋放入消毒液中;⑥摘口罩,一手按住口罩,另一只手将口罩带摘下,放入黄色塑料袋中,注意双手不接触面部。

十七、急诊护理发生风险的原因有哪些？如何防范护理风险的发生？

急诊护理工作有其独有的特点,急诊护理工作的随机性大、时间观强、技术复杂、对护理的要求高、对社会的影响面广。同时,强调各学科之间的协作,急诊护士相对缺乏。因此,急诊护理工作具有高技术、高风险、高责任的特点。

1. 急诊科常见的护理风险　急诊科常见的护理风险分为患者体质因素所致的风险、患者心理因素所致的风险、急诊患者特殊性所致的风险、护理行为所致的风险、社会因素所致的风险、医院条件和制度欠缺所致的风险。

2. 急诊护理风险发生的原因　急诊科护理风险的发生大多是由于工作人员安全意识不够、应急能力低、意外事件多、口头医嘱多、抢救仪器出现故障、护患关系冲突、记录不及时不全面、护士年轻缺乏经验、知识和实践技能欠缺等原因所引起。

3. 急诊护理风险的防范　急诊护理风险的防范应从点滴做起,具体应注意以下几方面：

（1）强化护理教育培训,树立风险防范意识。

（2）制定完善的风险管理和监控制度,确保管理措施落实到位,有效化解护理风险。

（3）增强护理人员的法律意识,规范护理文书的书写。

（4）严格遵守各项护理操作规程和急救流程,严格按照操作标准使用各种仪器及设备。

（5）加强急救药品和器材的管理,实行专人负责,班班清点、交接,并做的记录,保证急救物品呈备用状态。

（6）认真落实护患告知制度,不断强化护患共同承担风险的意识。

（7）建立良好的护患沟通机制,提高患者对急诊护理工作的满意度,建立融洽友好的护患关系。

（8）减少针刺伤和其他意外,使职业伤害危险最小化。

小　词　典

护理风险：是医院内患者在护理过程中可能发生的一切不安全事件。包括医疗事故、护理意外、护理纠纷和并发症等一切可能引起患者损害的事件,也可以是护理行为为此付出的赔偿代价,甚至是损害医院声誉和市场份额。

学习任务二　疼痛的观察与护理

学习目标

完成本学习任务后,你应当能
1. 掌握疼痛程度的观察指标,独立、正确地完成疼痛患者的评估与分析工作
2. 根据疼痛的特点,识别不同疾病的疼痛,并能按照分诊流程迅速地进行分诊
3. 正确观察疼痛患者的病情变化并详细填写护理记录
4. 运用所学知识为疼痛患者实施有效的护理措施,进行心理疏导
5. 在接诊过程中做好消毒隔离工作,预防院内感染的发生

建议完成本学习任务为2学时

内容结构

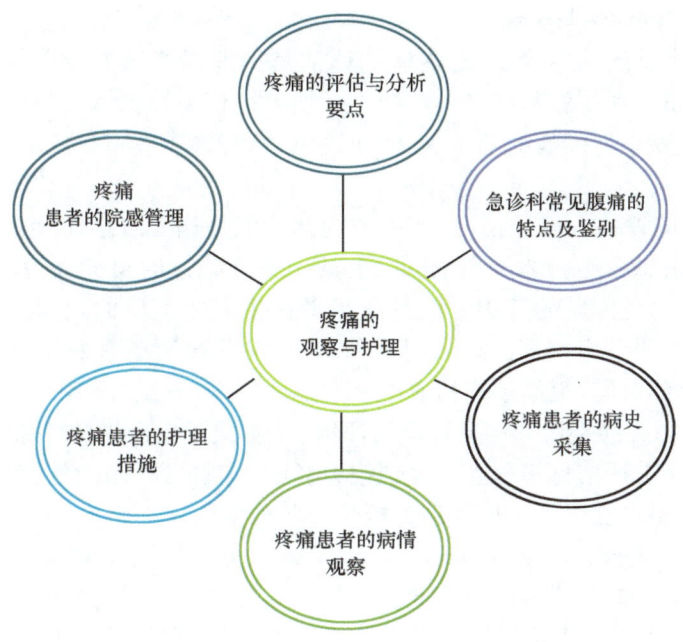

学习任务描述

患者,男,50岁,脐周突发剧烈疼痛,为阵发性绞痛,伴有恶心、呕吐;恶心、呕吐后腹痛减轻。到急诊科就诊时呈急性痛苦面容,被动体位;体检脉搏92次/分,呼吸24次/分,血压130/90mmHg。请你按急诊分诊的工作要求,收集病史资料,对患者疼痛进行评估,分析疼痛特点,指导患者到相应科室就诊;根据病情做好病情观察、术前准备及安全转运工作,利用自己所学的专业知识为患者提供有效的护理服务。

疼痛是急诊科最常见的临床症状之一,其病因繁多,涉及临床各科。剧烈的疼痛不仅给患者造成精神、躯体的双重创伤,引起循环、呼吸功能紊乱及代谢、内分泌功能失调,严重时可影响疾病的转归,一旦误诊会给患者带来致命的伤害。因此,快速鉴别、准确分诊、重点观察

和有效护理,对于疼痛患者的预后和转归有着十分重要的作用。

第一部分 知 识 要 求

一、疼痛的定义和分类

> **前沿聚焦**
>
> 国际著名疼痛医学专家 R. Melzack 和 P. D. Wall 曾经指出,疼痛已成为人体继呼吸、脉搏、血压、体温之后的第五大生命体征。

1. 疼痛的定义 疼痛是与生俱来的不愉快感受,是生物体"趋利避害"基本功能的一个重要组成部分。国际疼痛研究学会(IASP)将疼痛定义为"由实际或潜在的组织损伤所引起的一种不愉快的感觉和情感经历。"

2. 疼痛的分类 疼痛的分类方法有5种,可按神经生理学分类、按时间分类、按病因分类、按部位分类、按多轴方法分类。最被认可的分类方法是根据神经生理学机制、时间、病因学或受累部位来综合分类。目前临床上对患者疼痛做出评估时,多数以解剖部位分类为基础,再结合病因病理综合分类,如急性心前区疼痛、慢性腹痛等。

二、疼痛患者的评估与分析

疼痛是患者常见的护理诊断,对疼痛的评估是护理程序的重要步骤,有效的止痛必须建立在对疼痛正确评估的基础之上。护士必须了解相关知识,掌握基本的疼痛评估与分析方法,准确判断患者疼痛的部位、程度和性质,及时采取措施。免除患者疼痛是医护人员的职责。

1. 疼痛部位的评估 多数情况下,疼痛的部位就是病变或损伤所在部位,因此评估疼痛时一定要问清患者疼痛部位和范围。有的患者在描述时可能会说不清楚疼痛具体部位,临床上解决这些问题的常用方法是给患者提供人体正反面轮廓图,请患者在图上画出疼痛范围并注明最痛的部位。采用这种方法,易于患者的理解,也易于医护人员记忆,同时节省了询问时间,提高了评估效率。

2. 疼痛程度的观察指标 疼痛程度的评估直接关系到治疗和护理措施的选择,影响止痛的效果。临床上评估疼痛程度主要依赖患者的主观描述,国内外实际应用的各种疼痛评分量表很多,最易被医务人员和患者接受的两种常用方法如下:

(1) 视觉模拟评分法(visual analogue scale,VAS):画一直线,长10cm,两端分别标明"0"和"10","0"端代表无痛,"10"端代表最严重的疼痛,让患者在直线上标出自己疼痛的相应位置,然后用直尺测定直线起点至患者标明的记号点之间的距离,该长度即为患者的疼痛评分值。本方法敏感性高而且效果比较可靠,因此在疼痛治疗时应用最为普遍(图3-9)。

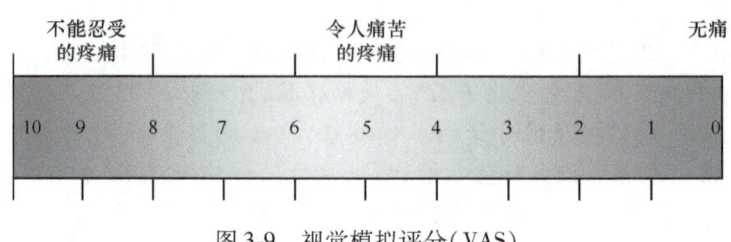

图3-9 视觉模拟评分(VAS)

(2) 疼痛脸谱评分量表:对小于8岁的儿童进行疼痛评价尤为困难,因为他们不能充分描述疼痛或理解疼痛评价形式;对发育有残疾的患者,认知损害的老年患者,以及言语不通的患者疼痛脸谱评分量表(图3-10)非常有用。

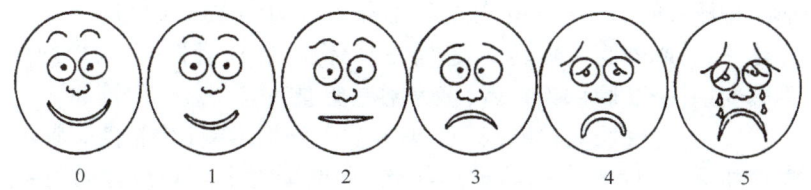

图3-10 疼痛脸谱示意图

3. 疼痛分析 疼痛分析的方法可用PQRST法

P(诱因,provokes):疼痛的诱因是什么,怎样可以使之缓解或加重?

Q(性质,quality):疼痛是什么样感觉,患者是否可以描述?

R(放射,radiates):疼痛位于什么地方,是否向其他地方放射?

S(程度,severity):疼痛的程度如何,将无疼痛至不能忍受的疼痛比喻为1~10的数字,询问患者的疼痛相当于哪个数字?

T(时间,time):疼痛的时间有多长,何时开始的,何时终止,持续多长时间?

例如:患者,女,34岁。饱餐后出现腹痛,伴恶心、呕吐,疼痛为右上腹绞痛,向右肩部放射,弯腰时加重。以往曾有2次类似发作,每次均在饱餐后,持续时间不等。月经史正常。此次疼痛剧烈但勉强忍受,如果用数字1~10表示,患者自觉疼痛程度"大约相当于8",采用PQRST法分析如下:

P(诱因):饱餐后出现腹痛,伴恶心、呕吐;弯腰时疼痛加重。

Q(性质):疼痛似刀绞样。

R(放射):疼痛位于右上腹,向右肩部放射。

S(程度):疼痛剧烈但勉强忍受,患者说自己的疼痛"大约相当于8"。

T(时间):以往曾有2次类似发作,每次均在饱餐后,持续时间不等。

根据上述评估,该患者可能是急性胆囊炎,应安排到外科诊室,优先就诊。

4. 评价疼痛的注意事项

(1)在评价疼痛的时候,急性疼痛患者优先处理。

(2)医护人员要注意疼痛的性质和伴随症状、精神状态、个性、年龄、性别、种族、经济文化、病史等会影响评估的准确性。

(3)不能笼统地认为"痛轻病轻,痛重病重",老年患者尤其如此。

(4)个体的疼痛阈值和对疼痛的耐受能力会受到以往的疼痛经验、群体和其他一些社会因素的影响,如他人过度的关心和注意都可能助长患者的疼痛行为。

(5)医源性影响也不容忽视,医护人员的表情、语言会有一定暗示作用,影响患者的情绪,并进一步影响疼痛行为。

(6)没有一个单一评分量表或检查能够完全评价1名疼痛患者,在评估的过程中应将患者的病史和体格检查、诊断检查,以及一些评估工具结合在一起进行综合评估。

三、急诊科常见的急性腹痛的特点有哪些?内科性腹痛与外科性腹痛如何鉴别?

腹痛是指由于各种原因引起的腹腔内外脏器的病变,而表现为腹部的疼痛。

1. 急诊科常见腹痛的特点 急诊科常见腹痛,首先应排除即刻致命性腹痛——急性心肌梗死、主动脉夹层等后,再根据病情分诊。

(1)腹痛与排便:腹痛伴腹泻者常见于急性肠炎;阵发性腹痛伴有黏液血便,特别在小儿,应考虑肠套叠;阵发性腹痛伴不排便不排气大多为肠梗阻。

(2)腹痛与排尿:腹痛伴有尿频、尿急和血尿者多为泌尿系统疾病。

(3)腹痛伴体位:剧烈腹痛辗转不安,常变换体位,腹痛喜按,多为单纯胆管梗阻;剧痛喜静卧而不敢变动体位,腹部拒按者,多为阑尾炎、胰腺炎、宫外孕等。

(4)腹痛伴发热:急性腹痛伴寒战、高热应考虑急性梗阻性化脓性胆管炎。

(5)腹痛伴休克:急性腹痛相继出现休克,常见于胃十二指肠溃疡穿孔、急性胰腺炎、化脓性胆管炎、急性绞窄性肠梗阻、巨大卵巢囊肿蒂扭转成脾破裂、宫外孕等内出血。

(6)急性腹痛伴黄疸:常见于急性胆囊炎、急性胰腺炎、急性化脓性胆管炎等。

2. 内科性腹痛与外科性腹痛的鉴别(表3-4)

表3-4 内科性腹痛与外科性腹痛的鉴别

	内科腹痛	外科腹痛
常见疾病	消化系统内科疾病、胸腔疾病放射性腹痛、胃肠平滑肌痉挛	炎症、穿孔、梗阻、绞窄、出血
发热	多为先发热后腹痛	腹痛为首发症状,发热、呕吐在腹痛之后
疼痛程度	疼痛多不剧烈,压痛不明显	疼痛剧烈、病变区域压痛、反跳痛
腹部体征	腹软	腹肌紧张
其他部位体征	常有	无
全身中毒反应	腹痛前出现	腹痛后出现
保守治疗	内科治疗有效	保守治疗难缓解,需考虑外科手术治疗

四、急诊科常见腹痛的病因有哪些?其处理原则有哪些?

腹痛在临床上可分为急性腹痛与慢性腹痛两大类,在急诊科以急性腹痛(急腹症)为多见,其常见病因及处理原则如下:

1. 急腹症常见病因

(1)腹壁疾病:如腹壁皮肤带状疱疹、腹壁挫伤及脓肿等。

> **小 词 典**
>
> 急腹症:急性腹痛是临床常见的一种症状,是机体受到外来或内在刺激后产生的腹部不良知觉体验,具有起病急、病情重和变化快的临床特点。涉及内、外、妇、儿各科,临床统称为急腹症。

(2)腹膜炎症:多由胃肠穿孔所致,少部分为自发性腹膜炎引起。

(3)腹部脏器急性炎症:如急性胃炎、急性肠炎、急性肝炎等腹部脏器炎症,但慢性肝炎可无腹痛表现。

(4)腹部空腔脏器阻塞或扩张:如肠梗阻、肠套叠等引起腹痛。

(5)腹腔脏器破裂或扭转:如肝、脾破裂,卵巢囊肿蒂扭转等。

(6)腹腔内血管病变:如夹层腹主动脉瘤、缺血性肠病和门静脉血栓形成。

(7)胸腔疾病:如心绞痛、心肌梗死、肺栓塞、胸膜炎、胸椎结核。

(8)全身性疾病:如糖尿病酮症酸中毒、尿毒症、腹型过敏性紫癜均可有腹痛表现。

2. 急腹症的处理原则

(1)做好术前准备:急腹症的病情危重,一般都需要进行手术治疗,应根据病情的轻、重、缓、急,重点进行必要准备,以抢救患者生命。

(2)严密观察病情:并非所有的急腹症都需要急诊手术或紧急手术。有两种情况,可以暂时观察,①诊断不明确,一时难以和内科疾病引起的腹痛鉴别的患者;②病情变化不大,经过一段时间非手术治疗,病情稳定或好转的患者。

(3) 严格执行"三禁四抗":①三禁:禁食、禁饮;禁用止痛药(如吗啡、哌替啶等);禁止使用泻药或灌肠。②四抗:抗休克、抗感染、抗失水、抗腹胀。

第二部分　任务分析

本部分我们将以急性腹痛为例,以实际工作的流程为导引,学习疼痛患者的就诊流程,留观察后的工作方法,其中疼痛的评估与分析、病情观察及就诊指导是本部分重点学习的内容。

五、该患者来到急诊科就诊,请你应用急性腹痛的分诊程序为患者提供就诊指导。

1. 病史收集　急性腹痛患者的病史收集应从以下几个方面进行:

(1) 腹痛的部位:①通常腹痛部位即为病变所在部位;②弥漫而部位不准确、不定的疼痛见于急性弥漫性腹膜炎、机械性肠梗阻、急性出血坏死性肠炎、肠道蛔虫、铅中毒、腹型过敏性紫癜等。

(2) 腹痛的性质和特点:①性质:有胀痛、绞痛、烧灼样痛、闷痛、闪电样痛、撕裂样痛。腹膜炎呈持续性锐痛;空腔脏器梗阻或扩张为阵发性绞痛;脏器扭转或破裂强烈的绞痛或持续性痛;血管梗阻疼痛剧烈、持续;中毒与代谢障碍腹痛剧烈而无明确定位;②特点:持续性腹痛多反映腹内炎症和出血;阵发性腹痛多为空腔器官梗阻或痉挛;持续性腹痛伴阵发性加重多为炎症和梗阻并存;初期呈进行性加重多为急性炎症。

> **小提示**
>
> 腹痛部位与可能病变部位的关系:①中上腹痛:胃、十二指肠疾病,胰腺炎;②右上腹痛:胆囊炎、胆石症、肝脓肿;③右下腹痛:阑尾炎、克罗恩病、肠结核;④左下腹痛:结肠疾病;⑤中下腹痛:膀胱炎、盆腔炎、异位妊娠破裂。

(3) 发作时间:餐后痛常见于胆胰疾病、胃肿瘤或消化不良;饥饿痛,有周期性和节律性常提示有消化性溃疡;月经中期出现腹痛可能为卵泡破裂;月经来潮时腹痛常常是子宫内膜异位的表现。

(4) 诱发因素:有油腻饮食史常提示胆囊炎、胆石症;曾有腹部手术史应考虑机械性肠梗阻;酗酒或暴饮暴食后腹痛常为急性胰腺炎;外伤后腹痛则应考虑肝、脾破裂。

(5) 腹痛与体位的关系:辗转不安,腹痛喜按多为胃肠道痉挛性疼痛;拒按多为腹膜或脏器炎症;活动疼痛加剧,蜷曲侧卧疼痛减轻多为腹膜炎;前倾坐位或膝胸位痛减轻多为胰腺疾病。

(6) 伴随症状:①发热、寒战:提示炎症如胃肠炎、胆囊炎、胆管炎、阑尾炎、胰腺炎等;②黄疸:提示肝、胆、胰腺疾病,急性溶血性疾病亦可伴有腹痛和黄疸;③血尿:提示泌尿系统炎症、结石、肿瘤;④呕吐:提示消化系统各种疾病,大量呕吐提示有胃肠梗阻;⑤腹泻:提示肠道或盆腔炎症,慢性肝胰疾病常伴有腹泻。⑥消化道出血:提示消化道溃疡、炎症、肿瘤;⑦休克:提示重症胰腺炎、麻痹性肠梗阻、肠扭转、腹腔内脏破裂,也可见于腹外疾病,如急性心肌梗死;⑧腹部包块:提示阑尾周围脓肿、肠结核、憩室炎、脏器扭转套叠、肿瘤等。

2. 初步评估

(1) 倾听主诉:腹痛起止时间、部位、疼痛性质和伴随症状。该患者突发脐周剧烈疼痛,腹胀;阵发性绞痛;有恶心、呕吐,呕吐后腹痛可减轻。

(2) 按照 PQRST 法进行问诊：P：诱因（该患者进食刺激性食物为其诱因）——→Q：性质（该患者腹痛性质为阵发性绞痛）——→R：放射（无放射痛）——→S：程度（患者疼痛剧烈、难以忍受）——→T：时间（该患者腹痛为阵发性发作）。该患者腹痛时立即发生恶心、呕吐，且呕吐后腹痛减轻，排便停止。

3. 再次评估

（1）测量生命体征，以观察有无发热，血压是否稳定。该患者体温37.8℃，脉搏78次/分，呼吸较急促，血压 90/60 mmHg，意识清晰。

（2）触诊腹部，该患者有压痛感，可触及包块，腹部肠型，肠鸣音亢进。因持续腹痛，患者已出现腹膜刺激征。

（3）再次判断。该患者先腹痛后发热，已出现腹膜刺激症，为外科急腹症，腹部肠型，肠鸣音亢进，肠梗阻的可能大。

4. 指导就诊　经过 PQRST 问诊及评估后，确定该患者在进食刺激性食物后出现剧烈腹痛，考虑为肠梗阻所致，目前患者已有腹膜刺激征，属危急征象，应迅速分诊至急诊外科。

5. 详细填写预检分诊登记表　凡急诊患者就诊后应详细填写预检分诊登记表（表3-5），内容包括患者的一般信息及转归、随访情况。

表 3-5　预检分诊登记表

日期	时间	姓名	性别	年龄	家庭住址	电话	主诉	初诊	转归	接诊人	随访

六、该患者在急诊外科就诊后收入急诊观察室治疗，你应如何对该患者进行观察和护理？

1. 急性腹痛处理流程（图3-11）

2. 病情观察　腹痛是多种疾病共有的症状，腹痛的加重和缓解因素等对诊断与治疗很重要，病情观察应从以下4个方面进行。

（1）起病方式：起病急骤、病情进展迅速多见于空腔脏器穿孔、腹腔内出血、肠管扭转等；缓慢起病常见于较轻的内科及全身疾病。

（2）时间：持续性腹痛见于炎症，如急性化脓性阑尾炎、急性化脓性胆囊炎等。

（3）体位：肾结石、胆结石、胆管蛔虫患者多呈辗转体位，急性腹膜炎患者呈强迫体位等。

（4）症状顺序：起病时先有发热、呕吐，后出现腹痛者常为内科疾病；先有腹痛，后有发热，且腹痛持续6小时以上不见缓解者则多数可能为外科急腹症。

小　词　典

腹膜刺激征表现为腹部压痛、反跳痛及腹壁紧张。腹壁紧张有局限性和弥漫性两种，是腹部检查最常见和最有意义的体征之一。

3. 护理措施

（1）心理护理：剧烈疼痛给患者的心理上造成较大的恐慌。护士应主动给患者以关

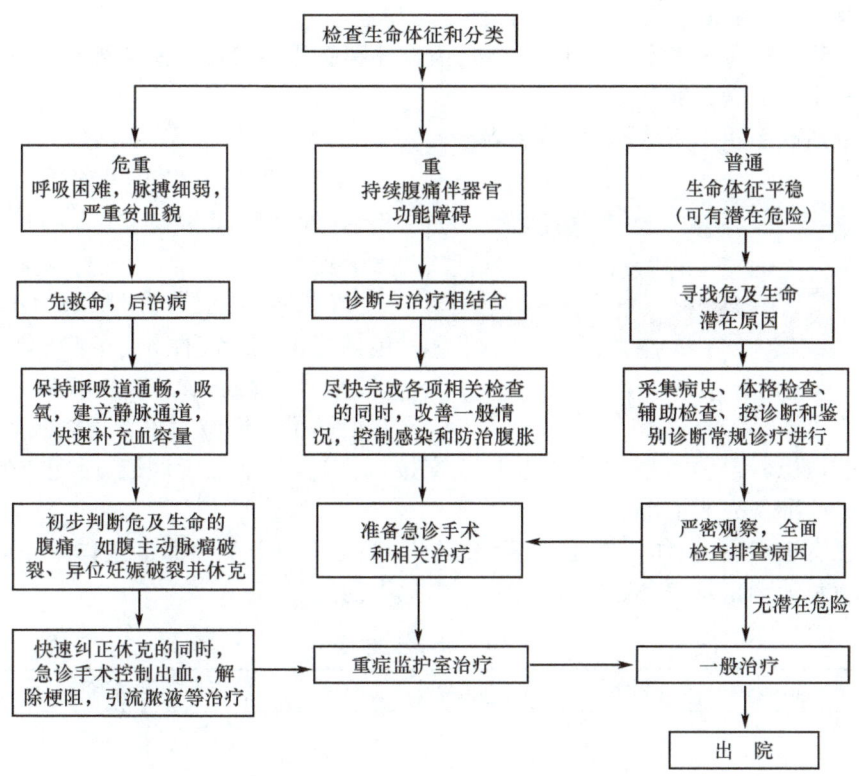

图 3-11　急性腹痛的处理流程

切、同情及适当的语言安慰。对病情危重者,须守护其身旁,同时避免在患者面前谈论病情的严重性。

（2）遵循"三禁四抗"原则:在腹痛未明确诊断前,患者应禁食水,禁用止痛药,禁灌肠或使用泻药;抗感染、抗休克、抗失水、抗腹胀。

（3）遵医嘱应用止痛药,如山莨菪碱、强痛定、哌替啶等,观察用药后的反应,及时评价止痛效果,制定下一步护理措施。

（4）协助医生完成特殊的止痛操作,如镇痛泵（图 3-12）为患者摆好体位及正确姿势。

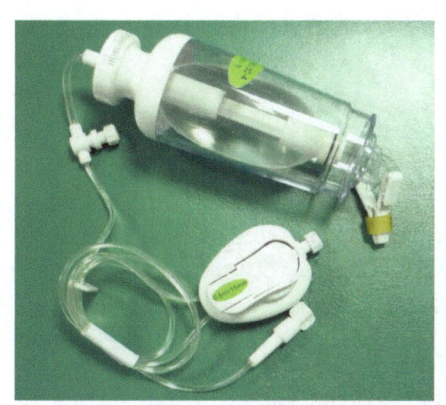

图 3-12　镇痛泵

小提示

镇痛泵是由麻醉医师依据患者止痛抑制需要,选择相应的规格后,预设适当的用药剂量,给患者输注止痛药物,让患者自我管理解除或缓解疼痛使用的一次性医疗器械。它利用了高分子材料预置药液冲胀后的收缩弹力为动力,以微毛细血管限流控制输注量,来实现微量均匀给药,达到止痛的目的。它具有可预兆确定流速及自控加药、止痛持续、操作简单等特点,克服了一般口服止痛药和肌内注射止痛药维持时间短、疗效不佳、副作用大等弊端。

（5）及时、正确填写疼痛评估表、护理记录单。

七、该患者在观察室治疗后不见好转，请普外科医生会诊后决定立即行手术治疗，作为急诊科护士你应做好哪些工作？

（1）电话联系手术室，准备接待患者。

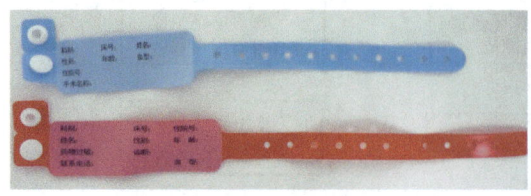

图 3-13　腕带

（2）为患者做好术前准备，包括备皮、各种药物过敏试验、术前用药、备血等准备工作。

（3）规范填写腕带（图 3-13）信息，包括患者姓名、性别、年龄、科别、住院号、床号、诊断、血型、手术名称等内容，并根据手术部位为患者正确佩戴腕带。

（4）护送患者至手术室，并与当班护士交接班，内容包括患者病情、所完成的治疗护理措施及术前准备完成情况。

（5）患者送走后，应作好血压计、听诊器、体温表及护士手的消毒工作。完成终末消毒处理后填写消毒记录表（表 3-6），防止院内感染的发生。

表 3-6　消毒记录表

日期	时间	消毒对象	消毒剂名称及用量	方法	签名	备注

第三部分　评价与反馈

八、分析下述典型案例，在模拟伤员上完成护理任务，并在小组中展示完成工作的过程，对照疼痛的观察与护理的项目评分标准（表 3-7）进行自评及小组评价。

小　提　示

在病史中，下列提示可能存在严重疾病的特点：
- 头痛突然发作；
- 疼痛程度最重；
- 头痛的方式发生明显的改变；
- 已知存在免疫性损害或恶性疾病；
- 头痛发生在用力的过程中；
- 年龄超过50岁患者的新发头痛；

案例： 患者，29 岁，男，跳舞时突感剧烈头痛，呕吐。急送医院急诊科，请你迅速为患者实施护理。

提示

1. 你的调查与思考

2. 你发现与确定的问题

3. 制订实施的方案

4. 实施过程与描述

表3-7 疼痛的观察与护理(项目评分标准)

项目内容	分值	评价内容	评分标准	得分
应知基础知识	30	1. 疼痛的定义和分类	3	
		2. 疼痛患者的评估与分析方法	3	
		3. 评价疼痛的注意事项	3	
		4. 腹痛的常见病因	3	
		5. 急诊常见腹痛的特点	3	
		6. 内科性腹痛与外科性腹痛的区别	3	
		7. 急腹症的概念及处理流程	3	
		8. 腹痛患者病情观察的内容	3	
		9. 腹痛患者的护理措施	3	
		10. 镇痛泵的原理	3	
应会技能	60	1. 评估疼痛部位	6	
		2. 观察疼痛程度	8	
		3. 排除致命性腹痛,鉴别内科性腹痛与外科性腹痛	6	
		4. 采集病史	8	
		5. 再次评估患者病情,指导患者就诊	8	
		6. 配合医生完成特殊止痛操作(镇痛泵的应用)	5	
		7. 遵医嘱应用止痛药,并观察用药后反应及效果	8	
		8. 填写腕带,做好术前准备	4	
		9. 护送患者到病房或手术室,并做好交接班	4	
		10. 对患者用物进行终末消毒	3	
综合素质、总体印象、安全等	10	1. 护士仪表、着装符合职业要求,能与同学配合	2	
		2. 语言亲切,能与患者进行有效地沟通	2	
		3. 为患者创造私密的治疗和护理环境	2	
		4. 有护理风险防范意识,确保护理安全	2	
		5. 做好消毒隔离,防止医院内感染	2	

自评:　　　　　　　　　　　　　　　　　　　　　　小组评:

九、根据学习过程中的情况完成学习情况反馈表(表3-8)

表3-8 学习情况反馈表(自评)

序号	项目	学习任务完成情况	签名
1	独立完成的任务		
2	小组合作完成的任务		
3	教师指导下完成的任务		
4	是否达到学习目标,能否与同学合作完成疼痛的观察与护理任务		
5	本学习任务存在的问题、改进建议		

学习拓展

十、急诊科常见的急性头痛特点与分诊要点

1. 高血压性头痛　头痛为偏侧性,有时为全头痛,部位不固定。疼痛性质多为沉重感或间歇性钝痛、压迫感或为搏动性;且有高血压——内科。

2. 青光眼　青光眼在急性发作期常引起剧烈头痛,疼痛位于眼眶和额部,伴恶心、呕吐,眼压增高——眼科。

3. 鼻窦炎　鼻窦炎引起的头痛常呈钝痛或隐痛,患者诉头昏欲倒,平卧减轻,上颌窦可有压痛存在——耳鼻喉科。

4. 脑膜炎　脑膜炎所致的头痛通常为全面性头痛,一般枕部较为剧烈——传染科或感染科。

5. 头部损伤　头部损伤者,头痛的剧烈程度以及持续的时间与患者头部损伤的轻重程度并无平行关系——脑外科。

6. 脑出血　头痛常为脑出血患者的首发症状,但往往迅速出现意识障碍与肢体偏瘫——神经内科。

7. 蛛网膜下隙出血　蛛网膜下隙出血所致的头痛常为急性发作剧烈头痛,为"爆炸样"头痛。可以为双额、顶、枕部或满头痛,通常偏向动脉瘤所在侧——神经内科。

十一、案例:67岁的老年男性,因为突发的胸前区不适到急诊科看病。患者无明显诱因,在40分钟之前突发胸骨后剧烈疼痛,向左肩和后背放射,并有心前区的压榨感,服用硝酸甘油不能缓解。患者发现高胆固醇血症3年余,吸烟20支/(日×40年)。体检发现患者表情痛苦,脉搏95次/分,血压166/102mmHg,呼吸24次/分。急诊心电图提示ST段普遍抬高,T波高耸。

请你利用分诊的程序工作。

提示:

抢救时如何与团队配合?

救护中应重点观察患者哪些变化?

溶栓治疗的监测要点?

学习任务三　呼吸心跳骤停的院内救护

学习目标

完成本学习任务后,你应当能
1. 明确基础生命支持、高级生命支持与持续生命支持的相关内容
2. 掌握呼吸心跳骤停院内急救过程中常用抢救仪器和设备的正确使用
3. 能熟练实施有效的人工呼吸和人工循环技术
4. 协同其他医护人员完成呼吸心跳骤停患者的院内救护
5. 熟悉早期脑复苏的措施及有效体征

建议完成本学习任务为 4 学时

内容结构

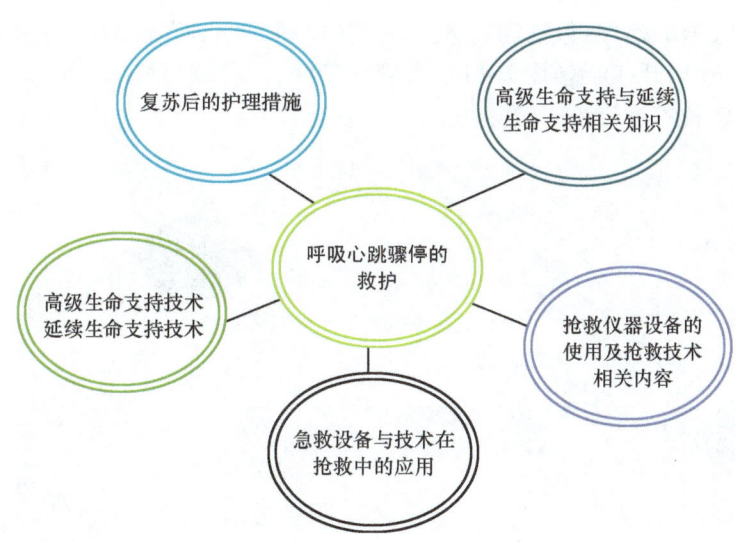

学习任务描述

患者,男,48 岁,早上起床时突然倒地,呼之不应,既往有心律失常病史,家属急送医院急诊科,查体:意识丧失、大动脉搏动消失,请你协同其他医护人员为该患者开放气道、胸外心脏按压、电除颤、建立人工气道、监测生命体征及应用急救药物,挽救患者生命。要求医护配合协调、动作迅速、安全有效;工作中注重人文关怀,与患者家属建立良好的沟通;救护记录完整;有效保护患者并实现安全转运。

呼吸心跳骤停患者更强调早期、高质量的院内救护。即在基础生命支持的基础上迅速应用高级急救仪器、设备及特殊抢救技术,建立有效的呼吸和循环,并通过各项监测技术识别及治疗心律失常以及脑复苏、原发病的治疗和并发症的防治,提高呼吸心脏骤停患者的抢救成功率及生存率。

第一部分　知识要求

一、高级生命支持（advanced cardiac life support，ACLS）（又称后期复苏）**的特点、目的以及治疗护理内容有哪些？**

1. 高级生命支持的特点

（1）是初期复苏的继续。

（2）由有经验的医护人员参与抢救工作，并有明确分工。

（3）辅助设备协调处理呼吸循环。

（4）辅助药物应用、输液、监护及必要的记录。

2. 高级生命支持的目的　建立和维持有效的肺泡通气和循环功能。

3. 高级生命支持的主要内容

A（airway）：畅通气道。

B（breathing）：确保有效的通气及足够的给氧量。

C（circulation）：建立静脉通道，确立心律失常种类并进行心电监护，给予心律失常合适的治疗方式。

D（differential diagnosis）：寻找原因，鉴别诊断，及时对症处理。

（1）人工气道的建立：包括简易人工气道（口咽、鼻咽通气导管）、经口气管插管、经鼻气管插管、气管切开、喉罩（图 3-14）、食管气管联合导管（图 3-15）等，若遇有插管困难而严重窒息的患者可进行环甲膜穿刺。

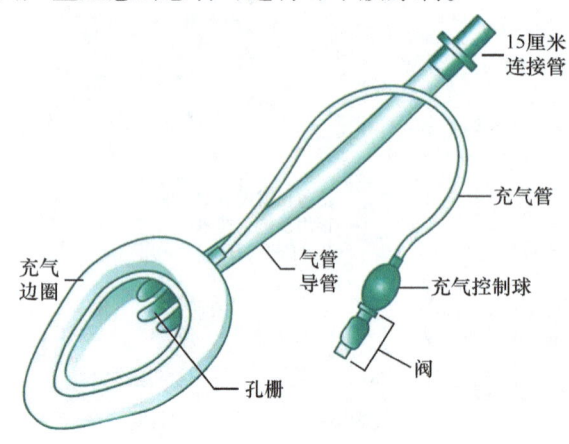

图 3-14　喉罩

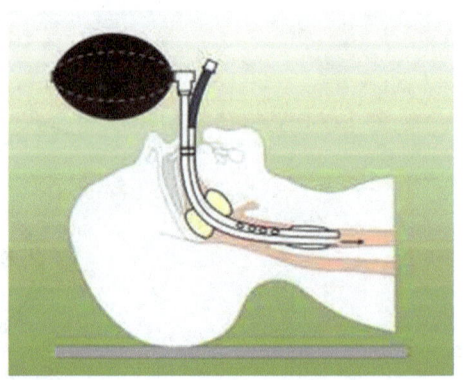

图 3-15　食管气管联合导管

（2）有效的通气与氧疗：人工气道建立的氧疗，可采用的呼吸器有呼吸囊、便携式呼吸机、呼吸机。

小　词　典

高级生命支持是在基础生命支持基础上应用辅助设备及特殊技术，建立和维持有效的通气和血液循环，识别及治疗心律失常，建立有效的静脉通路，改善并保持心肺脑功能及治疗原发病。

(3) 药物复苏：

1) 药物复苏常用的给药的途经有静脉内给药、骨髓内给药、气管内给药、心内给药等,静脉及骨髓内给药方式应作为首选。①静脉给药：有外周静脉与中心静脉两种方法,从周围静脉推注药物时应将其稀释成20ml,以保证药物能够到达心脏。②气管内给药：气管内给药的剂量是静脉给药的2~2.5倍。常用的药物有肾上腺素、阿托品、利多卡因、纳洛酮和血管加压素。气管内给药的方法是将所需的药物用生理盐水或蒸馏水稀释至10ml,通过气管导管注入气管内,立即挤压人工呼吸囊或接上人工呼吸机,使药液尽快到达肺泡进入肺循环。在条件许可的情况下,借助于细导丝经气管内导管深入到支气管内注药效果更好。③骨髓内途径(图3-16)给药效果似中心静脉。

> **小提示**
>
> 静脉给药——优选
> 气管给药——其次
> 心内给药——不主张
> 骨髓内给药——≤6岁
> 静脉给药部位：
> 　　中心静脉或颈外静脉√
> 　　肘关节或以上部位静脉√
> 　　手背或足背部位静脉 ×
> 气管内给药时碳酸氢钠、去甲肾上腺素忌用。

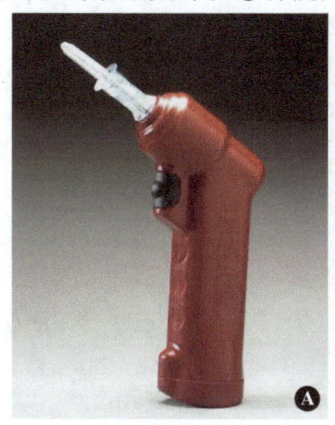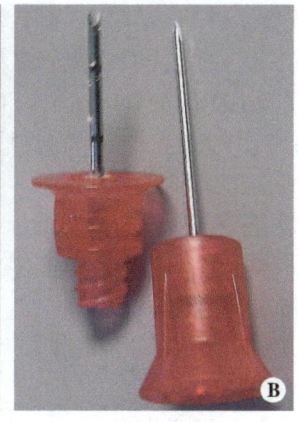

图3-16　骨髓注射用枪及骨髓注射用针

2) 心肺复苏不同阶段药物的使用情况(表3-9)。

表3-9　心肺复苏不同阶段常用药物

复苏第一线药物	抗心律失常药物	复苏初步成功用药
肾上腺素	阿托品	多巴胺
去甲肾上腺素	利多卡因	多巴酚丁胺
异丙肾上腺素	胺碘酮	碳酸氢钠
血管加压素		

(4) 病因治疗及脏器功能监测：常用的监测方法有多功能心电监护、血流动力学监测、动脉血气分析、肝肾功能监测、12导联心电图。

二、延续生命支持(prolong life support,PLS)**有哪些治疗护理内容?**

1. 延续生命支持的治疗护理内容　延续生命支持的重点内容是脑保护、脑复苏及复苏后疾病的防治。即除了积极进行脑复苏,应严密监测心、肺、肝、肾、凝血及消化器官的功能,一旦发现异常立即采取有针对性的治疗。复苏后管理应着重解决心和脑的氧供与

氧耗的平衡问题及微循环的灌注问题,其主要内容包括以下几方面:

(1) 重点围绕脑复苏及复苏后综合征。

(2) 各个脏器功能监测及维护。

(3) 脑复苏有关治疗,如低温、脑水肿治疗、高压氧。

(4) 并发症防治,如感染、水电酸碱平衡等。

2. 防治多器官功能衰竭和缺氧性脑损伤

(1) 维持良好的呼吸功能:二氧化碳分压25~35mmHg。

(2) 确保循环功能的稳定:做心电图、监测动态血压、中心静脉压、尿量、Swan-Ganz。

(3) 防治肾衰竭,最有效的预防方法是维持循环稳定,保证肾脏的灌注压。

> **小提示**
>
> 大脑完全缺血10~15秒,其氧储备即完全消耗,患者意识消失;20秒后自发和诱发脑电活动停止,细胞膜离子泵功能开始衰竭;1分钟脑干的活动消失,呼吸几乎停止,瞳孔散大;4~5分钟内脑的葡萄糖及糖原储备和三磷腺苷(ATP)即被耗竭。

(4) 脑复苏。

3. 早期脑复苏的主要措施　主要措施有亚低温、保持正常通气和脱水疗法。

(1) 亚低温治疗:①目的:尽早实施降温,体温33~34℃,达到保护脑细胞,防止、减少中枢神经系统的损害,促使意识恢复;②方法:亚低温的方法有头部置冰帽、冰敷体表大血管、冰毯、人工冬眠(在最初24小时<30~32℃)。

(2) 脱水疗法:常用的高渗性脱水剂:甘露醇、甘油果糖、高渗葡萄糖、血清白蛋白。

4. 维护与监测脏器功能,防治并发症

(1) 维持循环功能:应进行心电、血压及中心静脉压、动脉压监测,指导输液治疗。发现心律失常及时处理。

(2) 维持呼吸功能:可进行血气监测,以选择合适的通气模式与参数。

(3) 纠正酸中毒和电解质紊乱。

(4) 抗感染治疗。

(5) 留置尿管:监测每小时尿量,记录24小时出入量,定时检查血、尿尿素氮和肌酐等。

> **小提示**
>
> 在心脏骤停后,将体温降低到32~34℃并保持12~24h,能显著降低大脑受损害的几率。2010年心肺复苏指南推荐,在有条件的情况下采取这一措施。
>
> 患者自主呼吸出现的早晚,常提示大脑的损害程度。

(6) 患者症状和体征的观察。

三、呼吸心跳骤停患者抢救时常用的抢救技术及仪器设备有哪些?

呼吸心跳骤停患者抢救时常用的抢救技术及仪器设备有:心肺复苏机、呼吸机、除颤仪、多功能监护仪、冰毯及气管插管技术等。本部分将重点介绍心肺复苏机、气管插管技术和多功能监护仪的相关知识。

> **小词典**
>
> 延续生命支持:指建立与维持更有效的通气和血液循环后,使用药物、设备和其他手段维持机体内环境稳定,改善各器官的功能,维持生命,最大限度加速神经系统功能的恢复,使患者重新获得生活和工作能力。

1. 心肺复苏机　在施行徒手心肺复苏的过程中,操作者的熟练程度,按压的位置、频率、深度等都直接影响着心肺复苏的效果。作为机械心肺复苏的一种辅助手段,心肺复苏机开始运用于临床,从而使心肺复苏技术更加规范。目前国内临床上比较常用的心肺复苏机有3种,即"萨勃"心肺复苏机(图3-17)、"博心XF-5型"心肺复苏机(图3-18)及"迈松"心肺复苏机(图3-19)。

（1）工作原理:心肺复苏机主要采用高压气源(氧气、空气)作为动力,按压装置在额定的安全气压下作为动力源,由微型计算机芯片

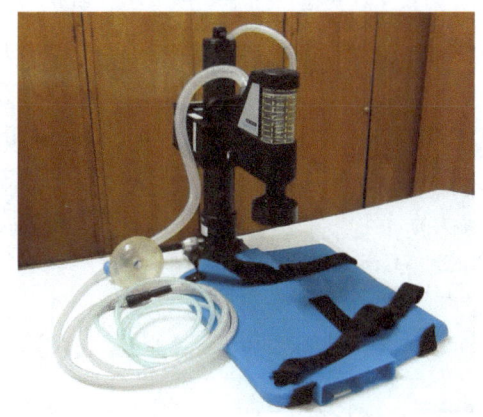

图3-17　"萨勃"心肺复苏机

通过电路实现控制按压装置和复苏充气装置。按照设定的按压频率和按压通气比进行复苏充气,使心脏和肺部的血液循环来维持和恢复人体的基本生命体征,从而促使实现心肺复苏。

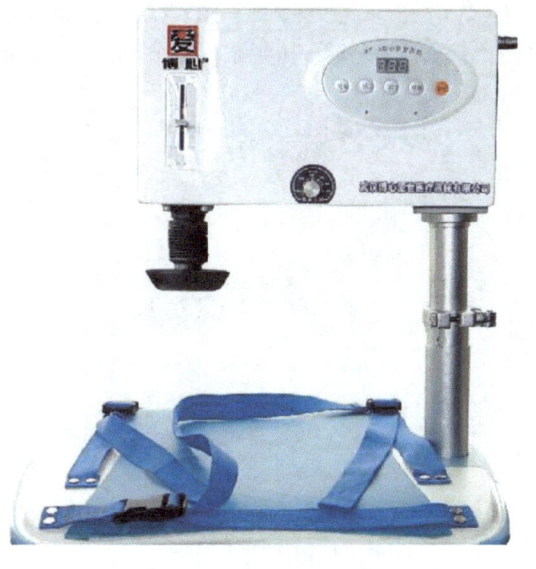

图3-18　"博心XF-5型"心肺复苏机

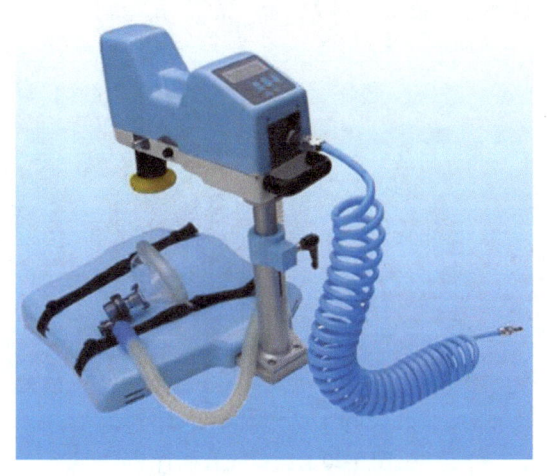

图3-19　"迈松"心肺复苏机

（2）优点:①让心肺复苏技术更加标准化;②消除使用者的疲劳;③当救护人员有限时,可以腾出时间实施高级生命维持措施;④转运途中,当患者需要连续复苏时,可确保按压的准确性。

前沿聚焦

心肺复苏机的应用,彻底解决了人工胸外按压劳动强度大和人工口对口吹气易受病菌感染的难题;避免了因按压用力过大会造成患者肋骨骨折或造成气胸、血胸等症,或因按压深度不够或按压节律不均及吹气与按压不能最佳配合,或因中途换人造成按压停顿而使复苏效果大受影响的弊病。使心肺复苏（CPR）术由徒手进入到无人工疲劳度的全新时代。

> **小提示**
>
> ①心肺复苏机是一个完整的急救系统,它能分别或同时对呼吸与心跳骤停患者进行有效抢救;②能保证患者在上下楼或到达医院的途中及在救护车内对患者进行不间断心肺复苏急救;③在阻碍徒手心肺复苏条件下也可做到自动、持续、精确的心肺复苏。

(3) 工作特点:①快速有力的按压模式能最大限度的改善血流动力学,其能效比可达95%;②连续可调的按压深度,可适用不同体型患者,可最大限度减少损伤并保证有效的按压深度;③每分钟100次恒定的按压频率,可确保恒定高质量的胸外按压;④按压深度的指示,可根据每个患者胸厚,自动指示需按压深度;⑤安装快捷、操作简单,由人工心肺复苏转换为机械复苏仅需10秒钟;⑥可同时进行电除颤或监护,互不干扰;⑦设备被污染后应立即清洗消毒。

2. 气管插管技术

(1) 气管插管的目的:气管插管是抢救呼吸停止的最佳措施之一,通过气管插管清除呼吸道分泌物,保证呼吸道通畅,减少解剖无效腔,便于气管给药,避免口腔分泌物及呕吐物流入气管,为给氧及呼吸机的使用提供条件。

(2) 气管插管的径路:有经鼻气管插管和经口气管插管(图3-20)。

(3) 气管插管用物的准备:1%地卡因、液体石蜡、麻黄碱液、喉头喷雾器、麻醉喉镜(图3-21)、插管钳、听诊器、带气囊的各型号气管导管(图3-22)和导芯、牙垫、胶布、20ml注射器、吸痰管、吸引器、氧气等。

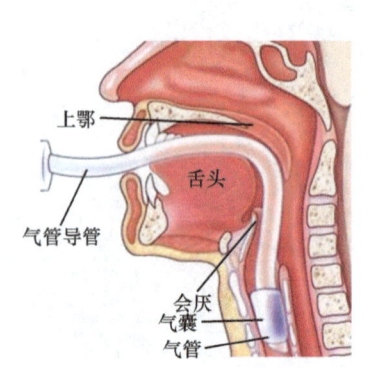

图 3-20 经口气管插管

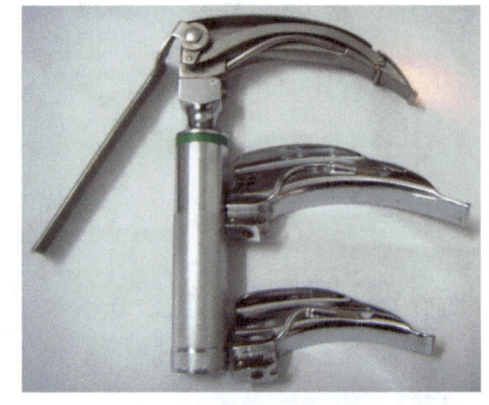

图 3-21 麻醉咽喉镜

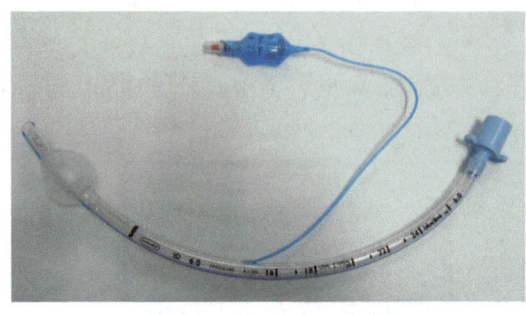

图 3-22 一次性气管导管

(4) 气管导管内径(ID)的选择:①经口腔气管导管男性成人一般需用内径8.0～9.0mm的导管;女性成人需用内径7.0～8.0mm的导管。经鼻腔气管导管的内径则需分别各减少1mm;②早产儿、足月儿、6个月、1岁的婴幼儿气管导管内径选择分别为2.5mm、3.0mm、3.5mm、4.0mm;③2岁以上小儿气管导管内径的选择,可用公式做出初步估计:导管内径(mm ID)=4.0+(年龄÷4)。

(5) 气管导管插入深度的估计:①自牙槽嵴计算起,女性导管插入长度为20～22cm;男性导管插入长度为22~24cm；如系经鼻腔插管，需分别增加2~3cm。②根据年龄用公式估计：经口插管的深度(cm)=12+(年龄÷2)；经鼻插管的深度(cm)=15+(年龄÷2)。

（6）注意事项：气管导管插入过深，易进入一侧支气管，而造成另一侧肺不张呼吸音消失；插入过浅易脱落或导管气囊压迫声门引起水肿；加强气道护理，注意吸入气体的湿化，气管导管内如有分泌物应及时吸出；注意气囊的充气与放气，留置气管导管一般不超过72小时。

（7）并发症：牙齿松动或脱落、黏膜出血、喉痉挛、支气管痉挛、喉炎、喉水肿、呼吸道炎症等。

3. 多功能监护仪

（1）多功能监护仪（图3-23）的作用：是用来监测患者的心电（ECG）、心率（HR）、呼吸（RESP）、血氧饱和度（SpO_2）、体温（TEMP）、脉率（PR）、无创血压（NIBP）、有创血压（IBP）、心排血量（CO）等生理参数的仪器。

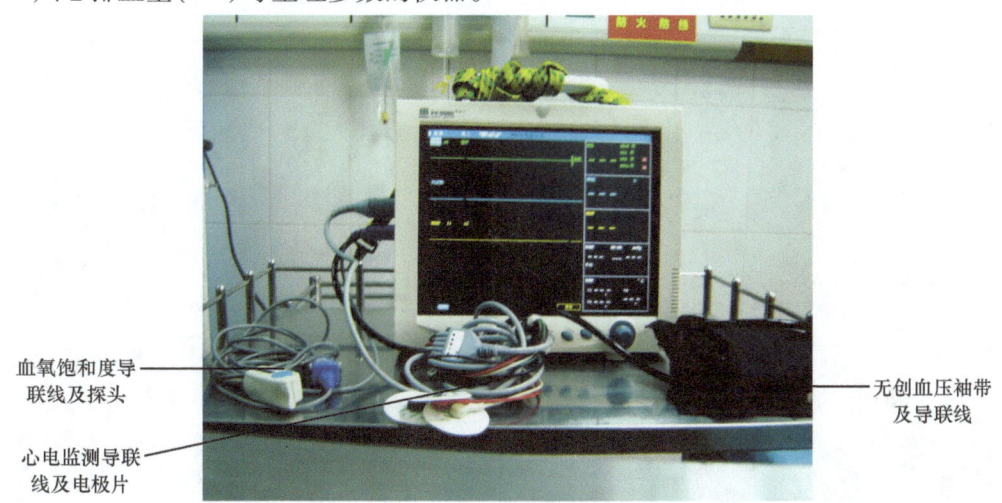

图3-23 多功能监护仪

（2）多功能监护仪的界面（图3-24）及操作键（图3-25）：监护仪工作时的界面上显示的是被监测者生命体征的参数，同时还显示有心电、患者类型、所选择的导联及振幅等，其操作键如图3-25所示。

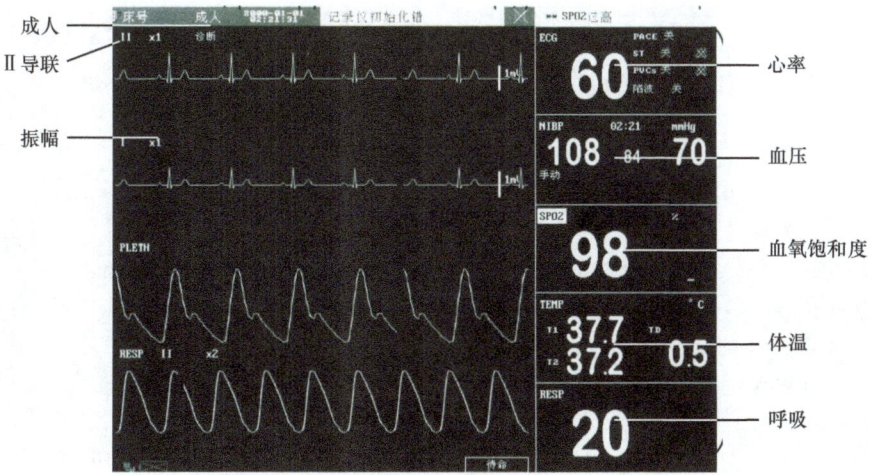

图3-24 多功能监护仪的工作界面

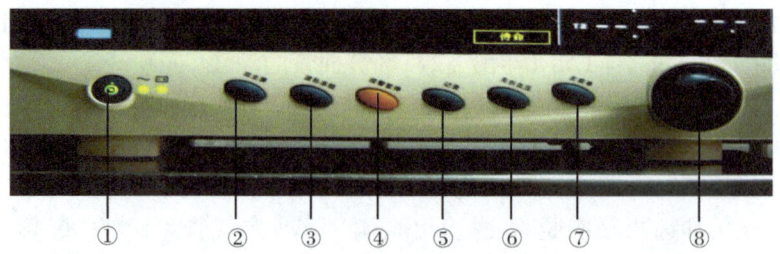

图 3-25　多功能监护仪操作键
①电源开关；②回主屏；③波形冻结；④报警暂停；⑤记录；⑥无创血压；⑦主菜单；⑧旋钮

（3）多功能监护仪的心电电极：分三导联电极（图 3-26）与五导联电极（图 3-27）两种。

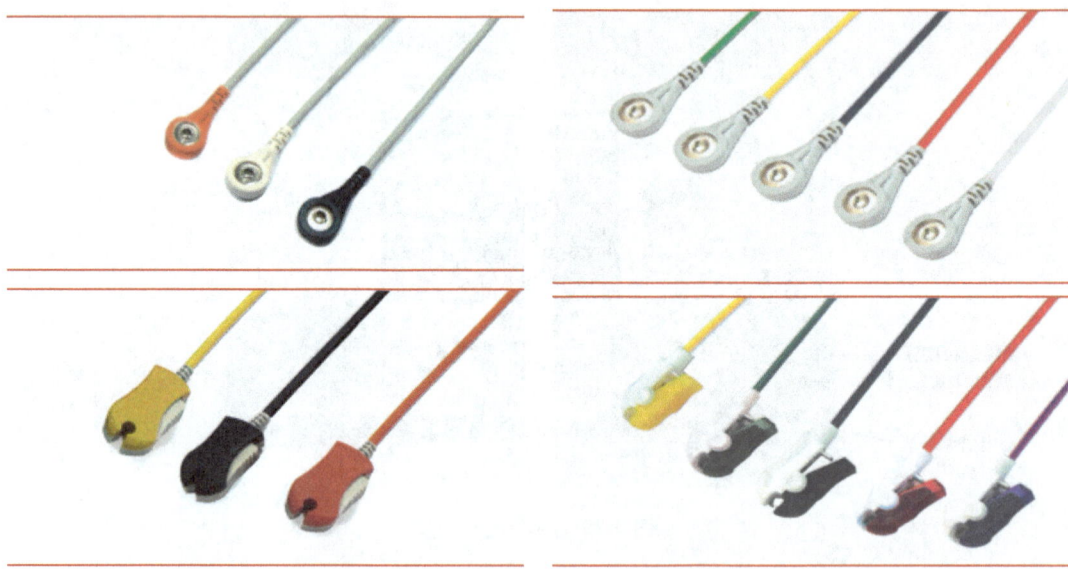

图 3-26　三导联电极　　　　　　　图 3-27　五导联电极

1）三导联的电极安放位置（图 3-28）：

小　提　示

安放导联时的皮肤准备：①用 75% 酒精棉签清洁，必要时在电极安放处剃除体毛，保证电极与皮肤表面接触良好；②先将 ECG 电极片与监测仪导联线相连，再粘贴于患者胸部正确位置；③避开伤口及粘贴无创起搏电极的部位。

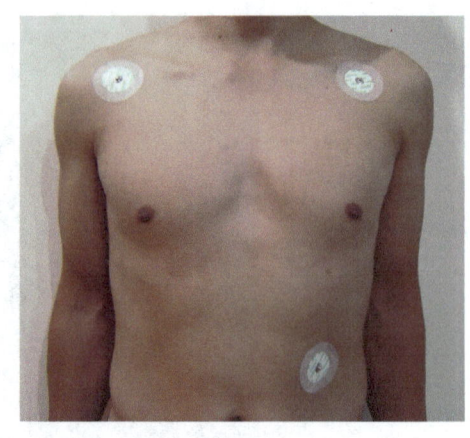

图 3-28　粘贴电极部位

R(右臂)电极——安放在锁骨下,靠近右肩。
L(左臂)电极——安放在锁骨下,靠近左肩。
F(左腿)电极——安放在左下腹。
2)五导联的电极安放位置:
右上(RA)——右锁骨中线第一肋间。
左上(LA)——左锁骨中线第一肋间。
右下(RL)——右锁骨中线剑突水平处。
左下(LL)——左锁骨中线剑突水平处。
胸导(C)——胸骨左缘第四肋间。

(4)血压监测:在选择和安放袖带时应注意以下几点:①选择合适大小的袖带,宽度应是上臂长度的2/3。②确认袖带已经完全放气,将袖套贴身安放在患者上臂或大腿;保证记号"Φ"正好位于适当的动脉之上,不要在有静脉输液或插导管肢体上安放袖带。③袖带缠绕肢体不能太紧,以免可能引起肢体远端缺血。④测量血压的肢体应与患者心脏置于同一水平位置。⑤保证连接血压袖带和监护仪的充气管通畅,不能缠结。⑥在为患者进行血压监测时,要经常检查肢体远端的色泽、温暖度和敏感度,一旦观察到任何异常,应更换袖带位置或停止血压测量。

(5)血氧饱和度监测:安放血氧探头(图3-29)时应注意以下几点:①血氧探头的电缆线应该置于手背,确保指甲正对血氧探头光源射出的光线;②不要将血氧探头与血压袖带放在同一肢体上,也不要将血氧探头安放在有动脉导管或静脉注射管的肢体上;③在监测过程中应经常检查血氧探头的位置,新生儿、具有灌注障碍或皮肤敏感的患者需要更频繁的检查。

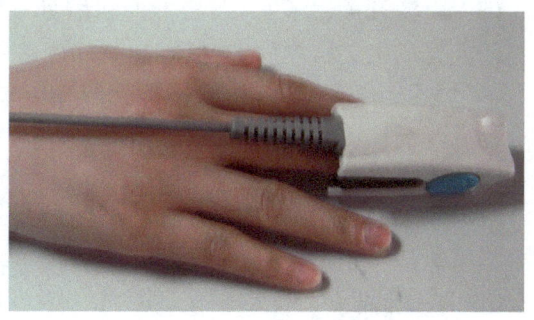

图3-29 安放手指血氧探头

第二部分 任务分析

本部分以呼吸心跳骤停患者院内抢救工作流程为导引,学习呼吸心跳骤停患者的院内救护方法。其中配合医生及早开放气道,建立有效的呼吸和循环;各种抢救仪器的运用;使用复苏药物时的配合与观察;脑水肿的防治及实现患者的安全转运是本部分的重点学习内容。

四、当你接诊该患者后应如何快速做出判断并安置患者?

1. 呼吸心跳骤停的快速判断
(1)大声呼叫患者,确认患者意识是否丧失。
(2)触摸颈动脉搏动,确认大动脉搏动是否消失。
该患者意识丧失、大动脉搏动消失,判断为呼吸心跳骤停。

2. 妥善安置呼吸心跳骤停患者
(1)迅速将患者安置在抢救床上,取仰卧位,松开衣领及裤带,充分暴露胸部。
(2)立即呼叫值班医生,告知患者家属需马上抢救。

五、该患者进入抢救室后,护士应如何按照心肺脑复苏流程密切配合医生展开抢救?

1. 建立有效呼吸、循环　可利用心肺复苏机快速建立有效呼吸、循环。

(1) 接电源:先把"电源开关"置于"0"位。使用交流电源时,将电源插头插在交流220V 电源上。本机输入功率:28VA。使用直流电源时,将直流电源的正极箝入"DC24V"端子的"+"极(红色)按钮内,负极箝入"-"极(黑色)按钮内。

(2) 接气源:将氧气管带氧气接头的一端插入机头端面的"氧气接头"上,氧气管的另一端与氧气瓶减压阀出气咀相连接。

(3) 松开紧固手柄,将机头转到侧面,将患者仰放在机器底座上,使头部悬空,保证呼吸道畅通,然后将机头抽高,并转至底座上方,把按压头垂直放到患者胸部按压区,用紧固手柄将机头锁紧。

(4) 将输氧管与"接面罩"接头及呼吸面罩连接好,将呼吸面罩扣在患者口鼻上,并用扎带将其固定牢。

(5) 根据患者肺活量的不同,将"输氧控制"钮旋定在适宜的刻度上。

(6) 选定按压深度,将按压深度调节器滑定到所需的刻度上。

(7) 打开氧气瓶上的高压阀门,高压表即显示出氧气瓶内的气压值,然后开启减压阀,并根据不同患者的体型将减压阀上低压表的指数调到 0.2~0.4MPa 所需值上。

(8) 电源开关置于"-"位,此时机器处于"复位"状态,显示器显示"000"。

(9) 完成上述程序后,选定按压与呼吸次数比,按下相应的"15∶2"或"30∶2"键,显示器显示"15∶2"或"30∶2",目前一般选择 30∶2。再按"启动"键,机器即按照指令开始工作。若需改变按压与呼吸次数比,按"复位"键及相应的"30∶2"或"15∶2"键,再按"启动"键即可。若需停止工作,按"复位"键。

(10) 不需按压,只需输氧时,按下"呼吸"键,显示器显示"018",本机便以 18 次/分的频率输氧。停止输氧时,按"复位"键即可。

(11) 工作结束后,按"复位"键,先关断电源,再关断气源,然后,松开紧固手柄,抽高机头并转到侧面,移走患者,将机器复原。

2. 迅速进行多功能监护,明确诊断和治疗

(1) 接通电源,连接监护仪电源,打开主机开关。

(2) 心电监测:暴露胸部──→安放电极片──→连接导联线──→选择导联──→调节振幅。

(3) 无创血压监测:选择合适的部位,绑血压计袖带;有标志的箭头指向肱动脉搏动处。

(4) 监测血氧饱和度:将血氧饱和度传感器安放在患者身体的合适部位。红点照指甲,避开血压监测同侧肢体。

> **小提示**
> 安放电极片时避开除颤部位,选择导联时应选择 PQRS 及 T 波显示较清晰的导联。

(5) 设定各监测项目报警上下限,打开报警系统。

(6) 调至主屏,监测并记录。

(7) 若监测有室颤者,应立即行除颤放电 1 次。

3. 快速建立最佳人工气道进行有效通气

(1) 气管内插管有助于快速建立人工气道,是进行有效通气的最佳方法之一。停止心肺复苏机输氧,经口或经鼻气管插管,接呼吸机控制呼吸。

(2) 气管插管操作流程:

1）准备用物：安装、检查喉镜，检查套囊是否漏气，将导芯插入导管前端距开口约1.5cm处，在导管前端4~5cm处涂润滑剂。

2）患者体位的准备：患者取仰卧位，肩背部垫一枕头，使头后仰，保持口、咽、气管在一直线上。

3）经口腔气管插管（图3-30）：术者站于患者头顶部，用左手拇、食、中指提起患者下颌并启开口腔，右手持喉镜自右侧口角进入，将舌体推向左侧，顺舌体达舌根部，依次暴露腭垂和会厌。将喉镜片置于会厌软骨前窝，然后上提暴露声门。换左手持喉镜，右手将气管导管轻轻地穿过声门伸入气管。拔出导芯，将导管继续插入气管4~5cm。置入牙垫，退出喉镜，接呼吸囊。挤压呼吸囊，见胸廓隆起并有阻力感，听诊两肺呼吸音正常，表明导管在气管内。插管气囊充气（采用最小充气技术5~10ml），用胶布将牙垫和导管一起固定于两侧面颊部。

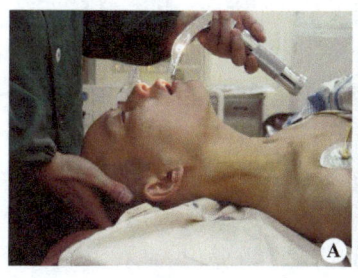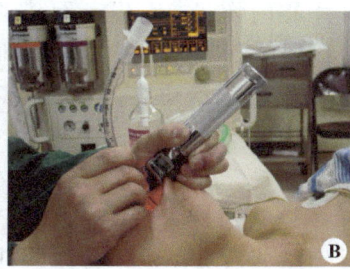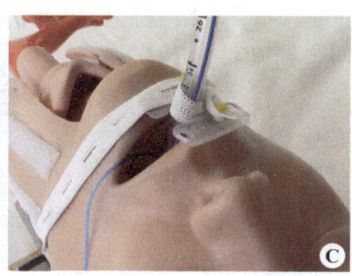

图3-30 经口气管插管

4）经鼻腔气管插管：首先检查患者鼻腔有无鼻中隔偏曲、鼻息肉等，体位同口腔插管，用麻黄碱液为患者滴鼻3次后滴入液体石蜡油，导管外涂润滑油。清醒患者用1%地卡因喷雾鼻腔黏膜。右手持不带导芯的气管导管自通气良好的一侧鼻孔插入。当导管通过鼻后孔与咽喉部时，一边将导管轻轻推进，一边用耳听呼气时的气流强度，并根据声音大小调整头颈和导管位置，至气流声最强时继续将导管插入气管。确定导管插入气管后，加牙垫，用胶布及系带固定于患者颊部及枕部。插管气囊充气，接呼吸机行机械通气治疗。

(3) 呼吸机操作流程（见多器官功能衰竭的救护）。

4. 复苏药物的应用与配合　复苏过程中各种抢救药物的合理使用是抢救成功的另一要素。急诊科护士应熟悉常用药物的名称、剂量、给药方式和不良反应，遵医嘱快速、准确、无误地输入抢救药物。

> **小　提　示**
>
> 经口腔气管插管深度为：成年男性20~22cm，成年女性22~24cm。
> 经鼻腔气管插管深度为：成年男性23~25cm，成年女性25~27cm。

(1) 给药途径的选择：CPR时常用的给药途径包括外周静脉给药、中心静脉给药和气管内给药。中心静脉给药可获得快速的药效和高峰浓度，但其操作相对较复杂，且易引起出血、感染等并发症。目前，临床上静脉留置针给药为首选途径，一般用20ml液体稀释药物后注射，可达到与中心静脉给药相似的效果。在静脉通道建立以前可通过气管内给药。

(2) 迅速开放2条静脉通路，一路为血管活性药，一路为常规给药通道（连接三通），最好不选用下肢及手背静脉，以免延迟药物到达心脏时间，避开测血压肢体。

(3)抢救药物(血管活性药、抗心律失常等药物)要求应用注射泵或输液泵泵入,以达到单位时间内药物浓度的恒定。

(4)复苏时补液应注意以下几点:①心肺复苏时慎用含糖液体,因葡萄糖在缺氧时通过无氧代谢增加乳酸等酸性产物,加重脑细胞损害;②复苏时可选用林格液或生理盐水、胶体等;③目前倾向小容量液体复苏(SVR),其中的高渗盐可迅速增加血容量,而加入的羟乙基淀粉则延长扩容时间。

> **小 提 示**
>
> 临时起搏的方法有:经静脉心内膜起搏、心包起搏、经皮起搏和经食管起搏。

5. 询问病史,查明病因,及时处理

(1)询问病史,是否患有基础疾病。

(2)了解呼吸心搏停止的诱因,以明确诊断和治疗。

(3)患者有心脏基础疾病(主要是心肌病变)的呼吸心跳骤停建议及时使用心内膜起搏。患者无基础疾病,如溺水、电击等所至呼吸心跳骤停,不主张心脏起搏。该患者既往无心脏疾患,因此不需采用心脏起搏技术。

六、该患者的有效通气和血液循环已经建立,下一步你应如何观察的病情,并作好延续生命支持?

1. 病情观察

(1)脑水肿监测:CPR后最常见的脑损害为脑水肿,主要表现在意识状态变化和抽搐,护士应密切观察患者是否有抽搐及其发作频率、持续时间等,监测意识、瞳孔的变化,及早发现和防止脑死亡的过程。

(2)呼吸功能监测:CPR后可能存在不同程度的呼吸功能不全,有的仍需机械通气支持。护士应密切观察呼吸频率、潮气量、呼气末二氧化碳含量、血氧饱和度、血气分析等指标。注意保证适度通气,控制二氧化碳分压于正常水平(35~45mmHg)内,因为二氧化碳分压过高可使脑血管扩张,脑血容量增多,导致颅内压升高;过低则会引起脑血管收缩,脑血流量减少,加重脑缺血。

(3)循环功能监测:CPR后存在不同程度的循环功能不全,血流动力学不稳定。护士应密切观察心率、血压、血电解质、心电图等变化,尤其注意监测血压情况,因为血压过低时,心、脑等重要脏器将处于低灌注状态,不利于恢复。

(4)体温监测:高热是CPR后脑损伤的表现之一,同时高热又会加重脑缺血损伤。由于体温每升高1℃,脑代谢率大约增加8%,CPR后体温过高会破坏大脑氧供和氧耗的平衡,使神经系统功能恶化。因此,CPR后护士应密切监测体温,及时行降温措施,以防止加重脑损害。

(5)血糖监测:高血糖会加重缺血性脑损伤,可能与颅内乳酸性酸中毒和高血糖时中性粒细胞功能受损等有关。控制血糖对提高自主循环恢复后患者的存活率有帮助。因此,应注意监测CPR后血糖变化,血糖过高时给予胰岛素,机械通气者血糖一般控制在4.4~6.6mmol/L。

2. 延续生命支持的内容

(1)脑复苏:复苏成功的关键在于脑复苏,脑复苏最重要的两个因素是脑循环状态与脑温,适当的低温可以降低脑细胞的代谢,防止脑水肿,降低颅内压。亚低温对脑的保护作用早已为人们所公认。

1)脑复苏的治疗与护理:①亚低温治疗:降温宜尽早实施,并以头部降温为主;降温一般至34℃为宜;可用冰袋放在颈部、腋下及腹股沟,头部戴冰帽;可加用冬眠药物;在亚低温治疗期间,必须严密监测患者生命体征的变化,同时加强基础护理,保持呼吸道通畅,预防肺部继发感染,防止局部冻伤,对改善患者预后和提高生存质量具有重要意义。②脱水疗法:最常用的渗透性利尿药为甘露醇,有减轻细胞外水肿、降低颅内压、减低血液黏稠度和自由基清除作用,每次用量 0.5~1.0g/kg,每日 4~6 次;也可用呋塞米 40~100mg/次,静脉注射。肾上腺皮质激素能提高机体的应激能力,加强脱水效果,防治脑水肿,常用地塞米松 5~10mg 静脉注射,每 4~6 小时 1 次,一般用 3~5 日。

> **小 提 示**
>
> 全身亚低温及头部重点降温,降温速度快,可克服头部局部降温因脑缺血、缺氧导致的肢体抽搐等并发症,提高心搏骤停脑复苏患者抢救的成功率,在脑复苏救治中具有重要的临床意义。
>
> 3 个大气压下吸纯氧,血氧分压较吸空气时可提高 21 倍,氧弥散量大为增强,为缺血组织提供一定的氧供应。

③其他疗法:如脑细胞活化剂的应用,后期可采用高压氧治疗等。

2)脑复苏的有效指征:①瞳孔由大变小是脑复苏有效的最有价值和敏感的体征,但应注意药物的影响;②有对光反射是良好的体征,但复苏早期难以引出;③睫毛反射出现表示心跳恢复后神志可能很快恢复,角膜反射亦然;④突然发生挣扎是复苏有效和脑功能恢复的早期体征,但严重挣扎不好;⑤肌张力增强和吞咽反射出现是脑活动恢复的体征。

> **前沿聚焦**
>
> 冰毯作为新一代的降温仪器,利用半导体制冷原理,通过主机工作与冰毯内的水进行循环交换,促使冷却的毯面接触皮肤进行散热,达到降温目的。

(2)急性肾衰竭的防治与护理:①导尿以精确记录每小时尿量;②记录 24h 出入量;③无尿的患者应监测血流动力学;④遵医嘱使用呋塞米;⑤避免使用肾毒性和经肾脏排除的药物。

(3)其他:及时完善抢救护理记录单,保持急救用物处于应急状态,应注意以下几点:①抢救时所用药品(安瓿)应两人同时核对,及时完成该病例的急救护理记录单;②抢救记录包括急救措施、抢救用药执行情况、病情观察等,应在 6 小时内完成;③及时补充所用急救药品及物品,保证随时处于应急状态,保持抢救室的清洁整齐。

七、经全力抢救 30 分钟后,患者心跳恢复,但仍无自主呼吸,经与患者家属沟通,同意送重症监护病房做进一步治疗,作为当班护士你应做好哪些准备工作并安全转运?

1. 转运前准备

(1)护送人员:患者生命体征不稳定,转运医务人员为 2 名,其中一名是护士,另一名必须是具备气道管理技能和高级生命支持技术等危重病治疗经验的医师。

(2)随行设备:备血压计、脉搏血氧仪、心电监护仪,气道管理器材(包括气管插管及便携式气道吸引装置),便携式人工呼吸器,必要时配备除颤器。

(3)随行药品:肾上腺素和抗心律失常药(根据情况可另加急救用药)。

> **小 词 典**
>
> 亚低温治疗(33~34℃)是利用对中枢神经系统具有抑制作用的镇静药物,使患者进入睡眠状态,再配合物理降温,使患者体温处于一种可控性的低温状态,从而达到治疗的目的。

(4）制定意外应急预案：如心脏骤停。
(5）其他：应书写交接内容包括病情与治疗计划。

2. 转运前联络和协调

（1）联络重症监护病房：向重症监护病房通报患者的病情和后续治疗必备的设备和药品，通报患者到达的预计时间。

（2）及时通知其他随行人员（如呼吸治疗师、电梯管理人员等），以便及时配合转运。

3. 转运前患者的处理

（1）患者气管插管：出发前需将插件固定牢靠，并检查插管深度，必要时重新标定。

（2）检查人工呼吸机，如原使用的通气模式在接受医疗单位和转运途中无法获得，转运前应更换通气模式，并保证患者病情平稳。

（3）循环功能不稳定的患者拟积极复苏治疗，待血压基本稳定时方可转运。

4. 转运中的监护和生命支持

（1）转运中监护：至少需定时外周血压监测、脉率与呼吸监测。尽可能实行持续心电监护和持续氧饱和度监测。生命体征监测尽可能与转运前监护水平等同。

（2）转运中呼吸支持：根据病情需要选用面罩复苏器（气囊）或便携式呼吸器提供呼吸支持，机械通气参数尽可能与转运前保持一致。

（3）转运中循环支持：循环功能不稳定的患者，转运中宜应用输液泵和微量泵，尽可能保证一体化治疗方案，血管活性药和正性肌力药的应用能与转运前调定的方案保持一致。发生紧急情况时，按预案进行抢救治疗。

5. 转运后的交接　通过医师-医师和（或）护士-护士交接，以保证后续治疗及时进行。交接内容包括病情、转运全过程中患者情况，以及治疗计划。

第三部分　评价与反馈

八、分析下述案例，先拟定出救治该患者的救护计划（1 名医生和 1 名护士配合抢救），再在小组中展示完成救护计划的过程，对照呼吸心跳骤停救护项目评分表（表 3-10）进行自评及小组评价。

案例：患者，男，37 岁，因冠心病住院治疗，上厕所时突然晕倒，后颅着地，呼吸心跳骤停。

提示：

1. 你的调查与思考

2. 你发现与确定的问题

3. 制定实施的方案

4. 实施过程描述

表 3-10　呼吸心跳骤停院内救护(项目评分标准)

项目内容	分值	评价内容	评分标准	得分
应知基础知识	20	1. 高级生命支持的主要内容	2	
		2. 持续生命支持的重点	2	
		3. 建立人工气道的方法	2	
		4. 气管插管导管型号的选择	2	
		5. 呼吸心跳骤停患者的给药途径	2	
		6. 亚低温治疗的目的	2	
		7. 心肺复苏机的特点	2	
		8. 气管插管的路径	2	
		9. 气管插管的并发症	2	
		10. 快速判断呼吸心跳骤停的方法	2	
应会技能	70	抢救原则:分秒必争,就地抢救		
		1. 快速判断(意识丧失,大动脉搏动消失)	5	
		2. 采取复苏体位:将患者去枕平卧于硬板床上	5	
		3. 及时呼救:床边呼叫或旁人协助呼叫值班医生	5	
		4. 应用心肺复苏机建立有效呼吸、循环	5	
		5. 应用多功能心电监护仪监测以明确诊断,对症处理。若有室颤,立即电击除颤	5	
		6. 使用气管插管建立最佳人工气道	5	
		7. 连接呼吸机控制呼吸	5	
		8. 迅速建立有效静脉通道,遵医嘱用药	5	
		9. 连接注射泵或输液泵	2	
		10. 询问病史,查明基础疾病,必要时临时心脏起搏	2	
		11. 遵医嘱行脑复苏治疗:①正确进行亚低温治疗,使体温降至 33~34℃为宜;②脱水疗法过程中,正确观察甘露醇、呋塞米、肾上腺皮质激素的应用效果;③配合脑细胞活化剂、高压氧等治疗的开展;④有效控制抽搐,遵医嘱应用镇静剂	8	
		12. 留置尿管,记录每小时尿量,测尿相对密度,血流动力学监测,防治急性肾衰竭	4	
		13. 严密观察病情变化,监测心肺脑等重要脏器的变化,及时完善抢救护理记录	7	
		14. 及时补充急救药品及物品,随时处于应急状态	2	
		15. 做好患者家属安抚工作	1	
		16. 安全转运患者:做好转运前的准备、途中的监护及转运后的交接	2	
		17. 患者转出后,做好抢救后物品的清理、消毒、补充、检查,急救设备还原成备用状态	2	

续表

项目内容	分值	评价内容	评分标准	得分
综合素质、总体印象、安全等	10	1. 仪表规范,举止行为沉着冷静	2	
		2. 操作程序熟练,注意自我防护及患者安全	4	
		3. 配合默契	2	
		4. 实施心理护理,降低患者家属的心理紧张度	2	
自评:			小组评:	

九、根据学习过程中的情况完成学习情况反馈表(表3-11)

表3-11 学习情况反馈表(自评)

序号	项目	学习任务完成情况	签名
1	独立完成的任务		
2	小组合作完成的任务		
3	教师指导下完成的任务		
4	是否达到学习目标,能否与同学合作完成呼吸心跳骤停的院内救护任务		
5	本学习任务存在的问题、改进建议		

学习拓展

十、患者,男,48岁,建筑工人,不慎从4楼滑落,头部着地,因患者戴有安全帽,头部无外伤,但颈椎骨折,意识丧失,呼吸心跳骤停。120医护人员现场初步处理并急送医院急诊科,请你协同其他医护人员(1名医生,2名护士)完成该患者的高级生命支持(ALS)。

提示:

120医护人员现场只进行了颈椎固定和徒手心肺复苏。

腹部穿刺抽出不凝固血液。

学习任务四　上消化道大出血休克的救护

学习目标

完成本学习任务后,你应当能
1. 对上消化道大出血做出及时判断,对病情的严重程度做出正确评估
2. 迅速配合医生的抢救,并能准确实施三腔二囊管压迫止血技术
3. 及时获取病情信息,对失血性休克的程度、再出血情况进行预见性观察
4. 注重心理护理,能为患者提供系统的健康知识教育
5. 正确实施职业防护,保障患者与医护人员自身安全
6. 通过本次任务的学习,能完成因其他病因引起失血性休克的抢救

建议完成本学习任务为4学时

内容结构

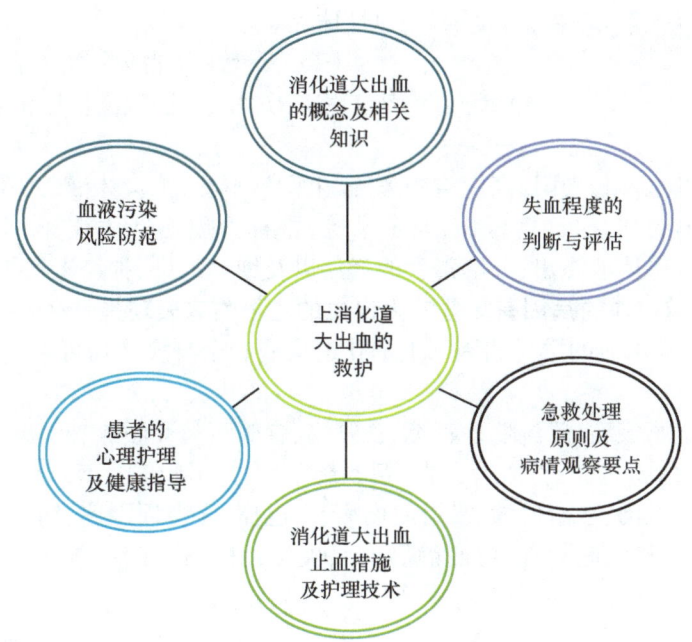

学习任务描述

患者,男,36岁,既往有肝硬化病史。今晨食硬山芋后连续呕血3次,总量约1200ml,呕吐物初为咖啡色,后为鲜红色,有稀黑便、头晕、心慌。紧急送往抢救室,入院查体:体温36℃,脉搏110次/分,呼吸22次/分,血压80/50mmHg。请你迅速迎接患者,在通知医生的同时进行初步病情评估,并协同其他医护人员采取积极有效的救护措施。

消化道大出血属于临床常见急症之一,主要表现为呕血、黑便,常伴有血容量减少引起的急性周围循环衰竭,若出血量过大、出血不止或治疗不及时,可迅速发生失血性休克危及患者的生命。若能准确判断、及时抢救、严密观察、积极治疗、细心护理,可以提高救治成功率、降低死亡率。

第一部分 知 识 要 求

一、什么是休克？休克按病因分类为哪几类？休克的共同表现和临床分期？低血容量休克发生的原因？

1. 概念及分类　休克(shock)是多种原因引起的以循环障碍为主要特征的急性循环功能衰竭。根据病因分类，可分为低血容量休克、感染性休克(又称中毒性休克)、心源性休克、神经源性休克和过敏性休克，其中以低血容量休克最为常见。

2. 休克的共同表现和临床分期　由于休克病情变化快而复杂，各种致病因素和病情发展阶段的表现也不一样，但各型休克随其发展均可共同表现为：意识模糊、血压下降、心动过速、呼吸增快、皮肤苍白、湿冷、脉搏细速、发绀及少尿等。其发展过程一般分为3个时期：①缺血性缺氧期(代偿期)；②淤血性缺氧期(可逆性失代偿期)；③休克的难治期(不可逆期)。

3. 造成低血容量休克的原因

(1) 急性大量出血：如上消化道出血、肝脾破裂、宫外孕及外伤性大出血等，临床上称为失血性休克。

(2) 大量血浆丧失：如严重烧伤时引起，临床上称烧伤休克，主要由于大量血浆样体液丧失所致。

> **小 提 示**
>
> 休克本身不是一个独立的疾病，现代观点将休克视为一个序贯性事件，是一个从亚临床阶段的组织灌注不足向多器官功能障碍综合发展的连续过程。
>
> 当急性失血超过总血量的30%即可引起休克，超过总血量50%则可导致患者迅速死亡。

(3) 脱水：如急性肠梗阻、高位空肠瘘等，由剧烈呕吐，大量体液丢失所致。

(4) 严重创伤：如骨折、挤压伤、大手术等，常称为创伤性休克，除主要原因为出血外，组织损伤后大量体液渗出，分解毒素的释放以及细菌污染、神经毒素等。

二、上消化道出血的病因有哪些？大出血的主要临床表现是什么？

1. 上消化道大出血的常见病因　上消化道疾病和全身疾病均可引起上消化道出血。常见的病因有：

(1) 食管、空肠疾病：反流性食管炎、食管癌、食管贲门黏膜撕裂综合征等。

(2) 胃十二指肠病变：胃血管异常、胃黏膜下恒径动脉破裂、Dieulafoy病、动静脉畸形、胃其他肿瘤如息肉、平滑肌瘤、平滑肌肉瘤、淋巴瘤、壶腹周围癌、钩虫病等。

(3) 门静脉高压引起食管、胃底静脉曲张破裂：肝硬化、门静脉炎、门静脉血栓形成或门静脉受压。

> **小 词 典**
>
> 低血容量休克是指各种原因引起的循环容量丢失而导致的有效循环血量与心排血量减少、组织灌注不足、细胞代谢紊乱和功能受损的病理生理过程。
>
> 上消化道出血是指来源于Treitz韧带以上的消化道，包括食管、胃、十二指肠、空肠上段、胰腺、胆管的急性出血。上消化道大出血是指在数小时内失血量超过1000ml或循环血容量的20%，并伴随出现循环衰竭症状。
>
> Dieulafoy病是以上消化道大出血为特征的一种罕见胃部疾病，其特点是出血部位隐匿，且是动脉性出血，出血急促，出血量大且易反复，常导致休克，危及患者生命。

（4）胃肠道邻近器官或组织病变：如胆管出血、胰腺癌累及十二指肠、主动脉瘤、肝、脾动脉瘤破裂入食管、胃或十二指肠疾病。

（5）全身性疾病：如血管性疾病、血液病、尿毒症、结缔组织病等。

2. 消化道大出血临床表现

（1）呕血与黑便：是上消化道出血的特征性表现。

（2）失血性周围循环衰竭：休克征象。

（3）血象变化：出血早期为血液浓缩现象，3~4小时后贫血，网织红细胞增高，白细胞计数增高。

（4）发热：体温＜38.5℃，持续3~5天。

（5）氮质血症：血尿素氮（BUN）升高，为肠源性氮质血症，24~48小时达高峰，血尿素氮＜6.7mmol/L；3~4天后降至正常，若血尿素氮＞6.7mmol/L 超过3~4天，提示上消化道出血继续；在血容量已补足而尿量仍少时，应考虑肾衰竭（肾前性）。

三、如何快速判断上消化道出血？怎样对上消化道出血的严重程度进行评估？

1. 上消化道出血的判断 根据呕血、便血和周围循环衰竭的临床表现，呕吐物或黑便隐血实验，血红蛋白浓度、红细胞计数及血细胞比容下降可做出上消化道出血的诊断，但要排除消化道以外的出血，注意与呼吸道出血、咯血的鉴别（表3-12）；排除口、鼻、咽喉部出血和因进食引起的黑便。一般呕血、黑便多来自上消化道，而鲜血便多来自下消化道。

> **小 提 示**
>
> 引起上消化道大出血的前4位原因是：消化性溃疡、急性胃黏膜损害、食管静脉曲张和胃癌。
>
> 使用一些中草药、活性炭、碳酸亚铁，以及一些治疗溃疡病的药物如胃必治、次碳酸铋、枸橼酸铋等，大便就可能呈黑色，但大便潜血试验呈阴性，故可以排除出血；另外，食用过多的猪肝、动物血（如猪血、羊血、兔血等）之后，大便也可呈暗红色，甚至出现柏油样便，而且大便潜血试验也呈阳性或强阳性。

表3-12 咯血与呕血的临床鉴别

	咯血	呕血
出血途径	经气管咯出	经食管呕出
颜色和性状	色鲜红、泡沫状	暗红或咖啡色、无泡沫
伴随物	常混有痰液	混杂食物或胃液
pH	碱性	酸性
前驱症状	咯血前常有喉痒	呕血前常有上腹不适或恶心
出血后表现	血痰	黑便
病史	肺或心脏病史	胃或肝病史

2. 上消化道出血程度的评估

（1）根据呕血、便血的频度和数量粗略估计出血量：粪便隐血试验阳性，提示每日出血量在5ml以上，黑便提示一次性出血量在50~100ml以上，柏油样便提示出血量为100~200ml，胃内积血量达250~300ml以上时，即可引起呕血。

（2）严密观察患者的神志状态、皮肤黏膜、周围静脉等的情况，可对照休克程度判断表（表3-13），结合休克指数（休克指数对低血容量性休克有参考价值），对病情做出准确估计。

> **小 词 典**
>
> 休克指数 ＝脉搏／收缩压（mmHg），正常为0.5±0.02
>
> 休克指数 ＝1，提示失血量约800~1200ml
>
> 休克指数 ＞1，提示失血量约1200~2000ml

表 3-13　不同程度出血的临床分级

程度	出血量(ml)	脉搏次/分	血压(mmHg)	血红蛋白 g/L	尿量	主要症状
重度	1000~1500(6~8小时内总循环血量30%以上)	>120	<70/50（或降低20%以上）	<80	少尿尿闭	周围循环衰竭、意识模糊或昏迷、水肿
中度	800~1000（总循环血量15%~30%）	100	90/60~70/50	100~80	尿少	周围循环不良、烦躁不安、口渴肢冷、眩晕
轻度	100~500（总循环血量10%~15%）	正常	可正常	正常	正常	心悸头晕、面色苍白、畏寒冷汗、乏力口干

出血量的估计粪便隐血试验阳性者提示每日出血量在 5ml 以上；黑粪的出现一般需每日出血量在 50~70ml 以上。胃内储积血量在 250~300ml 可引起呕血。一次出血量不超过 400ml 时，因轻度的血容量减少可由组织液与脾储血所补充，并不引起全身症状。凡上消化道大量出血，特别是出血较快者有头昏、乏力、心悸、心动过速和血压偏低等表现。随出血量增多，症状更为明显，引起出血性休克。

(3) 根据实验室检查：如血红蛋白低于 100g/L 时，红细胞已丢失 50%。若血尿素氮 >8mmol/L 而血肌酐正常时，提示出血已达到 1000ml。

第二部分　任务分析

本部分以上消化道大出血休克的案例为例，以急诊科实际工作的流程为导向，学习上消化道大出血休克患者的救护方法，其中对失血性休克患者的护理评估、止血药物应用、三腔二囊管的使用、上消化道出血患者的饮食护理等是本部分的重点学习内容。

四、该患者被安置在抢救室，作为接诊护士请你迅速对患者进行护理评估，并在通知医生的同时为该患者实施初步救护。

1. 护理评估

(1) 病史收集：应询问患者既往有无消化道溃疡病史及家族史，有无进食热辣、坚硬食物史，有无精神刺激及内分泌功能紊乱等消化道溃疡诱因存在，是否服用抗凝药物，详细了解饮食服药情况。

(2) 身体状况评估：①查体：体温 36℃、脉搏 110 次/分、呼吸 22 次/分、血压 80/50mmHg，为休克血压；②计算休克指数：休克指数估计失血量。该患者为 1.3，初步估计出血量在 1000~1500ml。

(3) 出血量的估计：一般每日出血量在 5ml 以上，大便色不变，但隐血试验(OB)可为阳性，50~100ml 以上出现黑便，胃内积血大于 250ml 出血呕血。该患者既有呕血又有黑便，出血量较大。

2. 患者进入失血性休克状态，作为急诊护士，你首要实施的急救措施是什么？

(1) 立即将患者安置在抢救床上，去枕平卧位，头偏向一侧，松开衣领及裤带，向患者及家属说明病情的危重，告知并安慰患者，以减轻患者紧张的情绪。

(2) 保持呼吸道通畅，床边备吸引器，当患者突然大量呕血造成呼吸道梗阻时，防止误吸为首要任务；氧气吸入 5~8L/分。

（3）迅速建立两条或以上大静脉通道,最好留置20G以上套管针,为快速补液或输血做好准备。同时抽血标本、配血。

（4）迅速连接好多功能心电监护仪,监测生命体征。

（5）注意保暖,禁食。

五、医生首先考虑用非手术方法治疗,针对上消化道大出血的非手术治疗的方法有哪些？药物治疗的要点有哪些？

> **小 提 示**
>
> 在补充血容量过程中应注意：输血量以不超过正常红细胞压积为宜。同时防止输液输血过多、过快而引起再次出血或急性肺水肿,出血过程中,维持中心静脉压在5～6mmH$_2$O。

1. 上消化道大出血非手术治疗的方法　处理方法：药物治疗、三腔气囊管压迫止血治疗、硬化剂治疗、内镜直视下止血及手术治疗。针对患者的情况,可以胃内灌注（或口服）冰生理盐水＋去甲肾上腺素,10～15分钟后再使用凝血酶、云南白药等。

2. 上消化道大出血药物治疗的要点　上消化道大出血用药物治疗的目的主要是为了止血,常用药物有：

> **小 提 示**
>
> 如多次反复出血,久治不愈者；较大溃疡出血；慢性十二指肠球后病变出血或胃小弯溃疡,出血来自较大动脉不易止血者,考虑行外科手术治疗。
>
> 肝病所致的出血禁用吗啡、巴比妥类等镇静剂药物。

（1）神经垂体素：通常情况下0.2～0.4U/分,静脉滴注,用药后注意观察副作用,如腹痛、血压升高、心律失常、心绞痛等。

（2）生长抑素：生长抑素14肽首剂250μg静脉缓慢注射,250μg/小时持续静脉滴注；生长抑素8肽首剂100μg静脉缓慢注射,25～50μg/小时持续静脉滴注。

（3）去甲肾上腺素或凝血酶使用时应注意：①食管、胃底静脉曲张出血,侧重于使用血管加压素、生长抑素；消化道溃疡、胃黏膜出血,侧重于使用抑酸治疗；奥美拉唑、泮托拉唑为消化道溃疡、胃黏膜出血的首选药物。②静脉滴注血管加压素具有收缩全身血管的副作用,可出现腹痛、心悸、胸闷、恶心呕吐等不良反应,还可诱发心绞痛、血压增高等,故高血压、冠心病患者使用时要特别慎重。

六、该患者经初步治疗后,症状未缓解,仍有呕血,需使用三腔二囊管压迫止血,你应如何配合操作和护理？在使用过程中应注意哪些问题？拔出三腔二囊管的指针是什么？

1. 三腔二囊管（图3-31）的操作流程
使用三腔二囊管的目的是,对食管上端出血及食管胃底静脉曲张破裂出血的压迫止血（图3-32）,其操作步骤如下：

（1）洗手,备齐所需用物,检查三腔二囊管导管腔是否通畅、气囊有无漏气,明确各气囊功能。

（2）携用物至床旁,核对患者并做好解释、指导,取得合作。

（3）协助患者取平卧位、头偏向一侧,或取半卧位,也可左侧卧位。

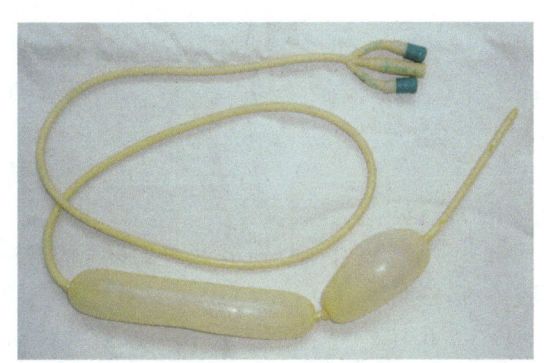

图3-31　三腔二囊管

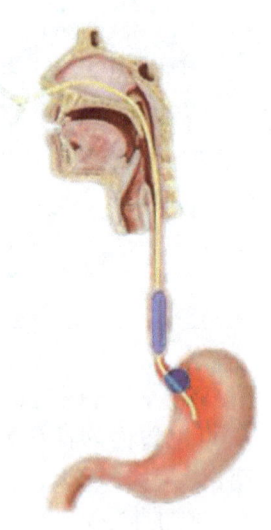

图3-32 三腔二囊管置管后

（4）检查并清洁鼻腔，铺治疗巾于颌下。

（5）充分润滑三腔管前端及气囊。

（6）一手持纱布托住气囊管、一手持镊子夹住气囊管前端自一侧鼻孔经由食管缓缓插入胃内。当插至咽喉部（14~16cm）时嘱患者吞咽，同时将胃管插入50~65cm。

（7）以注射器连接中间的胃管腔，抽吸出血性胃内容物，证实气囊管已达胃内后可暂作固定。

（8）向胃气囊内注气150~200ml，维持胃气囊内压力在50mmHg。

（9）向外缓慢牵拉气囊管，感觉有弹性阻力时表明胃气囊已压在胃底贲门部。将气囊管末端系上绷带，连接0.5kg牵引重物经滑轮进行牵引以维持有效的压迫止血作用。

（10）抽吸胃内容物以清除胃内积血，并用冷盐水反复冲洗有利止血，观察有无继续出血。

（11）如有必要，继续向食管气囊注气100~200ml，使食管气囊压力维持在40~45mmHg。

（12）胃管连接胃肠减压器持续引流。

（13）整理床单位，清理用物。洗手，记录。

2. 留置三腔二囊管的注意事项

（1）插管动作轻柔，操作中避免因呕吐或胃内容物反流引起误吸，甚至窒息的危险。

（2）掌握胃气囊和食管气囊的注气量，维持适当气囊内压力，不宜过低或过高。

（3）妥善安置牵引：牵引重量0.5~1.0kg，牵引角度40~50°，牵引物距离地面30cm左右，滑轮需固定于牵引架或床架上。

（4）如需经胃管灌注药物或流质食物，必须先确认胃管在胃腔内方可注入，避免误入气囊发生意外。

（5）加强置管期间的观察和护理，及时发现并处理异常状况，防止并发症。

> **小 提 示**
>
> 三腔二囊管置管并发症：食管溃疡、穿孔、吸入性肺炎；紧急暂时性止血、止血率达95%。
>
> 避免窒息，若患者突然呼吸困难，可能是食管囊上移，应剪断管子、放气、拔管。

3. 拔除三腔二囊管的指征 三腔二囊管压迫2~3天后若无继续出血，可放气。观察24小时无出血，服石蜡油20~30ml，10分钟后拔管。

七、抢救过程中不可忽视的病情观察和护理要点有哪些？

1. 继续出血的观察 继续出血（再次出血）现象的观察和判断尤为最重要，出现下列情况应考虑出血或再出血。

> **小 提 示**
>
> 如多次反复出血，久治不愈者；较大溃疡出血；慢性十二指肠壶腹后病变出血或胃小弯溃疡，出血来自较大动脉不易止血者，考虑行外科手术治疗。

（1）患者反复呕血，甚至呕血的颜色由咖啡色转为鲜红色。黑便的次数和量增多，粪质稀薄，伴肠鸣音亢进。

（2）周围循环衰竭的表现经积极输液、输血未见明显改善，或暂时好转后又恶化。

（3）经过迅速输液、输血后，血红蛋白浓度、红细胞计数、血细胞比容继续下降，网织细胞计数持续增高。

(4)补液与尿量足够的情况下,血尿素氮持续或再次升高。

2. 生命体征的观察　密切观察生命体征及神志变化,记录脉搏、血压、中心静脉压、末梢温度及湿度的变化、尿量,及时调整输液速度,评估治疗效果。

3. 输液、输血的护理

(1)严重失血性休克,加快输液及输血速度,但对有心、肺等疾患或老年患者,输液速度不宜过快,必要时根据中心静脉压调整输入量,并监测心肺情况。

(2)输血是急性大出血,特别是已有循环衰竭患者首选治疗,输血指征为改变体位出现晕厥,血压下降和心率加快,失血性休克及血红蛋白低于70g/L或血细胞比容低于25%。

(3)库存血含氨较多时,对肝硬化患者可诱发肝性脑病,应尽可采用新鲜血。

(4)在护理记录单上记录患者出血次数及出血量。

> **小提示**
>
> 中心静脉压(CVP)的正常值5～12cmH_2O。中心静脉压降低、血压下降,提示血容量不足;若中心静脉压升高、血压下降或正常,提示心功能不全或血容量相对过多。
>
> 意识和表情是反映脑组织血液灌流情况的敏感指标。休克初期,神经细胞反应兴奋,患者烦躁不安。休克加重,脑组织血液进一步减少,神经细胞转为抑制,患者表情淡漠,意识模糊,甚至昏迷。

八、患者的情绪紧张、焦虑和恐慌,你如何帮助患者克服焦虑减轻心理紧张?

1. 上消化道大出血患者的心理状况　上消化道大出血的患者常因看到自己呕出或便出的大量血及进入急救环境的改变而产生紧张、恐惧、焦虑、不安心理。这样不仅不能积极地配合治疗,而且还会因紧张、不安心理使植物神经功能紊乱,致使胃酸分泌增多,反射性引起血管扩张,血流加快而加重出血或反复出血。所以,加强上消化道大出血患者的心理护理,消除其不良心理反应,是不可缺少的护理手段。

2. 上消化道大出血患者的心理护理

(1)简洁明了地说明患者在抢救中积极情绪的重要性,尽可能消除患者的消极情绪,帮助其树立战胜疾病的信心。

(2)关心和安慰患者,注重语言沟通,让患者及家属明确救治措施和目的,帮助患者满怀期望的配合救护工作。

(3)以沉着、稳重、有序的工作作风取得患者及家属的信任。

(4)及时清洗颜面血迹,更换被血迹污染的被服,避免不良刺激。

九、消化道大出血救护过程中,存在医疗护理风险吗?如何做好安全防护?

1. 消化道出血患者救治的医疗护理风险　暴露(置于、显露)于感染患者的血液、体液及排泄物污染的环境中,存在着诸多的暴露危险,接触患者血液、体液,容易感染乙肝、丙肝、艾滋病等经血液传染的疾病,我国是乙型肝炎高发国之一,乙肝病毒携带者约有1.2亿,丙肝的感染率也达到1.7%,艾滋病在我国也已进入快速增长期。我国的医务人员正面临着严重的职业暴露危险,应引起高度注意,并加以防范,进行全面和标准的预防。

> **小词典**
>
> 标准预防是指将所有患者的血液、体液、分泌物、排泄物均看成有传染性,须进行隔离,不论是否有明显的血迹污染或是接触非完整的皮肤与黏膜,接触上述物质者,必须采取防护措施。

> **相关链接**
>
> 一个完整的乙肝病毒颗粒,直径只有42纳米,大约是一个普通鸡蛋的百万分之一。但暴露于含乙肝病毒的血液或体液只需0.004ml就足以使受伤者感染乙型肝炎病毒,其感染率为6%~30%。

2. 接触患者的血液、体液的防护措施

(1)我国卫生部《医院感染管理规范》中对医护人员经血液传播疾病的职业防护推行"标准预防"措施,主张患者的血液、体液无论是否具有传染性,都应充分利用各种防护用具和设备,以减少职业暴露感染的危害性,最大限度地双向保护医务人员和患者的安全。

(2)应严格执行标准预防和操作规程,重视屏障保护作用,操作时佩戴手套、防水袖套、穿防水胶鞋,必要时穿隔离衣。

十、患者经过治疗后病情好转,无呕血、黑粪,血压平稳即将出院,作为护士应为患者提供哪些健康知识教育?

(1)注意避免诱因:告知患者避免或消除引起失血性休克的常见诱因,如饮酒、进食坚硬食物等。

(2)合理饮食:

1)一般在出血停止24小时后,方可开始给予少量的流质饮食,并密切观察有无再度出血。若情况稳定,由逐渐增加流质饮食数量,并酌情改为半流质饮食和软食,直至正常饮食。

2)饮食禁忌:忌饮酒、抽烟、浓茶、咖啡,忌辛辣及刺激性食物。

第三部分 评价与反馈

十一、分析下述案例,对模拟患者完成救护任务,并在小组中展示完成任务的过程,对照上消化道大出血休克救护表(表3-14)进行自评及小组评价。

案例:患者,51岁,因呕血2次,黑便1次就诊。既往有肝硬化病史,留院观察并及时进行止血治疗。次日凌晨3时,患者突然再次大量呕血,量约400~450ml,色鲜红,黑便1次,量约200ml,暗红色。患者冷汗淋漓,皮肤苍白,神志恍惚,烦躁不安,脉搏细速,血压50/30mmHg。

提示:

1. 你的调查与思考

2. 你发现与确定的问题

3. 制定实施的方案

4. 实施过程描述

表3-14 上消化道大出血救护项目(评分标准)

项目内容	分值	评价内容	评分标准	得分
应知基础知识	20	1. 消化道大出血临床特征性表现	2	
		2. 失血性休克患者的急救措施	2	
		3. 患者有继续出血或再出血的征象	2	
		4. 根据粪便的颜色来判断消化道出血的方法	2	
		5. 应用血管加压素的注意事项	2	

续表

项目内容	分值	评价内容	评分标准	得分
应知基础知识	20	6. 消化道大出血预见性护理	2	
		7. 患者误吸血液造成气道阻塞应急处理	2	
		8. 消化道出血患者救护过程中的医护人员个人防护	2	
		9. 食管囊和胃囊注气后压力	2	
		10. 拔除三腔管的条件	2	
应会技能	70	1. 患者平卧头偏向一侧、下肢抬高、保暖	8	
		2. 迅速建立有效静脉通道,快速补液,抽血标本配血	12	
		3. 氧气吸入,保持呼吸道通畅	12	
		4. 行管压迫止血。①检查三腔管质量并做好标志;②抽尽囊内空气,测量插管长度、润滑前端;③插三腔管至预定长度;④抽出胃液,确认三腔管在胃内;⑤向胃囊内注气150~250ml后,将开口部反折并夹紧尾端;⑥轻轻外拉至遇到阻力,保持中等抗力,用宽胶布固定三腔管;⑦向食管囊注气100~150ml,用止血钳夹住管端;⑧测量压力,再分别向囊内注气5ml,补充测压时外逸的气体;⑨三腔管尾端结一绷带坠以0.5kg重锤做固定牵引;⑩标明三腔管出鼻腔处位置	12	
		5. 严密观察病情变化及止血效果	5	
		6. 随时观察患者生命体征和尿量,必要时留置导尿	3	
		7. 安慰患者、减轻恐惧,争取患者的配合	3	
		8. 做好院内感染防范,避免血液污染	5	
		9. 记录(出血量、上三腔管的时间、尿量等)	5	
		10. 用物整理(急救用药补齐,急救器械归位,房间、物品清洁消毒)	5	
综合素质、总体印象、安全等	10	1. 仪表规范,举止行为沉着冷静	4	
		2. 操作程序熟练,注意自我防护及患者安全	3	
		3. 实施心理护理,降低患者家属的心理紧张度	3	
自评:			小组评:	

十二、根据学习过程中的情况完成学习情况反馈(表3-15)

表3-15　学习情况反馈表(自评)

序号	项目	学习任务完成情况	签名
1	独立完成的任务		
2	小组合作完成的任务		
3	教师指导下完成的任务		
4	是否达到学习目标,能否与同学合作完成上消化道大出血的救护任务		
5	本学习任务存在的问题、改进建议		

学习拓展

十三、大出血抢救过程中,如何避免抢救慌乱无序?如何规避差错事故的发生?

十四、利用网络技术查阅上消化道大出血的最新动态。

学习任务五　呼吸衰竭的救护

 学习目标

完成本学习任务后，你应当能
1. 掌握呼吸衰竭的相关专业知识
2. 运用所学知识对此类患者的病情做出迅速判断，并给予相应的初步处理
3. 能配合医生运用正确快速的抢救程序完成呼吸衰竭患者的急诊救护
4. 能正确熟练应用氧疗、动脉血标本采集、吸痰、雾化吸入、呼吸机辅助呼吸等急救技术为患者进行救护
5. 能在救护过程中注重对患者进行健康教育，及时完成护理记录

建议完成本学习任务为 4 学时

内容结构

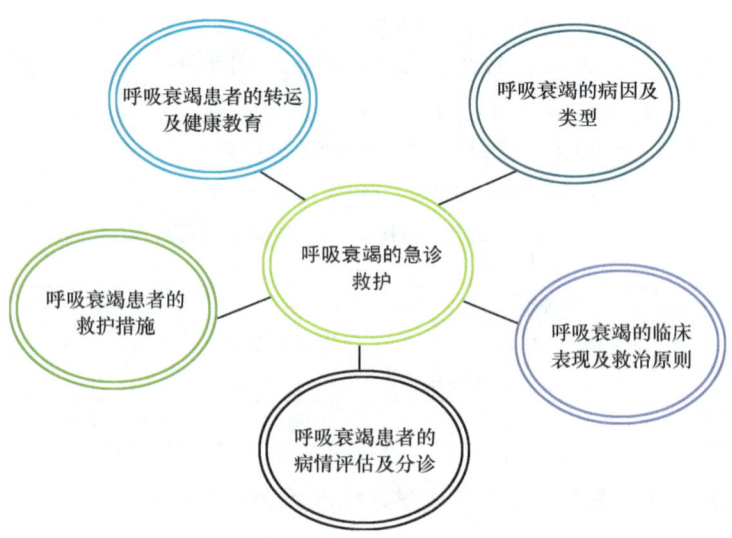

学习任务描述

患者，男，65 岁，患慢性支气管炎、肺心病病史 10 年，近两周来出现咳嗽、咳痰、呼吸困难，半小时前下床活动后呼吸困难加重、烦躁不安、神志恍惚、面色发绀，被家属送入抢救室。入室时患者神志恍惚，口唇发绀，呼吸达 38 次/分，请你立即对患者进行病情评估，迅速分诊，及时配合医生进行氧疗、吸痰、雾化吸入、呼吸机辅助呼吸等急救措施，正确采集动脉血气标本送检，在急救过程中注意护理文书的记录，并做好急救物品的管理工作。

呼吸衰竭是呼吸系统或多种其他疾患均易引发的严重器官功能衰竭之一，因发展迅速、病情严重，容易迅速导致低氧血症及呼吸骤停而危及患者生命。因此，应力争尽早、正确的对患者实施救治，达到降低呼吸衰竭死亡率的目的。

第一部分　知　识　要　求

一、呼吸衰竭的病因及类型

1. 呼吸衰竭的常见病因

（1）呼吸道阻塞性病变：如慢性阻塞性肺疾病、重症哮喘等。

（2）肺组织病变：如肺炎、尘肺、严重肺结核、肺气肿、弥漫性肺纤维化等。

（3）肺血管疾病：肺血管炎和复发性血栓栓塞，晚期可引起呼吸衰竭，栓塞往往使原有呼吸衰竭恶化。

（4）胸廓、胸膜病变：脊柱疾病、胸腔积液、胸膜肥厚等均可引起呼吸衰竭，外伤、骨折、气胸等常导致急性呼吸衰竭。

> **小　词　典**
>
> 呼吸衰竭是各种原因引起的肺通气和（或）换气功能严重障碍，以致不能进行有效的气体交换，导致缺氧伴或不伴二氧化碳潴留，从而引起一系列生理和代谢紊乱的临床综合征。

（5）神经中枢及其传导系统和呼吸肌疾患：患者肺部正常，原发疾病主要在脑、神经通路或呼吸肌，导致无力通气，而引起呼吸衰竭。

2. 呼吸衰竭的分类

（1）按发病急缓分类：可分为急性呼吸衰竭和慢性呼吸衰竭。

（2）按发病机制分类：可分为换气型（也称肺泡型）和通气型。

（3）按原发病部位分类：可分为中枢型和周围型。

（4）按血气特点分类：由于以动脉血气分析改变分类对临床诊断与治疗更实际更快捷故多被采用，可分为低氧血症型（Ⅰ型）和低氧血症伴高碳酸血症型（Ⅱ型）。①氧分压<60mmHg而无二氧化碳分压增高者称Ⅰ型呼衰，多为急性呼衰，表现为换气功能障碍为主。②同时伴有二氧化碳分压>50mmHg者为Ⅱ型呼衰，多为慢性呼衰，表现为通气功能障碍为主。

二、呼吸衰竭的临床表现和救治原则

1. 临床表现

（1）呼吸困难。

（2）发绀，是缺氧的典型症状。

（3）因缺氧引起的神经系统症状，循环系统症状。

1）急性缺氧或轻度缺氧时：神经系统表现为神志恍惚，烦躁、谵妄、抽搐、昏迷等；循环系统表现为心率增快、血压升高或血压降低。

2）轻度二氧化碳潴留时：神经系统表现为兴奋状态，如失眠、烦躁、躁动等；循环系统表现为浅表静脉充盈、皮肤温暖、潮湿多汗、脉搏洪大有力。

3）严重缺氧或二氧化碳潴留进一步升高时：神经系统表现为中枢抑制，神志淡漠、嗜睡、昏迷等；循环系统可表现为血压下降、心律失常、心室颤动甚至心跳骤停等。

（4）消化系统及泌尿系统症状：严重呼吸衰竭时可出现消化道出血、黄疸、蛋白尿、氮质血症等肝肾功能损害症状，少数患者可出现休克及弥散性血管内凝血。

2. 救治原则　呼吸衰竭的治疗关键在于纠正缺氧和二氧化碳潴留，其救治的基本原则是：迅速纠正缺氧和二氧化碳潴留；维持心、肺、脑、肾等重要脏器的功能；积极处理原发病或消除诱因；预防和治疗并发症。

> **小 提 示**
>
> 诊断呼吸衰竭的血气标准：海平面吸入一个大气压空气，静息状态，排除心内解剖分流和原发于心排血量降低等因素条件下。氧分压 <60mmHg；二氧化碳分压 >50mmHg。

三、呼吸衰竭的判断标准及严重程度的评估

1. 呼吸衰竭的诊断标准

（1）有导致呼吸衰竭的病因、基础疾病或诱因。

（2）有低氧血症或伴高碳酸血症的临床表现。

（3）静息状态呼吸时，动脉氧分压（PaO_2）<60mmHg伴或不伴二氧化碳分压（$PaCO_2$）>50mmHg。

2. 呼吸衰竭严重程度的评估（表3-16）

表3-16　呼吸衰竭分度

血气指标	轻度	中度	重度
SaO_2	>80%	60%~80%	<60%
PaO_2	55~60mmHg	40~55mmHg	<40mmHg
$PaCO_2$	>50mmHg	>70mmHg	>90mmHg
发绀	无	轻或明显	明显或严重
神志	清醒	嗜睡或烦躁、谵妄	昏迷

四、氧疗是呼吸衰竭救治的重要措施，临床上有哪几种给氧方式？如何为患者进行合理的氧疗？

1. 给氧方式　氧疗可纠正患者缺氧，增加动脉氧含量，改善心肌代谢，提高肺泡氧分压、氧饱和度和氧含量，改善组织细胞的缺氧状态，以促进机体的代谢。目前临床上比较常用的给氧方式有鼻导管给氧法、鼻塞给氧法（图3-33）、面罩给氧法（图3-34）、氧帐或头罩给氧法等，近年来 Venturi 面罩（图3-35）的使用在临床上被逐渐推广。

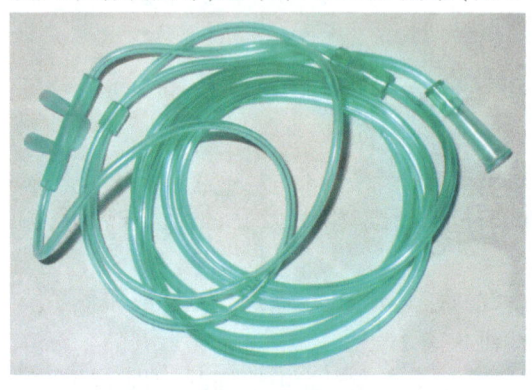

图3-33　鼻塞式氧管

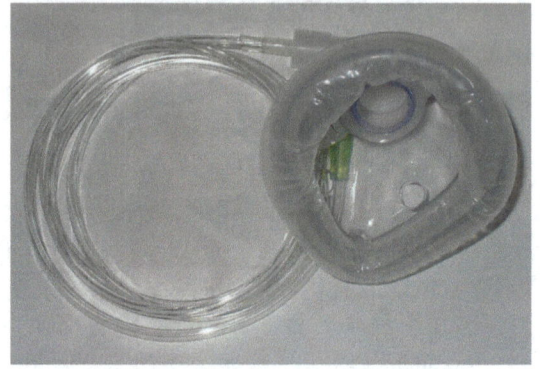

图3-34　普通面罩

> **前 沿 聚 焦**
>
> Venturi 面罩：该面罩上带有调节装置，面罩内氧浓度可按需调节并保持稳定，耗氧量少，能精确地调节吸入氧浓度，适于需严格控制的持续低流量吸氧患者。

2. 氧疗适应证

（1）轻度缺氧：患者出现轻度发绀和呼吸困难，神志清醒，氧分压在60mmHg以上，二氧化碳分压在50mmHg以下，可不给氧或酌情给氧。

（2）中度缺氧：患者发绀显著，伴有呼吸困难，神志清醒，氧分压35～50mmHg，二氧化碳分压50～65mmHg，可持续低流量鼻导管给氧，氧浓度为25%～40%。

（3）重度缺氧：显著发绀和严重呼吸困难，伴发肺性脑病，氧分压30mmHg以下，二氧化碳分压75mmHg以上，持续低流量给氧，浓度为30%～40%，必要时行气管插管或气管切开给氧。

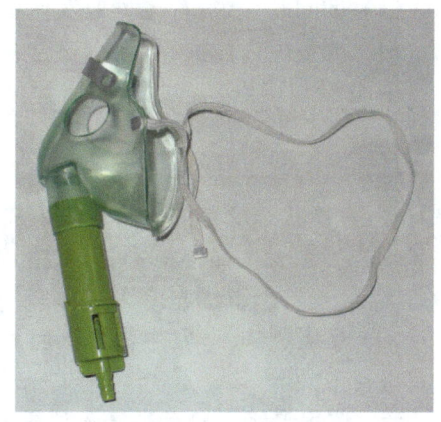

图3-35　Venturi面罩

3. 氧疗的注意事项

（1）告知患者勿自行摘除鼻导管或随意调节氧流量。

（2）氧疗前应先清除呼吸道分泌物，持续吸氧患者，保持管道通畅，必要时吸痰。

（3）评估患者用氧后的效果，防止呼吸道分泌物干燥，呼吸抑制，肺不张，晶状体后纤维组织增生，氧中毒等氧疗副作用。

（4）吸氧中严格遵守吸氧操作规程，注意用氧安全，做好防火、防震、防油、防热工作。

小　提　示

吸氧浓度（%）＝21＋4×氧流量（L/min）。低浓度吸氧浓度＜40%，中浓度吸氧浓度为40%～60%，高浓度吸氧浓度在60%以上。

Ⅱ型呼吸衰竭时患者二氧化碳潴留使呼吸中枢对二氧化碳的敏感性降低，呼吸主要靠缺氧对化学感受器的刺激来维持，若吸入高浓度的氧使血氧迅速上升，反而会抑制患者的呼吸，加重二氧化碳潴留，因此应持续低流量给氧，氧流量为1～2L/min为宜。

观察患者呼吸困难程度应从患者体位、呼吸频率、患者主诉等方面评估。

观察患者缺氧程度应从患者口唇、面色及肢端的颜色、患者意识状态及血氧饱和度等方面来判断。

第二部分　任务分析

本部分将以本节提出的病例为基础，以不同情境的实际工作流程为导引，学习此类患者的急诊分诊、急诊救护程序以及急诊科设备物品及文书书写的管理。学习的重点是畅通呼吸道、氧疗、动脉血采集、血氧饱和度监测等救护技术和带氧雾化器、呼吸机、吸痰器等设备的使用。

五、当你接诊该患者后应从哪些方面对患者病情进行评估？怎样才能给予患者正确的就诊指导？

1. 病情评估

（1）观察神志和面色：立即查看患者现在神志是否清醒、口唇及面色有无发绀。

（2）临床表现和主诉：是否有呼吸困难、端坐呼吸。

（3）询问既往史：有无类似发作史或其他基础疾病。

（4）测量生命体征：是否有异常，有条件立即测脉搏、血氧饱和度等。

2. 分诊与接诊 经上述病情评估后，可根据患者病情的轻重缓急给予合理的就诊指导。

（1）患者神志清楚，口唇及面色无明显发绀，生命体征稳定，但存在导致呼吸衰竭的原发病，有使状态变差的危险时应安排医生优先就诊，候诊时间小于30分钟。

（2）当患者生命体征不稳定，有潜在生命危险，血氧饱和度低于90%时应立即监护生命体征，安排患者优先诊治，候诊时间小于19分钟。

（3）患者神志不清，生命体征不稳定，甚至呼吸心跳骤停时应立即安排患者进入抢救室进行急救。

六、该患者经分诊后被送入抢救室，Ⅰ型呼吸衰竭的急救护理流程与Ⅱ型呼吸衰竭的抢救护理流程有何区别？该患者应采取何种急救流程？

1. Ⅰ型呼吸衰竭的急救护理流程（图3-36）

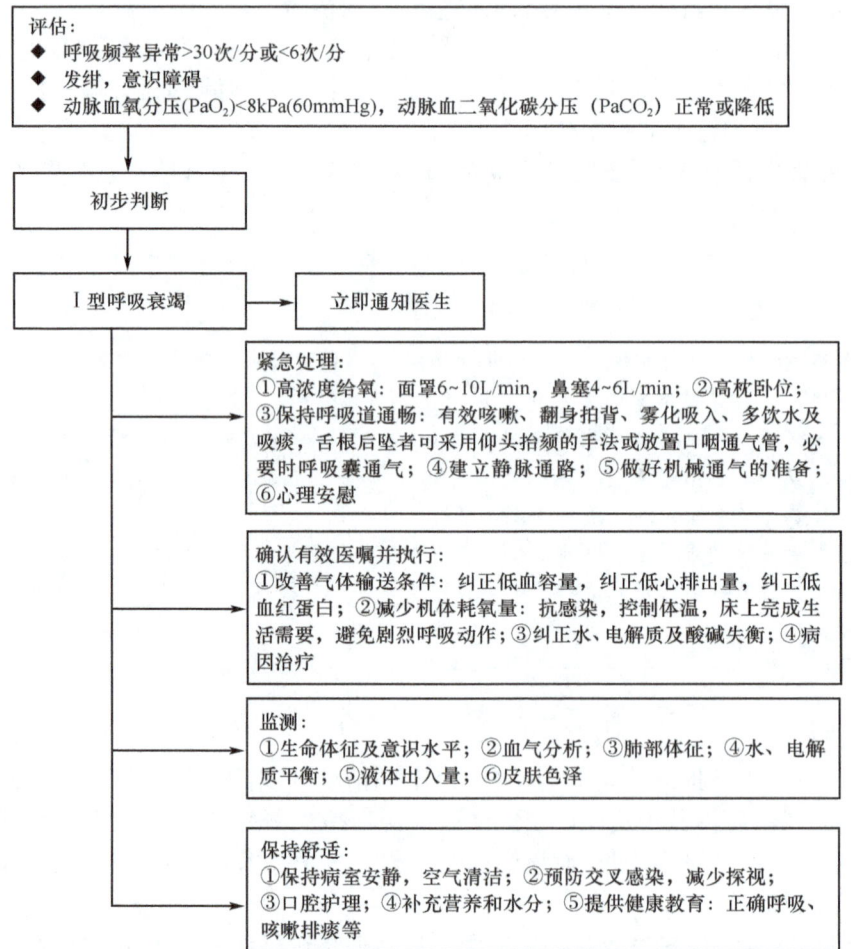

图3-36　Ⅰ型呼吸衰竭的急救护理流程

2. Ⅱ型呼吸衰竭的抢救护理流程（图3-37）

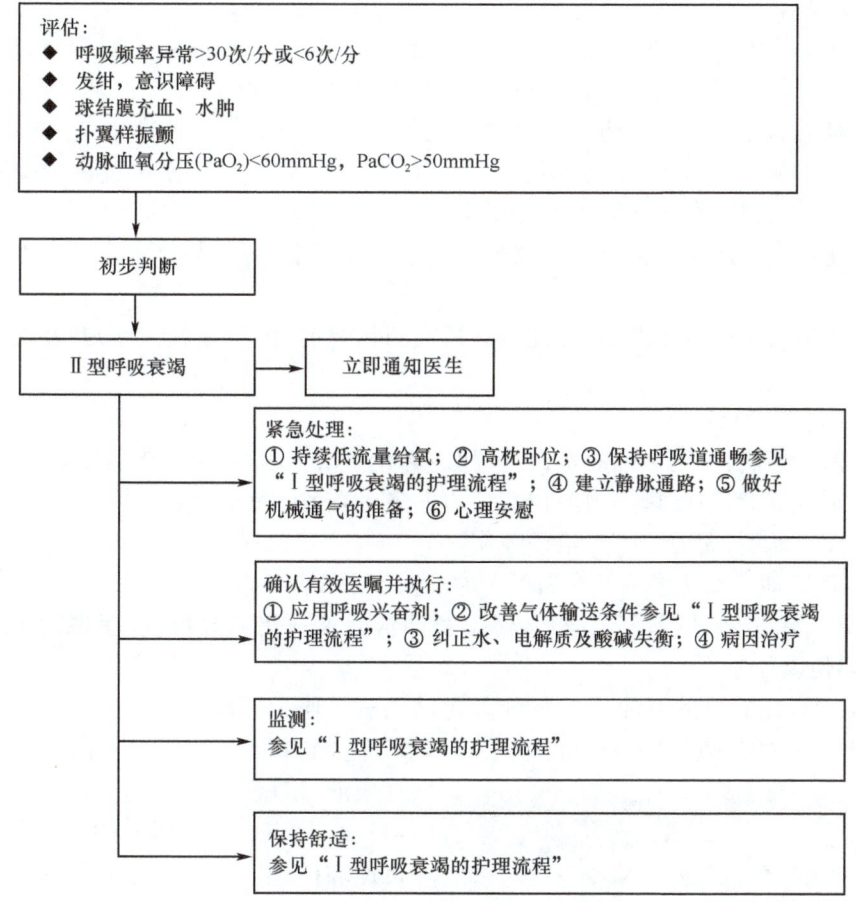

图 3-37　Ⅱ型呼吸衰竭的急救护理流程

该患者属于Ⅱ型呼吸衰竭,已经出现肺性脑病的表现,因此应立即按照Ⅱ型呼吸衰竭的急救流程进行抢救。

七、经过上述护理评估,该患者初步诊断为Ⅱ型呼吸衰竭,肺性脑病,你应从哪几方面展开护理工作?

1. 一般护理　卧位:患者神志恍惚,呼吸困难不能平卧,应取半卧位,床边加护栏。

2. 给予氧疗护理　应给予低流量(1~2升/分)、低浓度(<35%)持续氧气吸入,要求氧疗后氧分压应维持在60mmHg或动脉血氧饱和度在90%以上。

3. 病情观察

(1) 观察生命体征的变化:监测血压、脉搏、心率变化,观察原发病的临床表现。

(2) 观察呼吸频率与节律有无发绀:呼吸困难可表现为鼻翼煽动、点头提肩呼吸、三凹症、胸腹矛盾运动。发展至肺性脑病时,呼吸困难表现不明显,突出表现呼吸频率和节律的改变,需密切观察。

(3) 密切观察意识变化。

4. 建立有效静脉通道,按医嘱给药

> **小提示**
>
> 慢性呼吸衰竭患者由于肺功能不全,睡眠时肺泡通气减少,病情往往在夜间加重,因此夜间值班者应勤巡视。

给药观察：

（1）保持呼吸道通畅的前提下，使用呼吸兴奋剂，静脉输液时速度不可过快。若患者出现恶心、呕吐、烦躁、面色潮红及皮肤瘙痒时常提示呼吸兴奋剂过量，应立即通知医生。出现肌肉抽搐时立即停药。

（2）使用茶碱类药物时浓度不能过高，注射速度不能过快，使用过程中应观察有无心动过速、心律失常、血压下降等不良反应。

（3）使用血管活性药物时应选择通畅、安全的静脉通道，由输液泵输注以确保剂量准确。

（4）使用氯化钾时要严格执行医嘱，核实药物浓度，控制输液速度，并及时复查血钾情况和心电图情况。

5. 维持气道通畅

（1）稀释痰液，可用生理盐水，每日超声雾化2次，鼓励清醒患者饮水。

（2）刺激咳嗽，辅助排痰，翻身扣背，协助患者有效咳嗽和呼吸。

（3）痰液黏稠，无力咳嗽时给予吸痰。

6. 心理护理　安抚患者及家属的情绪，避免紧张情绪加重病情。

八、该患者痰液黏稠，不易咳出，经翻身叩背后情况仍无改善，遵医嘱需进行氧气雾化治疗，如何操作？

1. 氧气雾化的目的及原理　氧气雾化是用氧气作为气源，借助氧气高速气流，使药液形成细微的气雾，随吸气进入呼吸道，使药物直接作用于气管、支气管及肺部，起到稀释痰液、祛痰、消炎、解痉、平喘等作用。

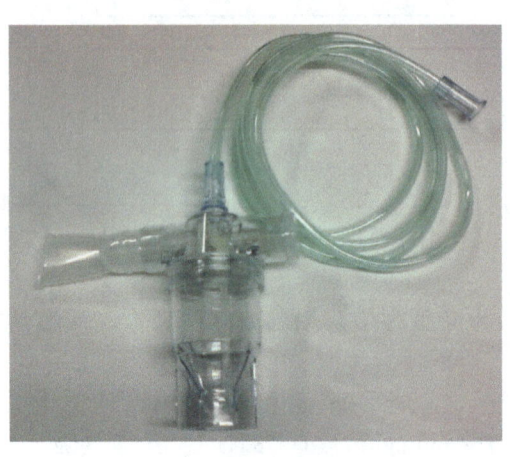

图3-38　带氧雾化器

2. 优点　雾化吸入的优点在于其发挥迅速、有效和无痛的治疗作用。由于用量小，仅为其他给药途径的1/10左右，明显减少了药物的毒副作用，大大提高了用药安全性。

3. 操作步骤　根据医嘱配置药物——将配好的药物注入湿化器药壶内——将雾化器与氧源连接——开氧气，流量5升/分——见雾喷出将含嘴放置患者口中——嘱患者含紧含嘴，做缓慢而有力的深呼吸；雾化完毕，关闭氧气流量开关，注意及时吸痰（鼓励清醒患者咳嗽），见图3-38。

九、值班医生检查患者后认为需要进行血气分析的检查，以便进一步确定该患者的治疗方案，作为护士你应怎样正确采集标本送检？

1. 目的　通过动脉血气分析可监测有无酸碱平衡失调、缺氧和二氧化碳潴留，判断急、慢性呼吸衰竭的程度，为诊断和治疗呼吸衰竭提供可靠依据。动脉血采集常用穿刺部位有：桡动脉、肱动脉、股动脉、足背

> **小提示**
>
> 血气分析是诊断呼吸衰竭和评价治疗效果的主要指标。因动脉血能反应肺泡气与肺循环配合的综合功能，临床上常取动脉血做血气分析。

动脉等。

2. 适应证

（1）各种疾病、创伤、手术所导致的呼吸功能障碍者。

（2）呼吸衰竭的患者,使用机械辅助呼吸治疗时。

（3）进行心肺复苏后,对患者的继续监测。

3. 准备工作

（1）患者的准备:①桡动脉、末梢动脉穿刺部位采血时,患者体位不受影响,以患者舒适,采血方便为宜;②肱动脉穿刺部位采血时,患者取坐位或平卧位;③股动脉穿刺部位采血时,患者限平卧位,下肢外展。

（2）用物的准备:静脉穿刺盘,一次性专用血气针(若无专用针可用2ml无菌注射器抽取少量1250U/ml肝素溶液湿润注射器后排尽加橡胶塞一个代替)(图3-39)。

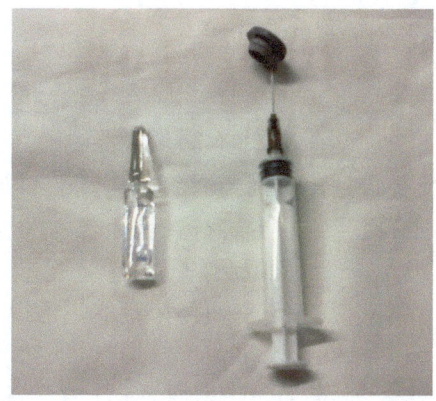

图3-39　动脉采血用物

4. 操作方法

（1）患者准备:操作前应向患者或家属解释动脉采血的目的及穿刺方法,取得合作。

（2）评估患者:穿刺部位皮肤及动脉搏动情况。

（3）消毒:用碘伏棉签消毒穿刺部位,消毒术者左手食指和中指。

（4）穿刺采血:触摸动脉搏动最明显处,用左手食指和中指固定动脉,右手持注射器与皮肤呈合适角度穿刺,若股动脉穿刺采血则垂直进针,穿刺成功则血自动流入针管内,色鲜红,采血量1～2ml(图3-40)。

> **小提示**
>
> 一般情况下动脉采血时不必用力拔针栓回抽,血液会自动流入针管,但应注意固定以防针尖滑出动脉血管。

（5）拔针:用无菌干棉签按压穿刺点迅速拔针,立即将针头斜面刺入橡皮塞内,以免空气进入影响结果。

（6）送检:将注射器轻轻转动,可用手搓动1分钟,使血液肝素充分混合,防止凝血,及时送检。

5. 注意事项

（1）取动脉血液必须防止空气混入,影响检查结果。

（2）患者吸氧时应尽量避免采用末梢血,因吸氧时动脉血氧饱和度大于空气的氧分压,标本一旦接触空气,血中氧可迅速向空气中弥散,因而使测得的动脉血氧饱和度降低。

（3）标本采集好后应立即送检。

（4）取末梢动脉血时,不宜用力挤压穿刺部位,以防淋巴液渗入影响结果。

（5）采血后应持续按压穿刺点10～

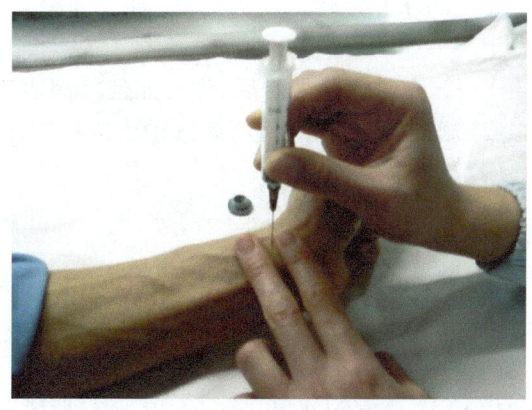

图3-40　动脉采血示意

> **小提示**
>
> 血液样本检测只能有专门人员负责，谨记要谨慎操作处理血样及采集血样的仪器。使用符合规格的橡胶手套防止直接接触血样，随时采用消毒技术防止感染采样点。

15分钟，对有凝血机制障碍，或服用抗凝剂、溶栓治疗的患者应延长压迫时间。

（6）填写血气分析申请单时，要注明采血时间、体温、患者吸氧方法、氧浓度、氧流量、机械呼吸的各种参数等。

（7）严格无菌操作，避免医源性感染，注意自身防护。

十、经给氧等上述治疗后，患者病情不见好转，呼吸道分泌物较多，血氧饱和度仍为80%，血气分析结果显示为低氧血症伴二氧化碳潴留，急需建立人工气道以改善呼吸状况，请你配合医生为患者进行气管插管，并做好相关护理工作。

1. 气管插管的目的及适应证

（1）目的：建立通畅稳定的气道以防止误吸，保持呼吸道通畅及控制呼吸。

（2）适应证：①保护气道：保证气道通畅、频繁气管内吸痰者；②防止误吸：口腔分泌物较多、血肿及昏迷患者；③呼吸功能不全：高碳酸血症及急性呼吸窘迫综合征患者；④呼吸停止的患者。

2. 护理注意事项

（1）掌握吸痰技巧：吸痰时严格无菌操作，在无负压情况下插入，当到达一定深度，边轻轻旋转缓缓上提的同时进行吸引，切忌上下重复抽吸。负压在150～200mmHg，时间不超过15秒，操作动作轻柔，防止吸痰管小孔直接贴于气管黏膜，造成黏膜损伤。吸痰后应立即给予氧气吸入，以免加重患者缺氧，并严密观察患者神志和生命体征的变化。

（2）保持患者气道湿化：用灭菌生理盐水50ml加α-糜蛋白酶100U，（必要时加庆大霉素80000U及地塞米松3mg）配制成稀释液，2～3ml/小时间断滴入气道，雾化吸入1次/6小时，既湿化气道又不致让患者吸入过量水分。同时患者口鼻部用双层敷料覆盖，必要时稀释液湿敷，并定时更换。

（3）气囊护理：使用最小漏气技术，气管导管的气囊压力应小于15mmHg，注气量为3～5ml，每2～4小时放气1次，每次间隔3～5分钟，以防止呼吸道局部受压过久。

（4）防止感染：经口气管插管使口腔持续处于开放状态，口腔的自净作用和局部黏膜抵抗力减弱，细菌定植增加，因此应加强口腔护理。

（5）防止并发症：为患者进行有效的翻身扣背协助排痰，防止坠积性肺炎等并发症的发生。

十一、完成急诊救治后，你应如何将患者安全转运至监护病房或住院病区？在转运途中应注意些什么？如何与接诊护士进行交接？急救护理记录单有哪些内容？

1. 转运的准备工作

（1）电话通知接诊科室，准备好病床和抢救用物。

（2）准备好需携带的药品、物品，如便携式呼吸机、便携式氧气瓶及监护仪。

（3）患者的准备：将患者妥善安置于转运担架床上，不能平卧的患者应将担架床头摇至半靠位（图3-41），并用安全带将患者身体固定。

> **小提示**
>
> 危重患者如需入院接受进一步的治疗，必须在完成各种急诊救护措施后，生命体征稳定时方可转运；同时，医生、护士必须携带必要的急救药品和物品及监护设备护送至接诊科室。

2. 转运的注意事项

（1）在转运途中保持吸氧、药物治疗、辅助呼吸等各种治疗措施的持续。

（2）转运途中应注意密切观察患者病情变化，发生异常及时报告医生，并进行处理。

（3）注意保护患者的安全，防止发生意外伤害。

3. 患者的交接　将患者转运至接诊科室后，应与接诊护士就患者的一般情况、病情及现在症状、治疗及护理、其他特殊情况等进行详细的交接，并在危重患者交接单上签字。

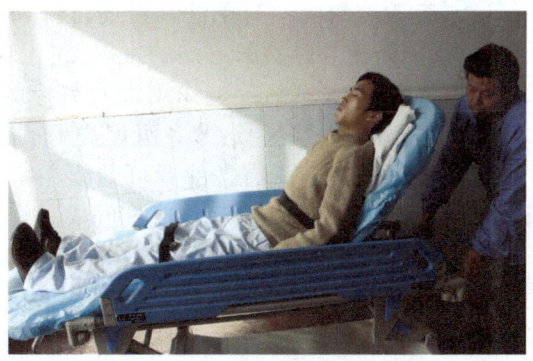

图3-41　患者的转运体位

4. 急救护理记录单的填写　护理记录单的填写应符合以下要求：

（1）符合病历书写基本规范要求。

（2）急救护理记录单各项护理措施时间必须具体到分钟。

（3）因抢救急诊患者未能及时书写记录的，应在抢救结束后6小时内据实补记，并加以注明。

小　提　示

急救护理记录单书写要求同护理文书书写规范要求。

（4）急诊抢救患者应随时记录患者情况。包括抢救日期、时间（具体到分钟）、病情变化及相应抢救护理措施。

（5）患者的病情变化指抢救过程中患者的体温、脉搏、呼吸、血压、神志、瞳孔、尿量、大便等情况变化。

（6）抢救护理措施指抢救过程中所运用的如吸氧、心电监护、气管插管、心肺复苏、输液、各种药物、呼吸机等一切抢救护理措施。

（7）抢救结束后应记录患者转归，如好转出院、入院、留观察等。

十二、作为护士你应如何对患者进行健康指导，以防止患者病情复发？

急性呼衰处理及时、恰当，患者可完全康复；慢性呼衰患者度过危重期后，关键是预防和及时处理呼吸道感染等诱因，重在预防，因此呼吸衰竭患者的健康指导是十分重要的，应从以下几方面进行：

1. 戒烟　吸烟是诱发呼吸衰竭的一个重要原因，可加重患者的咳嗽、咳痰，因此患者出院后应做到戒烟，戒烟困难者可采用药物干预的方法，使患者逐渐减少吸烟次数和吸烟量，最终达到戒烟的目的。

2. 药物治疗　慢性呼衰患者出院后应遵医嘱继续服药。对使用气雾剂的患者，应再次让患者演示正确使用喷雾剂的方法及喷雾量，确保患者在家中正确使用喷雾剂。

小　词　典

无创通气治疗：是一种通气治疗方法，指呼吸机通过面罩或口鼻面罩提供气体，不经过人工气道进行的机械通气。对于病情相对较轻或在疾病处于早期阶段的患者，若人机配合较好，可以考虑使用无创通气。

3. **长期家庭氧疗** 有条件者可进行长期家庭氧疗。长期家庭氧疗可减缓肺动脉高压的发生,能防止与延缓肺心病的发展,纠正呼吸衰竭。因此,医护人员应该让患者及家属了解相关知识、长期氧疗的作用以及氧疗的适应证和正确的方法,改善患者生活质量和精神状态,减少住院次数,节省医疗费用。

4. **无创通气治疗** 有条件者可继续在家进行无创通气治疗。患者在出院前两天使用自己的呼吸机,护士在患者住院期间应教会患者呼吸机的使用操作方法。

5. **饮食指导** 最新近研究表明:有效的营养支持治疗可明显降低感染和呼吸衰竭的发生,降低病死率。因此应给予营养丰富、易消化、高热量、高蛋白、高维生素饮食,多吃新鲜水果、蔬菜、多饮水,增加纤维素,控制糖类,预防便秘而引起呼吸困难。

6. **预防感染** 对于慢性呼衰患者,应当积极预防感染,增强机体免疫力,提高机体抗病力,积极预防上呼吸道感染和消除对呼吸道的刺激因素。主要包括保证患者有充足的睡眠,加强锻炼,每天坚持1~2小时的必要户外活动,远离危险因素,尽量避免去交通拥挤及多雾的地方,减少有害气体的吸入,如油漆、清洁剂等。针对老年人的呼吸道免疫力减退是造成慢性支气管炎的内因之一,还应改善家庭的环境,保持房间温湿度适宜,避免过冷或干燥的空气,防止呼吸道痉挛。

7. **咳嗽锻炼指导** 指导患者出院后进行有效的咳嗽锻炼。方法一:身体向前倾斜,采用缩唇式呼吸方法做几次深呼吸,最后一次深呼吸后,张开嘴呼气期间用力咳嗽,同时顶住腹部肌肉。方法二:做两次深呼吸后屏住气,用力自肺的深部发出,做两次短而有力的咳嗽。

8. **呼吸肌锻炼指导** 通过有效的呼吸肌锻炼可明显提高呼吸肌的肌力和耐力,结合其他康复治疗措施可预防呼吸肌疲劳和通气衰竭的发生。指导患者进行呼吸肌锻炼,应根据病情循序渐进。非特异性呼吸肌锻炼可以通过行走、慢跑、游泳、登梯运动来实现;特异性呼吸肌锻炼可通过增加呼吸负荷的方法来达到,最简单的有吹蜡烛、吹气球、缩唇呼吸以及全身性呼吸体操锻炼。全身性呼吸体操锻炼在腹式呼吸练习的基础上进行,即腹式和扩胸、弯腰、下蹲等动作结合在一起,起到进一步改善肺功能,增强体力的作用。

第三部分 评价与反馈

十三、请分析下面案例,在模拟患者上完成救护任务,并在小组中展示完成任务的过程,对照呼吸衰竭急诊救护评分表进行自评及小组评价。

案例: 患者,女,70岁,既往有慢性支气管炎病史10余年,一周前受凉后出现咳嗽、咳白色泡沫样痰。2小时前上楼梯后突然出现呼吸困难,大汗淋漓,不能平卧,家属急送120。入院查体:T 36.8℃,P 130次/分,R 38次/分,BP 160/100mmHg。患者端坐卧位,烦躁不安,口唇及面色发绀,呈点头样呼吸,"三凹征"明显,测SaO_2为75%。急查血气分析:pH 7.40,PaO_2 30 mmHg,$PaCO_2$ 70 mmHg。

提示

1. 你的调查与思考

2. 你发现与确定的问题

3. 制定实施的方案

4. 实施过程描述

表 3-17　呼吸衰竭的救护（项目评分标准）

项目内容	分值	评价内容	评分标准	得分
应知基础知识	20	1. 呼吸衰竭的概念	2	
		2. 呼吸衰竭的病因及分型	2	
		3. 呼吸衰竭的临床表现及诊断标准	2	
		4. 呼吸衰竭严重程度的评估标准	2	
		5. Ⅰ型及Ⅱ型呼衰的护理流程	2	
		6. 不同类型呼吸衰竭患者吸氧浓度及注意事项,氧疗效果的观察	2	
		7. 呼吸衰竭患者病情观察内容	2	
		8. 吸痰的注意事项	2	
		9. 呼吸衰竭抢救用药的注意事项和观察内容	2	
		10. 采集动脉血气标本的注意事项	2	
应会技能	70	1. 迅速判断患者病情,正确分诊	3	
		2. 检查吸氧设备、呼吸机等抢救设备保证功能完好	2	
		3. 接诊患者后迅速按急救流程做出初步紧急处理	4	
		4. 为患者采取合适的体位	2	
		5. 正确给氧并观察用氧效果,做好护理记录	5	
		6. 协助患者翻身叩背,必要时吸痰以保持呼吸道通畅	5	
		7. 正确放置口咽通气导管	5	
		8. 迅速建立有效的静脉通道（留置针）	3	
		9. 遵医嘱用药,并观察用药后的效果及不良反应,若有异常及时处理	3	
		10. 执行口头医嘱时复述核对无误后执行,并保留空瓶备查	5	
		11. 遵照医嘱行带氧雾化,观察治疗效果	3	
		12. 正确采集动脉血标本	3	
		13. 根据患者病情行心电、血氧饱和度监测	3	
		14. 配合医生进行气管插管,做好相关护理	6	
		15. 必要时使用简易呼吸器或呼吸机辅助呼吸	5	
		16. 备齐用物,将患者安全转运至病房,途中注意安全,密切观察患者病情变化	5	
		17. 规范书写护理记录	3	
		18. 完成与接诊护士的交接工作	3	
		19. 对仪器物品进行消毒处理,保持完好备用状态	2	
综合素质、总体印象、安全等	10	1. 注意职业防护和预防院内感染	2	
		2. 救护过程中与患者的沟通及心理护理	3	
		3. 仪表规范、动作敏捷	3	
		4. 与团队其他成员的团结协作意识强		

自评：　　　　　　　　　　　　　　　　　　　　　　　　　小组评：

十四、根据学习过程中的情况完成学习情况反馈表（表 3-18）

表 3-18　学习情况反馈表（自评）

序号	项目	学习任务完成情况	签名
1	独立完成的任务		
2	小组合作完成的任务		
3	教师指导下完成的任务		
4	是否达到学习目标,能否与同学合作完成呼吸衰竭急诊救护任务		
5	本学习任务存在的问题、改进建议		

学习拓展

十五、呼吸衰竭患者协助其排痰,保持呼吸道通畅是十分重要的,目前临床上护理常用的、便于操作的协助排痰措施有哪几种?护士应如何操作?

1. 湿化　重症呼吸衰竭患者应注意补充液体量,尤其对老年人应耐心给予少量多次喂水以稀释痰液,同时病房可用加湿器湿化,以保持周围环境湿润。使用呼吸机时,需注意湿化水温度,冬天水温36℃左右,夏天32℃适宜。

2. 翻身和拍背　呼衰患者呼吸困难时经常保持强迫体位,患者无力将痰液咳出,护士要经常给患者翻身、拍背,拍背时鼓励患者用力咳嗽。每次咳嗽前可喂少量温水,再拍背,这样反复叩拍,帮助患者将痰排出。

具体方法是:左手扶好患者左肩部,右手五指并拢微屈,手掌呈凹式,从肺底由下向上,由外向内轻拍,其力量的强度与频率能使患者承受并使痰液排出为宜。通过拍背、改换体位和咳嗽等动作,气流震动使肺内或支气管内的痰液排出。因痰液黏稠,效果不佳而配合雾化吸入。

3. 雾化吸入　进行雾化吸入时首先向患者做好解释工作,取得患者的配合,指导患者慢慢吸入,吸入时稍屏气片刻,呼气时应闭口,以免气雾外呼造成浪费。雾化过程中如出现心悸、喘憋、濒死感、心率增快120次/分,考虑可能是与雾化吸入时氧的供应不足所致,立即停止雾化吸入,安慰并扶患者坐起,身体前倾位,轻拍背部,鼓励患者咳嗽、咳痰、吸氧等处理。

十六、建立人工气道的患者的心理护理是十分重要的,由于患者不能言语,造成护士与患者之间的沟通障碍。有关资料表明,81%患者感觉不能说话是非常痛苦的,因此建立新的护患沟通方式是十分必要的,你认为怎样才能解决患者"有苦难言"的问题?在与这类患者进行沟通的过程中应注意哪些问题?

在与不能言语患者沟通的过程中,体动、表情、眼神都可以帮助护理人员了解患者的心理反应和动机,同时还应该注意以下几点:

(1) 书写:对有一定文化,手能活动的患者来说,书写是一种让其十分乐于接受又十分有效的交流方法,能提供重要的病情信息。

(2) 护士应教会患者用手势表情或简单的点头、摇头等表达问题(如果术前实行统一的手势训练,效果更佳)。

(3) 对无法书写的患者可用字母卡、实物照片表达或向患者提出问题,让患者来回答"是"与"否"。

(4) 护理人员应及时识别和满足患者的需求(特别是缓解疼痛和自理的需求),并运用言语、文字、体语(微笑的面容、安详的目光和关切从容的神情、轻柔的触摸)向患者传达信息,以增强患者治愈信心。同时合理安排家属探视,将患者的不良心理减至最轻。

十七、在救治此类患者时常需在短时间内执行众多急救措施,你可否分别设计出两人、三人配合抢救时的分工及站位,从而提高救治效率和工作质量,使急诊救治更有条不紊?

学习任务六　高血压危象的救护

　学习目标

完成本学习任务后,你应当能

1. 知道高血压危象及其常见诱因,识别高血压危象的临床特点,明确高血压危象的急救与护理措施
2. 学会对高血压危象患者进行快速评估,配合医生对高血压危象患者实施救护,学会血压监测技术、输液技术、吸氧技术等,并能及时、准确的填写有关急救记录
3. 具有高度的责任心,善于思考,反应敏捷,为患者提供优质的救护服务

建议完成本学习任务为 2 学时

内容结构

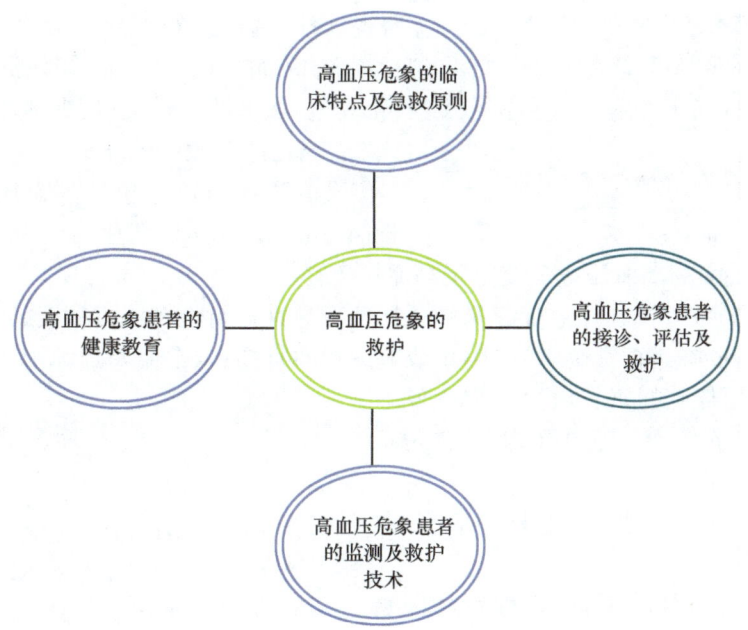

学习任务描述

患者,女,68 岁,继往有高血压病史 10 年,下午与邻居争吵后出现剧烈头痛,伴视物不清和恶心 2 小时,于晚 7 时被家属抬入急诊科。入院查体:体温 36.8℃,脉搏 108 次/分,呼吸 24 次/分,血压 250/120mmHg。患者呈昏迷状,呼吸急促,颜面潮红,呼之能应,不能正确回答问题,眼底检查可见双侧视网膜絮状渗出。请你迅速迎接患者,在通知医生的同时进行初步病情评估,并协同其他医护人员采取积极有效的救护措施。

随着人类社会的发展及人们生活方式的变化,高血压患病率有增高的趋势,高血压危象是在高血压基础上发生的,有高度危险性的心血管急危重症,突然起病,病情凶险,死亡率较

高。通常表现为剧烈头痛,伴有恶心呕吐,视力障碍和精神及神经方面异常改变,一旦发病必须立即得到及时、有效的治疗。因此,及时准确的病情评估和有效的急救护理措施对于减少高血压危象的致残率和死亡率有极其重要的意义。

第一部分　知　识　要　求

一、高血压危象的概念及病因

1. 概念　高血压危象:是指原发性和继发性高血压在疾病发展过程中,在某些诱因作用下,使血压急剧升高,通常收缩压>200mmHg和(或)舒张压>120mmHg,病情急剧恶化以及由于高血压引起的心脏、脑、肾等主要靶器官功能严重受损的并发症。

2. 病因
（1）原发性高血压。
（2）继发性高血压:①多种肾性高血压:包括肾动脉狭窄、急性和慢性肾小球肾炎、慢性肾盂肾炎、肾脏结缔组织病变所致高血压;②内分泌性高血压,如嗜铬细胞瘤;③妊娠高血压综合征;④其他:如主动脉瓣狭窄、头颅外伤等。

小　提　示

在上述高血压疾病基础上,如有下列因素存在,高血压患者极易发生高血压危象。
（1）寒冷刺激、精神创伤、外界不良刺激、情绪波动和过度疲劳等。
（2）应用单胺氧化酶抑制剂治疗高血压,并同时食用干酪、扁豆、腌鱼、啤酒和红葡萄酒等一些富含酪胺酸的食物。
（3）应用拟交感神经药物后发生节后交感神经末梢的儿茶酚胺释放。
（4）高血压患者突然停用可乐定等降压药物。
（5）经期和绝经期的内分泌功能紊乱。

二、高血压危象的临床分类

广义的高血压危象包括高血压次急症(hypertensive urgencies)和高血压急症(hypertensive emergencies),狭义的高血压危象就是指高血压急症。

1. 高血压急症　高血压急症是指高血压伴有急性进行性靶器官病变,需要立即降压治疗(但并不需要降至正常范围)以阻止或减少靶器官损害,常需要静脉用药,主要包括:

（1）高血压伴脑损害:高血压脑病、缺血性或出血性脑卒中等,其中高血压脑病最常见。
（2）高血压伴心脏损害:急性左心衰、急性冠脉综合征等。
（3）高血压伴肾脏损害:急性肾功能衰竭等。
（4）高血压伴主动脉夹层。

小　词　典

高血压脑病:是由于持续的血压过高突破了脑血管的自动调节范围,引起脑血液灌注过多而导致脑水肿,主要表现为头痛、呕吐、视盘水肿等颅内高压的征象,也可伴有其他脏器的损害。

历　史　瞬　间

此类疾病原统称为高血压急症,1984年国际联合委员会根据治疗需要将其分为要求立即治疗和允许在短期内降至要求的目标水平两种。1997年JNCVⅠ统一为高血压危象,并根据靶器官损害和是否需要立即降压治疗而将高血压危象分为高血压急症和次急症。2003年,JNCVⅡ对高血压急症和次急症进行了定义。

（5）其他：嗜铬细胞瘤、子痫、手术中高血压等。

2. 高血压次急症　高血压次急症也称为高血压紧迫状态，指血压急剧升高而尚无靶器官损害。允许在24小时内将血压降至正常范围，不一定需要静脉用药。

三、高血压危象的临床表现

1. 血压显著增高　收缩压升高可达200mmHg以上，严重时舒张压也显著增高，可达120mmHg以上。

2. 靶器官急性损害的表现

（1）视物模糊，视力丧失，眼底检查可见视网膜出血，渗出，视盘水肿。

（2）胸闷，心绞痛，心悸，气急，咳嗽，甚至咯泡沫痰，突发持续胸部或背部疼痛等。

（3）尿频，蛋白尿，尿少，血浆肌酐和尿素氮增高。

（4）头痛伴恶心、呕吐，感觉障碍，偏瘫，失语，严重者烦躁不安或意识障碍。

（5）其他：如病情严重时还可出现微血管病性溶血等。

四、高血压危象的救护原则

1. 病情监护　注意监测患者生命体征的变化，尤其注意监测血压的变化。

2. 迅速降低血压　本病起病较急，因此，应迅速降低血压以尽快改善症状，在降压的过程中应该注意以下几点：

（1）选择速效的降压药，一般采用静脉用药。

（2）合理选择降压药，根据高血压伴脏器损害的情况选择适宜的降压药。

（3）控制性降压，一般在开始的2小时内将血压降低20%~25%，在随后2~6小时内使血压逐步达到160/100mmHg为宜，因为短时间内血压急剧下降，有可能使重要器官的血流灌注明显减少，应采取逐步控制性降压。

3. 防治并发症，改善脏器功能障碍如应用脱水剂防治脑水肿等。

第二部分　任务分析

本部分通过设置高血压危象的不同情景，以急诊科实际工作的流程为导向，学习高血压危象患者的救护方法，其中对高血压危象患者的护理评估、血压监测、对降压药物的输液技术等是本部分的重点学习内容。

五、该患者被安置在抢救室，作为接诊护士请你迅速对患者进行护理评估，并在通知医生的同时为该患者实施初步救护。

1. 护理评估

（1）病史收集：应询问患者既往有无高血压史及家族史，有无寒冷、精神刺激及内分泌功能紊乱等高血压危象诱因存在，是否服用抗高血压药物或其他药物，详细了解服药情况。

（2）患者身体状况评估：

1）患者血压状况：患者可出现突然性血压急剧升高，在原有高血压基础上，血压快速、显著升高。

2）是否具有急性靶器官损伤的表现：在患者血压急剧升高的同时，继而导致急性靶器官的损害。如①神经系统损害：出现头痛、呕吐、意识改变、神经系统体征、视觉障碍等；②心血管系统损害：出现胸痛、呼吸困难、双侧血压差异>30mmHg等；③泌尿系统（肾脏）损害：出现蛋白尿、少尿、水肿等。

经询问，该患者有长期高血压病史，存在情绪激动的诱发因素，测血压达250/

120mmHg，患者有头痛、呕吐、意识障碍、视觉障碍，但未发现神经系统定位体征。经初步病情评估可基本确定患者为高血压危象，高血压伴脑损害，高血压脑病。

> **小 提 示**
>
> 高血压危象患者双侧肢体血压差过大时应警惕主动脉夹层的发生。

2. 初步救护

（1）卧床休息，保持呼吸道通畅：加强安全防护，头部稍抬高以减轻脑水肿，头偏向一侧，呕吐物及呼吸道分泌物较多时给予吸痰以防窒息，每次吸痰时间不宜超过15秒。

（2）吸氧：可选低、中流量氧气吸入，经鼻导管给氧。

（3）迅速建立静脉通道：以保证及时输入抢救药物，遵医嘱准确用药，调整用药速度。

（4）病情监测：监测生命体征、意识、瞳孔、尿量等，迅速连接好心电监护仪。

（5）其他：安定患者情绪，必要时给予镇静剂、留置尿管等。

六、经医生检查，该患者初步诊断为高血压危象，高血压脑病，需要监测各项生命体征的变化，进行心电监测，你该如何进行该仪器的操作？

心电监护仪通常能够监测心电图、血压、呼吸、经皮血氧饱和度等指标。

1. 心电监测

（1）电极片的安放：临床上心电监护的电极安放有两种，一种是五导联电极，使用时需要安放右上、左上、左下、右下和中间五个导联；另一种是三导联电极，使用时只需安放右上、左上和左下导联即可，电极安放位置见（图3-42）。

1）右上（RA）导联安放位置为右锁骨中线锁骨下。

2）左上（LA）导联安放位置为左锁骨中线锁骨下。

3）左下（LL）导联安放位置为左锁骨中线第6、7肋间。

4）右下（RL）导联安放位置为右锁骨中线第6、7肋间。

5）中间（C）导联为胸导联电极位置。

（2）监测心电图主要观察指标：观察并记录心率和心律，观察P、QRS、T波，观察P—R间期、Q—T间期，观察有无异常波出现等。

2. 血压监测　分为自动监测、手动监测和持续监测。手动监测是随时使用随时启动START键；自动监测可人工设置周期，机器自动按设定时间监测；持续监测时，机器持续监测数分钟，一般为5分钟，机器不断充气、放气，直至测出结果。

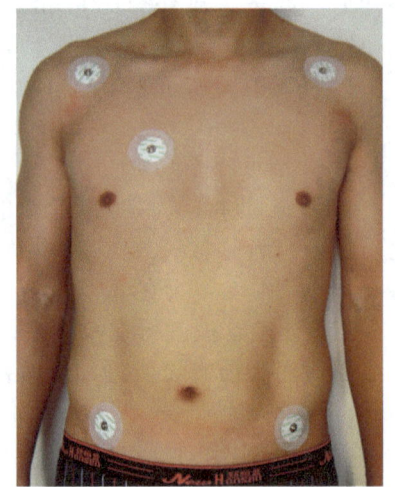

图3-42　心电监护电极安放位置

3. 呼吸监测　通常利用心电电极来检测呼吸阻抗以测定呼吸的频率。

4. 血氧饱和度监测　用经皮血氧饱和度监测仪红外线探头固定在指（趾）端，监测到指（趾）端小动脉搏动时的氧合血红蛋白占血红蛋白的百分比。

5. 其他监测　包括体温监测和其他血液流变学监测，需要加载相应模块才能使用。体温监测时可将体温探头固定在腋下，在监测血氧饱和度的同时可监测脉搏。

七、该患者经头颅 CT 检查提示脑水肿,但排除了脑出血,此时诊断已明确为高血压危象,高血压脑病,作为急诊科护士你应如何对该患者进行护理?

1. 一般护理

(1) 卧位:急性期应绝对卧床休息,将头抬高 30°,避免搬动,避免对患者过度的心身刺激。

(2) 饮食:嘱进食低盐、低脂、清淡、易消化饮食,少食多餐,保持大便通畅。

(3) 基础护理:应加强各项基础护理,如口腔护理、皮肤护理等,以防压疮等并发症的发生。

2. 治疗护理　迅速、准确地按医嘱给予降压药如硝普钠,脱水剂如甘露醇,镇静药物如地西泮。必要时给予氧气吸入。

3. 病情观察

(1) 生命体征的观察:严密观察患者神志、瞳孔、血压、心率、心律、呼吸频率。

(2) 持续心电监测。

(3) 如发现血压急剧升高或骤然过低、晕厥、剧烈头痛、肢体乏力、恶心、呕吐、视力模糊、神志改变等情况应立即报告医生,给予及时处理。

(4) 严密观察药物不良反应:本高血压危象患者主要表现为颅内高压,可用硝普钠静滴

> **小提示**
>
> 硝普钠需新鲜配制,避光静滴,持续应用不宜超过 72 小时以免氰化物中毒。
>
> 高血压危象常用的降压药物:①利尿剂:如呋塞米;②作用于 α、β 受体的药物:如酚妥拉明、拉贝洛尔;③钙通道拮抗剂:如尼卡地平、地尔硫䓬;④转化酶抑制剂:如依那普利;⑤血管扩张剂:如硝普钠、硝酸甘油。

降压。该药为血管扩张剂,直接扩张动脉和静脉,一般认为可作为高血压危象的首选降压药物,在使用时应根据血压水平调整,建议使用避光输液器(图 3-43)或避光注射器(图 3-44),并用输液泵或注射泵控制输注速度。使用时应从小剂量开始,逐渐增量的同时应严密观察患者有无头晕、恶心、心慌等症状,避免血压降之过低而发生不可逆的损害,同时还应观察患者的神志、心率、尿量等病情变化,备好急救药品及器械,随时配合医生进行抢救。

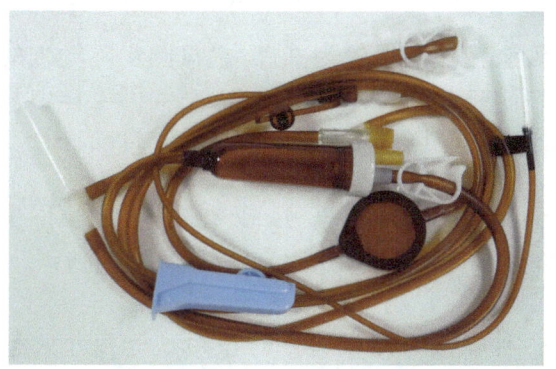

图 3-43　避光输液器

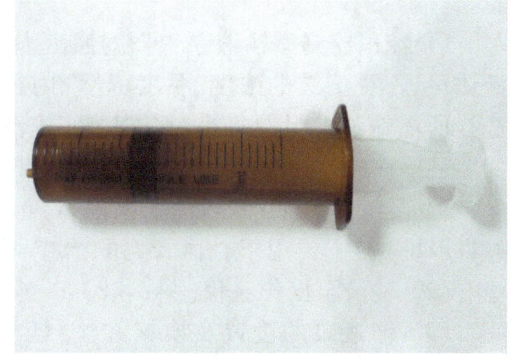

图 3-44　避光注射器

八、由于该患者要使用血管活性药物以控制血压,需要控制输液速度,目前临床上有哪些方法?如何应用?

目前临床上为了控制输液速度可以使用精量微调输液器、输液泵和静推泵。

1. 精量微调输液器 精量输液器(图3-45)是一种能够精确控制输液速度的机械装置,它是由旋塞阀的阀体和旋转塞以及活塞体构成,可以精确控制连续流出的液体量,可对在300ml/h(1~70滴/分钟)范围内的流量进行任意微调,适用高级病房营养液滴注及一些特殊药物的静脉滴注。

2. 输液泵 输液泵是指机械或电子的输液控制装置,它通过作用于输液导管达到控制输液速度的目的。

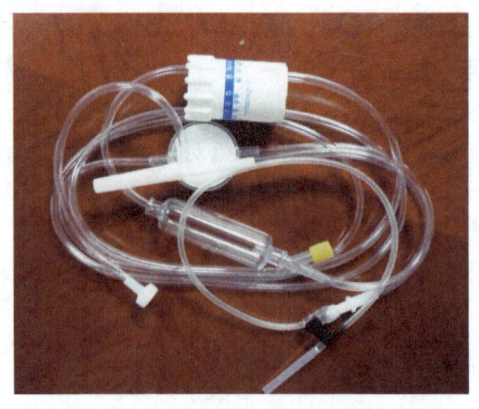

图3-45 精量微调输液器

(1)输液泵的分类:按输液泵的控制原理可将输液泵分为蠕动滚压型输液泵(图3-46)与活塞型注射泵(图3-47)两类,前者主要应用容积控制型(ml/h)。

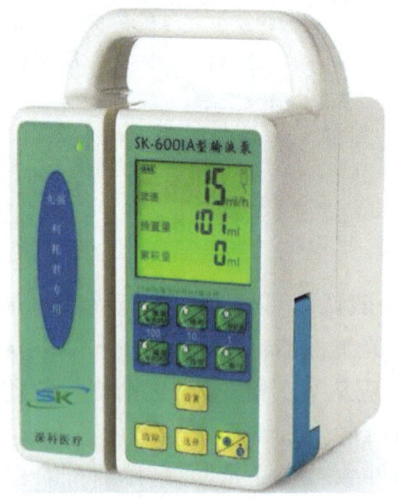
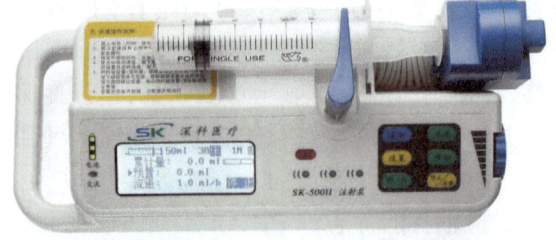

图3-46 输液泵　　　　　　图3-47 注射泵

1)容积控制型输液泵:容积控制型输液泵输注剂量较为准确,它只测实际输入的液体量,不受溶液的浓度、黏度、导管内径的影响,速率调节为1ml/h,在实际工作中只选择所需输液总量及每小时的速率,输液泵会自动按设定的方式工作,并自动进行参量监视。

2)微量注射泵:微量注射泵的特点是输注药液流速平稳、均衡、精确,调节幅度为0.1ml/h。其主要用于心血管病的治疗,也可用于需注入避光的、半衰期极短的药物。

(2)输液泵操作流程(图3-48):

(3)输液泵的设置及换算方法:任何一种输液泵所设置的计量单位为每小时毫升数,而临床所要求的用量及速度往往是 μg/(kg·min)或 mg/min 等,具体换算方法为:

每小时毫升数(M)=[药物剂量(V)×体重(W)×60]/[换算常数(A)×药物浓度(K)]

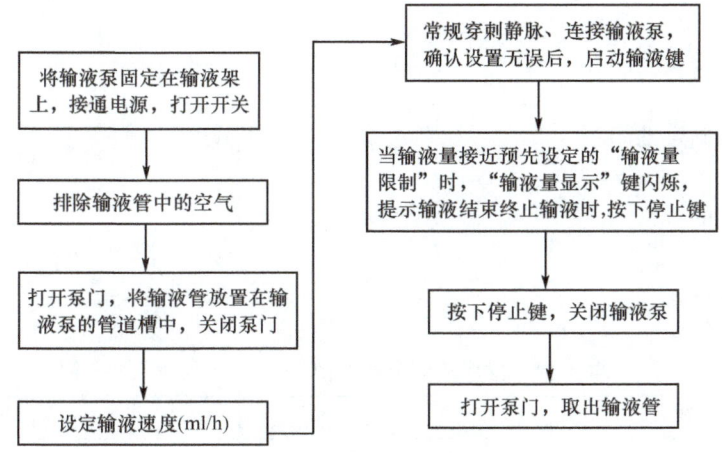

图 3-48 输液泵操作流程

九、患者在急诊科经过治疗后病情好转，血压平稳即将出院，作为护士应为患者提供哪些健康知识教育以防再次发生高血压危象？

1. 避免诱因　告知患者避免或消除引起高血压危象的常见诱因，如激动、饮酒、受凉等。

2. 合理饮食　限制饮食，防止过胖，饮食宜清淡，避免油腻，戒烟限酒。控制盐的摄入量，正常成人每日摄入 6g 食盐为宜，患高血压尤其是合并有心、肾功能不全者则更应减量。

> **小提示**
>
> 例如：患者体重 50kg，给予硝普钠 25mg 加入 250ml 液体中静滴，以 $0.5\mu g/(kg\cdot min)$ 的速度输注，则每小时毫升数为 $[0.5\mu g/(kg\cdot min)\times 50(kg)\times 60]/[1000\times 0.1(mg/ml)]$，计算结果为 15ml/h。

3. 避免便秘　患者要养成良好的排便习惯，保持大便通畅。长期便秘、用力排便可能成为诱发高血压危象的诱因。

4. 合理休息与运动　急性期应绝对卧床休息，病情稳定再适当活动，注意劳逸结合，保证充足的睡眠。根据病情选择骑自行车、做健身操、快步行走等有氧运动，避免参加举重、俯卧撑等力量型活动及比赛。

5. 稳定情绪　告知患者情绪波动容易导致血压不稳定，且可成为高血压危象的诱因。

6. 正确用药　告知患者应坚持定时服用降压药物，即使血压降至正常也不能擅自停药，服药剂量不可随意增加，以防因血压降得过低而致重要脏器供血不足，如果血压降至正常以下则需在医生指导下减药或暂时停药。

7. 监测病情　高血压患者应注意定期监测血压，学会测量血压，如出现头痛、恶心、呕吐、视力模糊等应及时到医院就诊。

第三部分　评价与反馈

十、分析下述案例，对模拟患者完成救护任务，并在小组中展示完成任务的过程，对照高血压危象的救护项目评分表（表 3-19）进行自评及小组评价。

案例：120 救护车接回一男性患者，56 岁，心慌、气急伴咳嗽、咳粉红色泡沫痰半天。体检发现，血压 240/130mmHg，呼吸 28 次/分，神志清楚，不能平卧，双肺底湿啰音，心率 116 次/分，律齐，心音稍弱。患者患高血压 18 年。

提示

1. 你的调查与思考

2. 你发现与确定的问题

3. 制定实施的方案

4. 实施过程描述

表 3-19　高血压危象的救护（项目评分标准）

项目内容	分值	评价内容	评分标准	得分
应知基础知识	20	1. 原发性和继发性高血压的概念	2	
		2. 高血压急症和次急症的区别	2	
		3. 高血压危象的诱发因素	2	
		4. 高血压危象时常损害的靶器官	2	
		5. 高血压危象时常需要的辅助检查	2	
		6. 高血压危象的救护措施	2	
		7. 降压药常用的类别及代表药物	2	
		8. 伴脑梗死时不强调将血压降至正常的原因	2	
		9. 心电监护仪常用的监测指标	2	
		10. 高血压危象患者的健康教育内容	2	
应会技能	70	1. 收集病史	2	
		2. 对患者进行身体状况评估	4	
		3. 根据评估结果对患者病情进行初步判断	5	
		4. 指导患者就诊	4	
		5. 配合医生体检	3	
		6. 安置患者体位，吸氧，建立静脉通道	10	
		7. 遵医嘱进行心电监测	8	
		8. 正确配合医生为患者进行辅助检查	5	
		9. 遵医嘱配用药	6	
		10. 根据药物性质选择合适的输液控制装置	8	
		11. 观察用药效果及反应，有异常及时报告医生处理	5	
		12. 对患者进行健康教育	5	
		13. 完成各种急救护理文书书写	5	
综合素质、总体印象、安全等	10	1. 关心患者，护患关系良好	2	
		2. 救护全程均实施有效的心理护理	3	
		3. 沉着冷静、反应敏捷、操作规范	3	
		4. 文书书写完整及时，职业防护有效	2	

自评：　　　　　　　　　　　　　　　　　　　　　　　小组评：

十一、根据学习过程中的情况完成学习情况反馈(表3-20)

表 3-20　学习情况反馈表(自评)

序号	项目	学习任务完成情况	签名
1	独立完成的任务		
2	小组合作完成的任务		
3	教师指导下完成的任务		
4	是否达到学习目标,能否与同学合作完成		
5	本学习任务存在的问题、改进建议		

学习拓展

十二、临床危象是指某一疾病在病程进展中因诱因的存在而使病情急剧加重所表现的一组证候群,除高血压危象外,临床还常见高热危象、甲亢危象、糖尿病危象等

案例:一男性患者,35岁,被家属抬入急诊科,患者发现血糖升高5年,出现口渴加重、恶心呕吐、烦躁3小时。患者近半年给予胰岛素治疗,昨晚在外就餐时忘记注射胰岛素。体检见血压90/60mmHg,呼吸28次/分,脉搏120次/分,神志清楚,呼吸急促,心率120次/分,律齐,心音有力,腹软,无压痛。急查血糖22.5mmol/L。

提示:

1. 患者出现危象的可能诱因是什么?
2. 患者可能出现的是什么危象?还需要什么辅助检查证实?
3. 应对该患者进行哪些救护措施?

学习任务七　急性中毒的救护

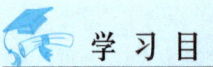　学习目标

完成本学习任务你应当能
1. 学会急性中毒的急救流程,在医生未到之前进行急救准备工作,赢得抢救时机;运用急性中毒急救流程实施救护
2. 对急性中毒的患者进行有效评估,对急性中毒的毒物进行正确判断
3. 学会运用漏斗洗胃、洗胃机洗胃等技术清除胃内毒物,达到急救成功的目的
4. 急救过程中做好院内感染的防范及护理安全管理
5. 对急性中毒的常用救治药物及特殊解毒剂能够有一个清楚的了解,并能对其疗效进行观察

建议完成本学习任务为 4 学时

内容结构

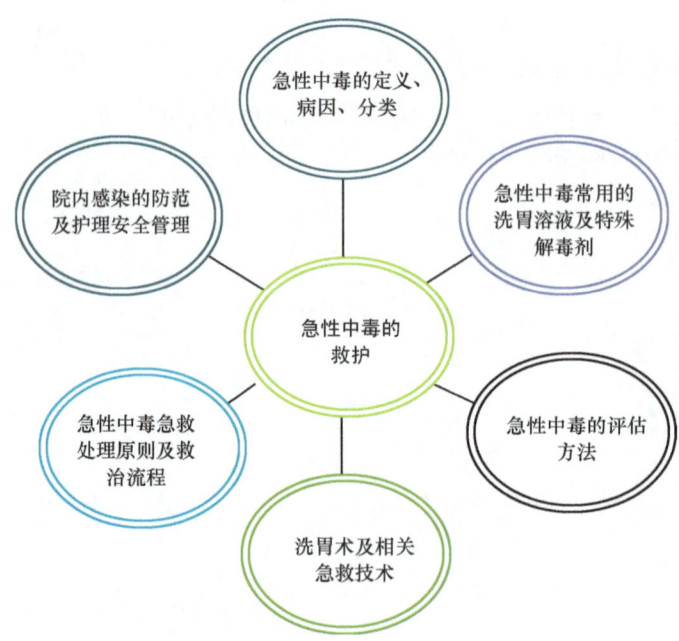

学习任务描述

患者,女,35 岁,1 小时前因与家人发生口角后口服药物(药名不详),出现呼之不应,口吐白沫,于上午 10 时,急送医院急诊科。来院时患者呈昏迷状,呼吸急促,双侧瞳孔缩小如针尖。请你迅速完成该患者的病史收集和病情评估,并协同其他医护人员,运用所学的专业知识为患者实施洗胃等急救措施,完成该患者的急救护理工作。

急性中毒是一类特殊的疾病,每年约十余万人发生各种急性中毒,位于我国疾病死因第 5 位。急性中毒一旦发生,其临床经过往往十分复杂,涉及的病理过程具有全身性、多系统性及

突发性等多方面的特征,如不及时抢救,必危及生命。因此在保证患者生命体征稳定的前提下,加速毒物的清除和排泄,实施及时有效的解毒措施是抢救患者生命的重要手段。

第一部分 知 识 要 求

一、急性中毒的定义、病因和分类有哪些?

1. 急性中毒的概念及病因

(1) 急性中毒:是指毒物在短时间内大量进入人体或毒性剧烈的毒物突然进入人体,迅速出现中毒症状,甚至危及生命,称为急性中毒。

(2) 急性中毒的病因:可分为职业性中毒和生活性中毒。①职业性中毒:是人们在生产、运输、保管或使用等工作过程中,与有毒原料、中间产物、辅料、成品等密切接触而中毒;②生活性中毒:是误食、意外接触有毒物质、用药过量、自杀或谋害等导致过量毒物进入人体而发生中毒。

2. 急性中毒的分类及预后

(1) 急性中毒的分类:急性中毒按毒物的性质可分为:工业性毒物、农用毒物、植物性毒物、动物性毒物、药物过量、气体性毒物及其他毒物等。常见的急性中毒有:有机磷农药中毒、强酸强碱中毒、乙醇中毒、巴比妥类药物中毒、一氧化碳中毒、食物中毒及毒品中毒等。

(2) 急性中毒的预后判断:一般来说毒物剂量越大越危险,潜伏期越短预后越差,毒物损伤中枢及心、肺、肝、肾等器官和造血系统的预后差,中毒至就诊时间越长预后越差。

二、中毒的机制是什么?毒物在体内的吸收与代谢过程是怎样的?

1. 中毒的机制

(1) 中毒的机制常表现为:局部刺激腐蚀作用、缺氧、抑制酶的活性、干扰细胞膜或细胞器的生理功能、麻醉作用及受体的竞争结合。

(2) 有机磷农药中毒的作用机制:抑制人体乙酰胆碱酯酶的活性,引起体内乙酰胆碱蓄积,导致胆碱能使神经先兴奋后衰竭而发生一系列中毒表现。

2. 毒物的吸收与代谢

(1) 毒物的吸收途径:①经消化道吸收:如乙醇、有机磷农药、氰化物、安眠药等;②经呼吸道吸收:如一氧化碳等气体毒物;③经皮肤黏膜吸收:如强酸强碱类;④经血液吸收:如肌肉、静脉注射的毒物。

(2) 毒物在体内的代谢过程(图3-49)。

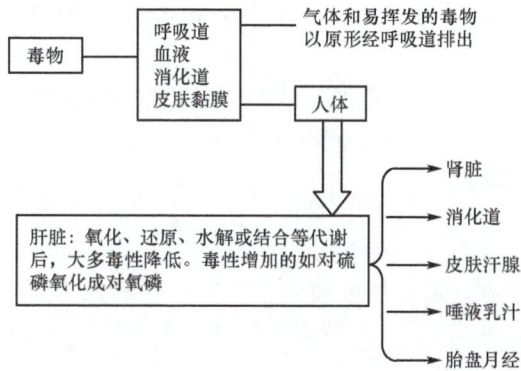

图3-49 毒物的代谢过程

三、不同类型的毒物中毒可引起不同的临床症状和体征，哪些毒物中毒会引起特征性皮肤黏膜的改变？

毒物中毒常常引起皮肤黏膜的改变，主要表现为皮肤黏膜颜色的改变，如皮肤黏膜潮红、发绀、黄疸、樱桃红，另外还可出现化学性灼伤及湿润度的改变。临床常见的毒物中毒的皮肤黏膜表现（表3-21）。

表3-21 不同毒物中毒的皮肤黏膜表现

常见毒物	皮肤黏膜表现
强酸、强碱、甲醛等	灼伤
麻醉药、镇静催眠药、亚硝酸盐等	发绀
乙醇、阿托品类、抗组胺药、血管扩张剂等	潮红
一氧化碳、氰化物等	樱桃红
鱼苦胆、毒蕈、四氯化碳、蛇毒等	黄疸
吗啡类、乙醇、拟胆碱药等	湿润

四、临床上最常见的急性有机磷农药中毒主要表现有哪些？如何判断中毒程度？

1. 急性有机磷农药中毒的主要表现

（1）毒蕈碱样表现：主要是副交感神经末梢兴奋所致，类似于毒蕈碱作用，表现为平滑肌痉挛和腺体分泌增加以及心血管和眼部异常。主要表现为：恶心、呕吐、腹痛、多汗，以及流泪、流涕、流涎、腹泻、尿频、大小便失禁、心跳减慢和瞳孔缩小，支气管痉挛和分泌增加、咳嗽、气促，严重患者出现肺水肿。

（2）烟碱样表现：①对横纹肌的作用：乙酰胆碱在横纹肌神经肌肉接头处过多蓄积和刺激，使面、眼睑、舌、四肢和全身横纹肌发生肌纤维颤动，甚至全身肌肉强直性痉挛。全身紧缩、有压迫感，而后可发生肌力减退和瘫痪，呼吸肌麻痹可引起呼吸衰竭；②对交感神经节的作用：受乙酰胆碱刺激，其节后交感神经纤维末梢释放儿茶酚胺使血管收缩，引起血压增高、心跳加快和心律失常等表现。

（3）中枢神经系统表现：中枢神经系统受乙酰胆碱刺激后有头晕、头痛、疲乏、共济失调、烦躁不安、谵妄、抽搐和昏迷等表现。

2. 急性有机磷中毒程度的判断　急性有机磷农药中毒根据临床表现和胆碱酯酶活力可分为轻度中毒、中度中毒和重度中毒。

（1）轻度中毒：主要表现为毒蕈碱样症状，全血胆碱酯酶活力在50%~70%。

（2）中度中毒：主要表现为毒蕈碱样症状加重，还出现烟碱样症状，全血胆碱酯酶活力在30%~50%。

（3）重度中毒：主要表现为毒蕈碱样症状、烟碱样症状及中枢神经系统症状，患者出现呼吸、循环衰竭及昏迷等，全血胆碱酯酶活力<30%。

小 词 典

急性有机磷农药中毒：是短期内大量有机磷农药进入人体，抑制了胆碱酯酶的活性，造成组织中乙酰胆碱积聚，出现以毒蕈碱样、烟碱样和中枢神经系统为主要表现的全身性疾病。

五、急性中毒的急救处理原则有哪些？如何根据毒物性质选择合适的洗胃溶液和特效解毒剂？

1. 急性中毒的急救处理原则 在初步判断患者为急性中毒后，应立即终止接触毒物，在毒物性质未查明之前，不要等待明确诊断，应立即给予及时处理。

（1）立即终止接触毒物。

（2）清除尚未吸收的毒物。

（3）促进已吸收毒物的排泄。

（4）应用特效解毒剂。

（5）对症支持治疗。

2. 常用洗胃溶液的选择（表3-22）

表3-22 常用洗胃溶液的选择

中毒药物	灌洗溶液	禁忌药物
酸性药	镁乳、蛋清水、牛奶	强酸药物
碱性药	5%乙酸、白醋、蛋清水、牛奶	强碱药物
氰化物	饮3%过氧化氢溶液后催吐，1:15000～1:20000高锰酸钾溶液洗胃	
敌敌畏	2%～4%碳酸氢钠、1%氯化钠溶液、1:15000～1:20000高锰酸钾溶液	
对硫磷（1605）、内吸磷（1059）、马拉硫磷（4049）、乐果	2%～4%碳酸氢钠溶液	高锰酸钾
美曲膦酯（敌百虫）	1%氯化钠溶液、清水、1:15000～1:20000高锰酸钾溶液	碱性药物
三氯氰戊菊酯（灭害灵）	温开水、0.9%氯化钠溶液、50%硫酸镁溶液导泻	油性药物
巴比妥类	1:15000～1:20000高锰酸钾溶液	硫酸镁导泻
百草枯（对草快、克无踪）	白陶土水、1%肥皂水洗胃、活性炭悬液+硫酸镁导泻	

3. 不同毒物的特效解毒剂（表3-23）

表3-23 不同毒物特效解毒剂

中毒类型	特效解毒剂	中毒类型	特效解毒剂
阿片类、镇痛剂中毒	纳洛酮	甲醇中毒	乙醇
有机磷化合物中毒	氯解磷定、碘解磷定、阿托品	一氧化碳中毒	氧、高压氧
亚硝酸钠、苯胺中毒	亚甲蓝（美蓝）	肉毒、蛇毒、蜘蛛毒等中毒	各种抗毒血清
苯二氮䓬类药物中毒	氟马西尼	地高辛药物中毒	特异性地高辛抗体片段
氰化物中毒	亚硝酸钠、亚硝酸异戊脂、硫代硫酸钠	有机氟农药中毒	乙酰胺（解氟灵）

六、洗胃的并发症有哪些？在洗胃过程中应如何观察和预防并发症的发生？

1. 洗胃的并发症 有出血、心脏骤停、窒息、吸入性肺炎、急性胃扩张、胃穿孔和寒战、高热。

2. 并发症的观察和预防

（1）预防吸入性肺炎：采取相应护理措施（图3-50）。

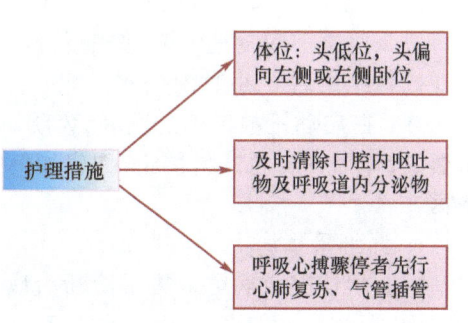

图3-50 预防吸入性肺炎的护理措施

（2）洗胃过程中和洗胃后应随时观察有无腹痛。因插管洗胃会诱发胰腺炎，所以洗胃后腹痛加剧应及时与医生联系。

第二部分　任务分析

经消化道中毒是急诊科最常见的中毒类型，其中又以有机磷农药中毒最为多见，本部分将以急性有机磷农药中毒为例，学习急性中毒的抢救流程及护理要点，并掌握洗胃机洗胃的相关知识。

七、该患者来院时已中毒昏迷，急诊科护士作为患者到医院后的第一接触人，你应按照何种抢救流程进行哪些紧急处理措施？

1. 抢救流程　以下有 A、B、C、D 4 种抢救流程，你认为其中哪种抢救流程最适合该患者？为什么？

A. 报告医生——同时建立静脉通道——开放呼吸道——观察生命体征——清除毒物。

B. 报告医生——询问病史——洗胃——采血。

C. 更换衣服——家属提供残余毒物——洗胃——询问病史——健康教育。

D. 洗胃——建立静脉通路——解毒剂的应用——记录。

> **小提示**
>
> 正确的做法是 A，因为护士在抢救昏迷患者时，首先应通知医生，打开循环及呼吸通道，维持生命体征稳定的情况下，才可实施其他抢救措施。

2. 急救护理措施

（1）在报告医生的同时建立静脉通路，留取血标本送检：在建立静脉通道时，建议采用留置针进行大血管穿刺，一方面能维持静脉通路，确保抢救用药；另一方面也能避免抢救和搬动患者过程中的漏针风险。

（2）保持呼吸道通畅：持续吸氧，维持呼吸功能，必要时气管插管，若呼吸心跳骤停应立即进行心肺复苏等。

（3）监测生命体征：可在床边行多功能心电监护，生命体征稳定时应迅速清除毒物。

（4）留置胃管，采集胃内容物送检：在中毒物不明时应用清水洗胃。

（5）记录：抢救患者时可执行口头医嘱，执行口头医嘱前应复述 1 遍，医嘱及抢救记录应在抢救结束后 6 小时内据实补记。

> **小提示**
>
> 急性中毒病情危重的信号：深度昏迷；高或低血压；体温过高或过低；呼吸衰竭；肺水肿；吸入性肺炎；严重心律失常；癫痫病发作。少尿或肾衰竭；黄疸或中毒性肝胰腺损害；溶血性贫血或出血倾向，进行性呼吸困难。
>
> 休克、急性肺水肿、脑水肿、呼吸衰竭、心脏骤停等是有机磷农药中毒的主要死亡原因，故对症治疗应以维持正常心肺功能为重点，保持呼吸道通畅，正确氧疗及应用人工呼吸。

八、在启动抢救措施的同时，为明确毒物的性质，中毒患者的病史采集工作也是十分重要的，作为一名急诊科护士，你应如何完成该患者的病史采集工作，为下一步治疗提供依据？

1. 详细采集病史

（1）尽快完成病史采集是诊断治疗的首要环节，应询问患者服药的种类和接触毒物的时间、毒物侵入的途径、剂量和出现中毒症状的时间。经询问该患者为 1 小时前口服药物,量约 50ml,10 分钟后出现症状。

（2）要求患者家属提供残余药品或服药器具,以便确诊。该患者家属找出残余药器具,经化验证实为对硫磷,即"1605"。

2. 观察特征性表现　急性有机磷农药中毒患者的呼出气、呕吐物有大蒜味,瞳孔缩小,呼吸困难,腹部疼痛,肌纤维颤动。该患者口吐白沫,身上散发臭大蒜气味,意识丧失,呼吸困难,双侧瞳孔缩小。该患者症状与急性有机磷农药重度中毒症状相符。

> **小　提　示**
>
> 急性有机磷农药中毒时,其症状取决于有机磷农药的种类、数量、机体状况、侵入途径。发病越早病情越重,如敌敌畏中毒发病最快,乐果较慢。
>
> 注意有无呕吐；曾否采用催吐、洗胃措施,是否彻底,用过何种解毒剂。

3. 明确中毒物种类　可以通过检测胃内容物的成分、血液检测、家属提供残余的口服液及器皿和观察患者中毒后的临床表现等方法明确中毒物的种类。

4. 签署知情同意书　若患者需要洗胃治疗,为防范洗胃时的医疗风险,在洗胃前应告知患者及家属洗胃的目的及并发症,让患者或家属了解洗胃的程序,履行告之义务（表3-24）。

表 3-24　洗胃知情同意书

XXX 医院				
洗胃知情同意书				
患者姓名	性别	年龄		病历号
洗胃术为有创操作,存在潜在的风险。但抢救的需要,患者需行洗胃术,因个体差异,操作过程中及操作后可能出现下列情况: 1. 可能诱发大出血 2. 咽喉部高反射,引起窒息 3. 心脏骤停 4. 吸入性肺炎 5. 急性胃扩张,胃穿孔 6. 寒战和高热 7. 由于医学的复杂性,可能发生心血管意外等其他不可预见的并发症 8. 如病情需要可反复插管 9. 洗胃后依然不能缓解病情 　　医护人员在术中将按操作规范认真操作,尽可能防范可能出现的并发症,一旦发生上述风险和意外,医护人员会采取积极应对措施。但因临床医学有难以估计的特殊性,在医生尽了最大努力后,仍有可能出现上述意外,特在操作前将以上情况告之患者或家属。				
操作者		签名日期	年　　月	日
患者签名		签名日期	年　　月	日
如果患者无法签署知情同意书,请其授权的亲属在此签名:				
患者授权亲属签名	与患者关系	签名日期	年　　月	日

九、该患者明确诊断为经消化道有机磷农药(1605)中毒,你应如何展开抢救工作?

1. 消化道毒物中毒的抢救程序(图3-51)

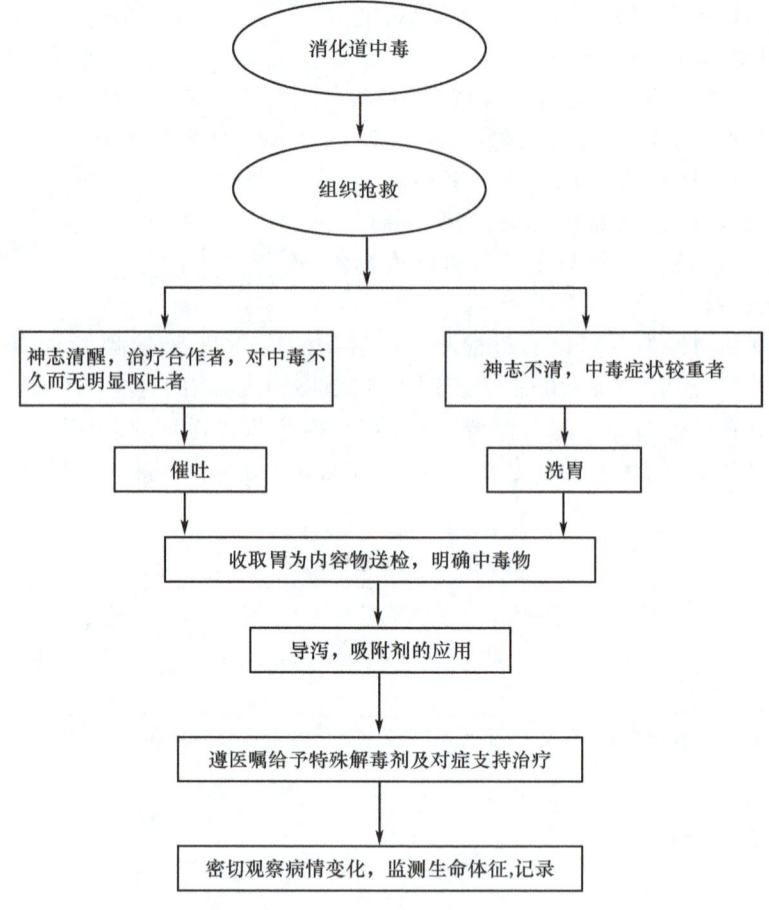

图3-51 消化道毒物中毒的抢救程序

> **小 提 示**
>
> 常用的洗胃方法有:洗胃机洗胃、漏斗型洗胃管洗胃、注射器抽吸法洗胃、灌流式洗胃法,紧急情况下可采取剖腹洗胃。
>
> 洗胃最佳时机:越早越好,4~6小时内洗胃效果最好。

2. 急性有机磷农药中毒的急救护理措施

(1)立即减少毒物的吸收:应终止毒物接触,立即脱去患者被污染的衣服、清洗皮肤、头发、眼睛等。

(2)清除尚未吸收的毒物:清除体内尚未吸收的毒物的方法有:催吐、洗胃、导泻、吸附和灌肠。急性有机磷农药中毒患者若意识清醒,口服毒物时间不超过2小时者可采用压舌板或手指探触咽腭弓和咽后壁使中毒者呕吐即催吐,但洗胃仍然是治疗的关键。洗胃液的选择很重要,常用洗胃液为2%碳酸氢钠,洗胃后口服药用活性炭混悬液。

1)快速和有效地插入胃管是实施洗胃的关键。留置胃管时会通过3个狭窄,分别是:食管通过膈肌处、平气管分叉处和环状软骨水平处,在通过3个狭窄部位时动作尤应轻、慢以免损伤食管黏膜。临床上证明胃管在胃内的方法有3种:抽出胃内容物、听诊胃底有气过水声和胃管末端置于水内无气泡逸出。

2）抽取胃内容物送检,以确定中毒毒物的性质。

3）接洗胃机洗胃,接管方法见图3-52。有机磷农药中毒患者应选择2%~4%的碳酸氢钠溶液洗胃,洗胃过程中应注意观察患者生命体征及腹部体征的变化,当洗出液为血性时应停止洗胃,以防胃破裂。洗胃机保养见图3-53。

4）洗胃时患者应采取左侧卧位,头偏向一侧。洗胃液的温度一般为25~38℃,每次量300~500ml,洗胃时入量与出量应相等,反复多次,直到彻底清除毒物为止。灌洗结束后灌入20%甘露醇250 ml 进行导泻,并封闭胃管。

> **小提示**
>
> 洗胃的禁忌证：强酸、强碱及其他消化道有明显腐蚀性作用的毒物中毒；伴有消化道出血、食管静脉曲张、严重心脏疾病；乙醇中毒,因呕吐反射亢进,插管时容易发生误吸,慎用胃管洗胃；中毒诱发惊厥未控制者；服毒时间超过4~6小时,但有时考虑毒物的再分泌,中毒时间较长仍洗胃。

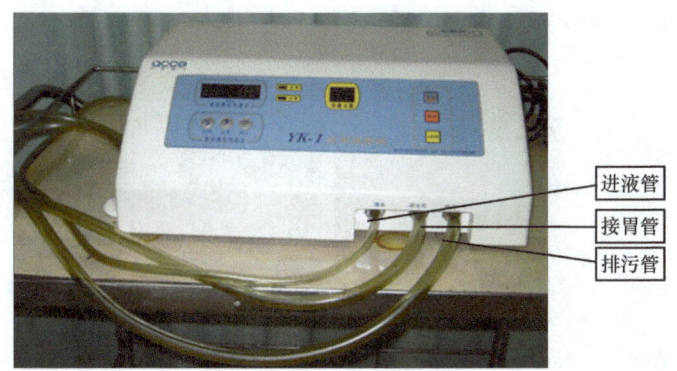

图3-52　洗胃机接管方法

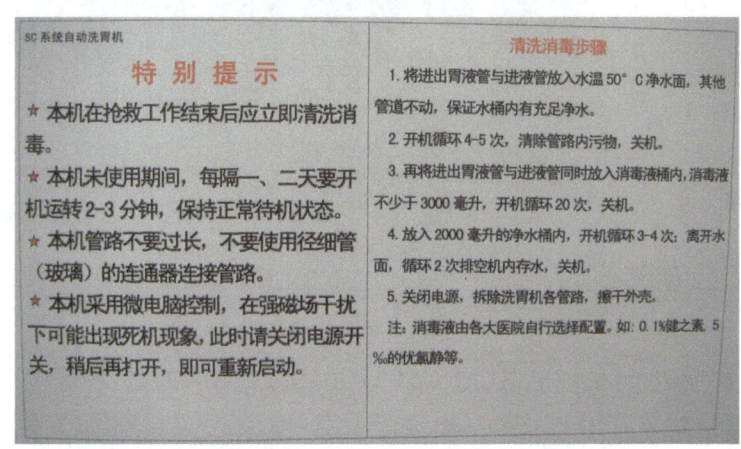

图3-53　洗胃机保养提示卡

5）留置胃管,每隔4小时重复洗胃1次,逐渐延长至6~8小时1次。根据病情决定灌洗液的量及次数,一般胃管留置时间为1~3天。

（3）遵医嘱使用特殊解毒剂:急性有机磷农药中毒常用的解毒剂有胆碱酯酶复能剂和抗胆碱药两种。

1）胆碱酯酶复能剂:胆碱酯酶复能剂对解除烟碱样毒性作用较为明显,如（复方）解磷定注射液和氯解磷定,但对各种有机磷农药的疗效并非一致。

> **小提示**
>
> 当中毒的毒物明确,应及早应用特殊解毒药物,其原则是早期、足量、联合和维持有效时间的应用。

2)抗胆碱药:如阿托品,可采用持续静脉泵入,使用过程中在达到阿托品化的同时还要密切观察和警惕阿托品过量中毒。阿托品化和阿托品中毒的指征如下:①阿托品化:患者瞳孔较前扩大、颜面潮红、口干、皮肤干燥、心率达 90~100 次/分、肺部啰音减少或消失;②阿托品中毒:患者瞳孔极度放大、全身皮肤绯红、干燥,甚至出现狂躁不安、幻觉、抽搐、高热、心动过速和尿潴留,严重者出现昏迷。

(4)促进已吸收毒物排泄:促进已吸收毒物排泄的方法有利尿、血液净化治疗和给氧。可遵医嘱行利尿及氧疗,送患者至血透室行血液净化治疗或换血治疗。

(5)对症支持治疗:①维持呼吸循环功能,防治脑水肿;②纠正酸中毒及电解质紊乱;③选用广谱抗生素,防止感染;④加强口腔、呼吸道及压疮护理;⑤重症患者可输新鲜血或行换血治疗。

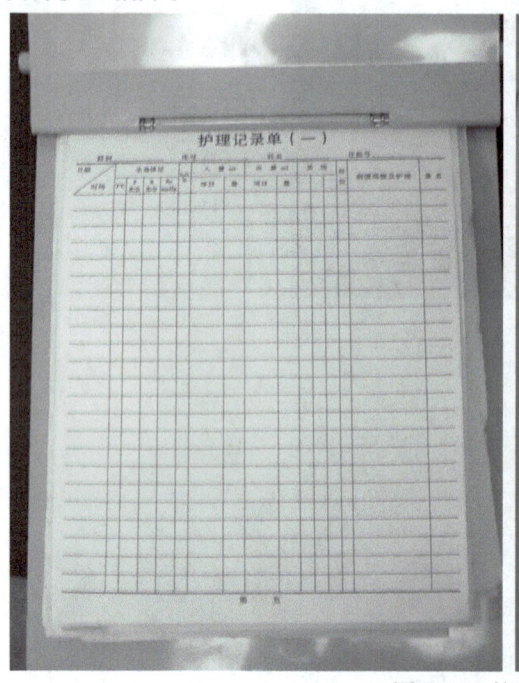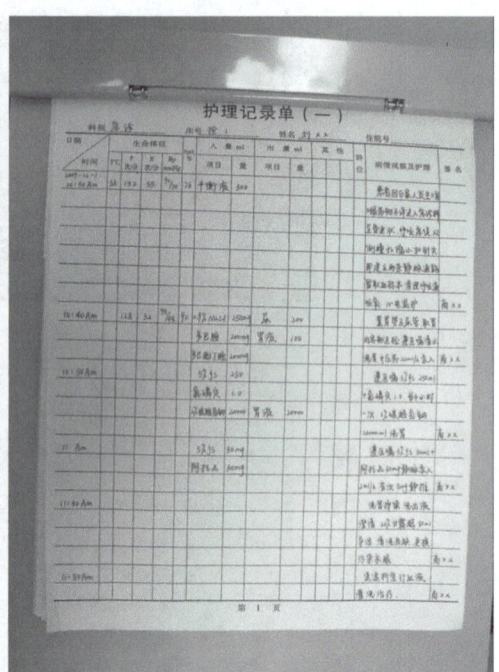

图 3-54 护理记录单

(6)完善护理记录:护理记录(图 3-54)应描述患者入科时的状态、生命体征、病情观察、采取的护理措施及其用药效果。护理记录需及时、准确、完整。

十、该患者洗胃结束后遵医嘱给予吸附剂(活性炭)以防止胃内剩余毒物的吸收,那么洗胃后使用吸附剂的意义是什么?有哪些不良反应?你应如何处理?

1.洗胃后使用吸附剂的意义 吸附剂(图 3-55)无毒而广泛用于中毒患者的胃肠灌洗,它不仅能促进毒物从胃肠道排泄,抑制毒物的吸收;

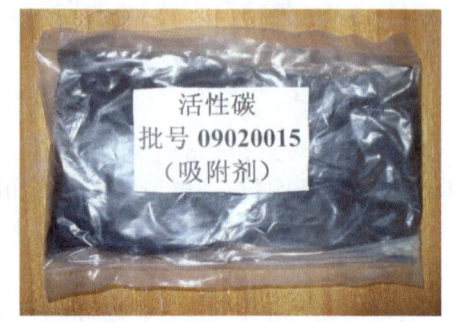

图 3-55 吸附剂

加强毒物由循环系统向肠腔转移,阻断肝肠循环,加速毒物的清除和排泄,还能促进未吸收的毒物清除。

2. 吸附剂的应用方法　目前认为活性炭应用越早越好,特别是对有症状并且毒物能重新排入肠道的毒物(如巴比妥类、氨茶碱等)的患者效果明显,活性炭具有强有力的吸附性,能将某些毒物吸附于其表面,而减少或延缓毒物的吸收。一般于洗胃后用 20～30g 加入 200ml 清水中由胃管注入,可反复多次使用,通常每隔 4～6 小时使用 50g,能加快那些可被活性炭吸收毒物的排泄。

> **小 提 示**
>
> 活性炭是一种非常优良的吸附剂,它是利用木炭、各种果壳和优质煤等作为原料,通过物理和化学方法对原料进行破碎、过筛、催化剂活化、漂洗、烘干和筛选等一系列工序加工制造而成。它具有物理吸附和化学吸附的双重特性。

3. 吸附剂的不良反应　部分患者可发生肠梗阻,与硫酸镁或山梨醇合用可预防不良反应。石油类化合物中毒、酸或碱中毒、地西泮中毒,其他催吐药中毒不宜使用吸附剂。

十一、我们在对毒物中毒的患者实施治疗和护理的过程中,一定要保障患者及自身的安全,对这类患者我们应如何做好安全防护和院内感染的控制工作?

1. 安全防护

(1) 保障患者的安全:①躁动时应用约束器具并加床档保护;②在转运途中,注意观察患者的病情变化,妥善固定各种导管,保持呼吸道通畅,备氧气枕供氧,保持静脉通路通畅,应用特效解毒剂;③在恢复期注意患者的心理变化,做好家属和患者的心理护理,防止再次自杀行为的发生。

(2) 护士自身的安全防护:①抢救过程中做好自身防护,防止腐蚀物浸入眼睛,必要时戴上眼罩,以免化学性灼伤等;②增强法律意识,操作规范,及时记录,保障护理安全。

2. 院内感染的控制　有机磷中毒患者抢救结束后要做好终末消毒,防止院内感染,特别是在操作过程中应重视手的消毒。

> **小 提 示**
>
> 84 消毒液是一种以次氯酸钠为主的高效消毒剂。为无色或淡黄色液体,有效氯含量 5.5%～6.5%。被广泛用于宾馆、旅游、医院、食品加工行业、家庭等的卫生消毒。

(1) 洗胃机的处理:①将洗胃机的接口管置于 0.1% 的健之素消毒液中,开机反复冲洗,并用清水冲洗机器内部数次,机器外部用消毒液擦拭即可;②进水管、出水管、胃管、储水灌全部拆除浸泡在 0.1% 的健之素溶液中 30 分钟后晾干备用;③胃管洗净后送供应室消毒处理。

(2) 其他用物的处理:患者的呕吐物、衣物等按医用垃圾分类,集中处理。

十二、请制定急性有机磷中毒的抢救流程,并分析哪些是工作中所要注意观察的要点?

1. 急性有机磷中毒的抢救流程(图3-56)
2. 工作中注意要点

(1) 严密观察生命体征、神志、瞳孔和尿量的变化。特别是患者的意识状态、呼吸频率等,警惕肺水肿、脑水肿和呼吸衰竭三大并发症的发生。

(2) 患者呕吐时应将头偏向一侧,注意保持呼吸道通畅,及时清除呼吸道分泌物及呕吐物。

(3) 在应用各种解毒剂,如阿托品、氯解磷定及升压药后,应该注意观察患者的神志是否开始清醒、生命体征是否趋于稳定、针尖样瞳孔是否开始扩大。

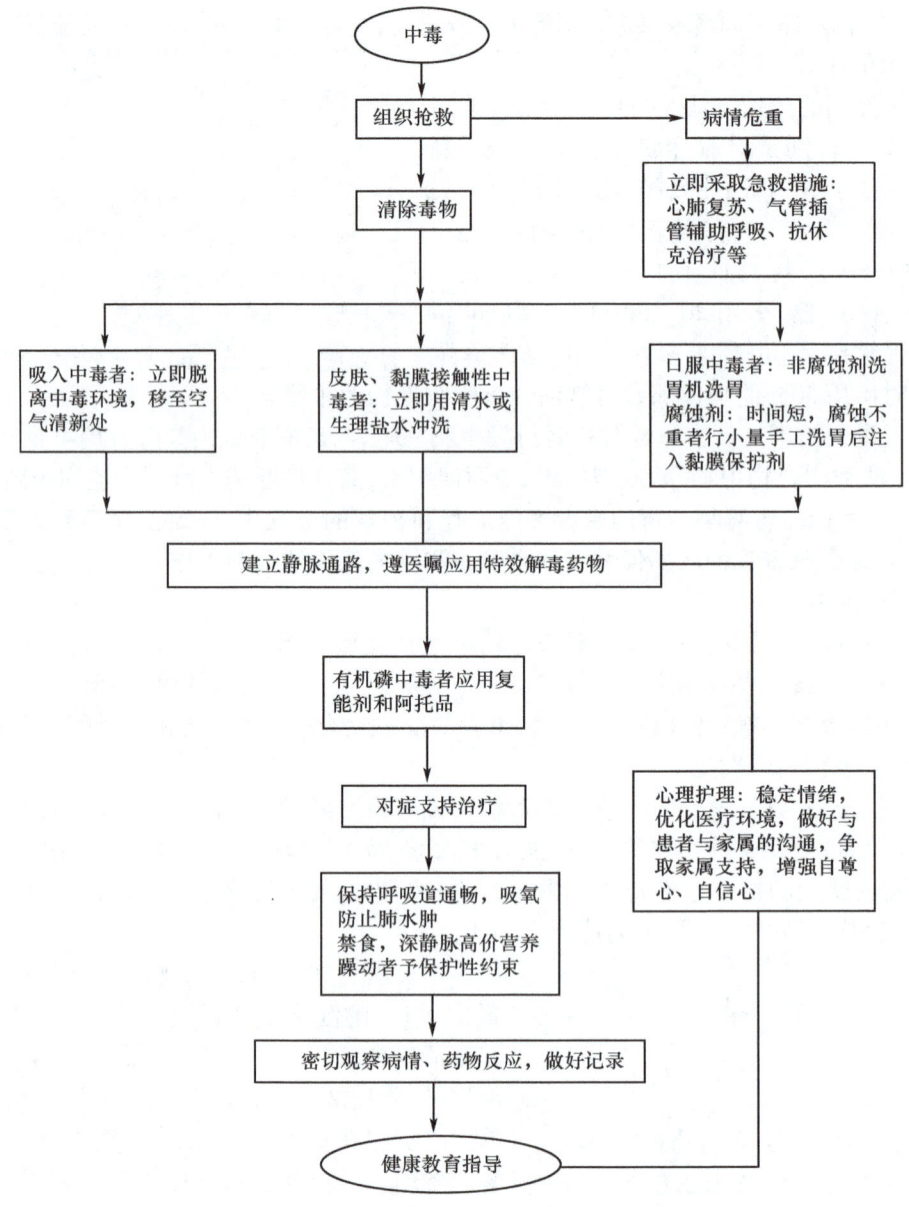

图 3-56 常见急性有机磷农药中毒救治流程

（4）患者出现躁动不安时应做好安全防护工作，必要时使用约束带，以确保患者安全。

（5）由于此类患者大多有自杀行为，因此在护理工作中还要加强与患者及家属的沟通，防止自伤行为再次发生。

第三部分 评价与反馈

十三、分析下述案例，设计急救流程，准备急救药品、急救设备，在模拟患者身上应用并完成救护任务，并在小组中展示完成任务的过程，对照急性中毒救护项目评分标准（表3-25）进行自评及小组评价。

案例：患者，男，45岁，因家庭矛盾大量酗酒后外出，4小时后昏倒在公园，由警察送至急诊科。接诊时患者神志不清，躁动，呼吸急促，有大蒜味混杂酒味，口吐白沫，双侧瞳孔缩小，入院后采取急救措施，在洗胃途中，患者出现呼吸心跳停止。

提示：

1. 你的调查与思考

2. 你发现与确定的问题

3. 制订实施的方案

4. 实施过程描述

5. 对这次急救过程中自己的应急能力进行评价

表3-25　急性中毒救护（项目评分标准）

项目内容	分值	评价内容	评分标准	得分
应知基础知识	20	1. 急性中毒的定义、病因及分类	2	
		2. 清除体内尚未吸收毒物的措施	2	
		3. 判断胃管是否在胃内的方法	2	
		4. 有机磷中毒时，通过全血胆碱酯酶活力判断中毒程度的标准	2	
		5. 急性中毒急救处理原则	2	
		6. 美曲膦酯（敌百虫）中毒时禁用的洗胃溶液	2	
		7. 急性有机磷农药中毒的三类综合征	2	
		8. 急性有机磷农药中毒的典型五大体征	2	
		9. 急性有机磷农药中毒排除毒物的途径；处理接触性中毒的原则，救护食物性中毒的措施	2	
		10. 急性有机磷农药中毒常用的解毒药物	2	
应会技能	70	1. 接诊患者，病情评估，呼救（通知医生）	10	
		2. 迅速建立静脉通道（静脉留置针，有条件中心静脉置管），留取血标本送检。监测心电、血气及氧饱和度	8	
		3. 监测体温、脉搏、呼吸、血压、意识、瞳孔、气道、呼吸、循环，观察病情变化，作好抢救记录。如无呼吸，立即准备气管插管用物，经鼻气管插管接呼吸机辅助呼吸，给氧，留置导尿，记出入水量	8	
		4. 告知患者及家属洗胃的目的及并发症，并签署知情同意书	5	
		5. 将患者安置在洗胃床上，清理呼吸道，松开紧身衣物，判断有无呼吸。有呼吸的患者，经口插入胃管，判断胃管是否在胃内，毒物标本送检，固定胃管，接洗胃机洗胃，洗至无色无味；洗胃完毕用大黄或甘露醇导泻，留置胃管	14	
		6. 脱去污染衣物，用温水或肥皂水擦洗皮肤，剪去头发	5	
		7. 遵医嘱使用阿托品（有条件用微量泵）和解磷定及其他对症治疗药物，保留安瓿，观察用药效果，并作好记录	10	
		8. 护送血透室作血液灌流	5	
		9. 急救室的终末消毒	5	

续表

项目内容	分值	评价内容	评分标准	得分
综合素质、总体印象、安全防范措施等	10	1. 急救时沉重冷静,步骤清晰,操作规范	2	
		2. 抢救过程中护理安全措施到位:包括自身防护及患者安全的管理	4	
		3. 注重人文关怀,语言规范	2	
		4. 注重院内感染的防范	2	
自评:			小组评:	

十四、根据学习过程中的情况完成学习情况反馈(表3-26)

表3-26 学习情况反馈表(自评)

序号	项目	学习任务完成情况	签名
1	独立完成的任务		
2	小组合作完成的任务		
3	教师指导下完成的任务		
4	是否达到学习目标,能否与同学合作完成急性中毒的医疗应急处理与救援任务		
5	本学习任务存在的问题、改进建议		

学习拓展

十五、作为急诊科护士,请你设计出急性中毒时一医二护抢救配合和医护分工的方案。

1. 护士甲(负责洗胃)

(1)接诊时,首先评估患者,如(中毒史、特殊的蒜臭味、大汗、瞳孔缩小如针尖),床边呼救或叫旁人呼救医生。

(2)将患者安置在洗胃床上,清理呼吸道,松开紧身衣物。

(3)判断呼吸,有呼吸的患者立即留置胃管,确认胃管在胃内,抽净胃内毒物,留取标本固定胃管,选择洗胃液,测量温度,接洗胃机洗胃,洗至无色无味为止,大量活性炭吸附和20%甘露醇或50%硫酸镁导泻;无呼吸的患者按复苏抢救程序进行抢救。

(4)脱去污染衣服,用温水或肥皂水擦洗皮肤,剪除头发。

(5)同乙护士一起核对空安瓿。

(6)做好抢救登记。

(7)协同医生,护送患者至病房,做好交班。

2. 护士乙

(1)保暖。

(2)开放静脉通道(2条),1条通道泵入阿托品,另1条输注解磷定等药物。抽血查血胆碱酯酶活力。

(3)床边心电监护,测心电、血压、氧饱和度。

(4)导尿,记录出入水量。

(5)同甲护士一起核对空缺。

(6)终末处理,及时补充急救物品和药品,使其处于备用状态。

3. 医生　确认胃管在胃内──→下达抢救医嘱──→观察病情变化及用药效果──→气管插管──→记录病情变化──→记录所用药物及时间。

十六、在临床上我们对中毒者进行洗胃时要采取左侧卧位,为什么？在置胃管时,传统上,成人胃管插入深度是从发际至剑突,为 45～55 cm,但现在学者认为洗胃时胃管插入深度改为发际至脐部,为 55～70cm,你觉得有临床意义吗？为什么？

1. 洗胃时体位的选择　洗胃时我们大多要求患者采取左侧卧位,主要是因为胃大弯位于人体左侧,胃管进入方向与水流方向及胃的走向一致,更能充分稀释胃壁的毒物;同时左侧卧位还可以防止误吸。在患者生命体征平稳后,还要不断变化体位,利于彻底清洗胃黏膜皱襞内不易排出的毒物,必要时配合腹部按摩。

2. 洗胃时胃管插入的长度　在洗胃时胃管插入的长度应根据患者的身高及年龄确定。成人传统洗胃胃管插入长度为 45～55cm,但有研究表明应插入 55～70cm 胃管顶端可达胃窦部,胃管侧孔全部在胃内,能广泛冲洗胃腔,吸出能够吸出的整个胃腔内容物,因此,毒物在胃腔存留时间短、吸出快,并减少并发症的发生。

十七、周日晚上,急诊科收治了一位急性农药中毒的患者,急需洗胃治疗,而当班者恰恰是位怀孕 3 个月的护士,在对该患者实施抢救的过程中,该护士应做好哪些防护措施才能在保证胎儿不受影响的同时完成抢救工作？

十八、急诊科工作时往往会遇到两种甚至好几种毒物中毒的患者前来就诊,例如一位自杀患者在服用 100 粒安眠药的同时还打开了煤气,送来时已经深度昏迷,请你配合医生做好该患者的抢救工作。

学习任务八 多器官功能障碍综合征的救护

 学习目标

完成本学习任务后,你应当能

1. 掌握多脏器功能障碍综合征(MODS)及全身性炎症反应综合征(SIRS)的概念,了解 MODS 的病因及诱发因素
2. 了解重症加强治疗病房(ICU)的设置及管理要求
3. 熟练运用多功能监护仪为患者进行病情监测
4. 快速、正确地连接呼吸管路,了解机械通气的目的和操作要点
5. 掌握中心静脉压(CVP)的监测方法及操作注意要点

建议完成本学习任务为 6 学时

内容结构

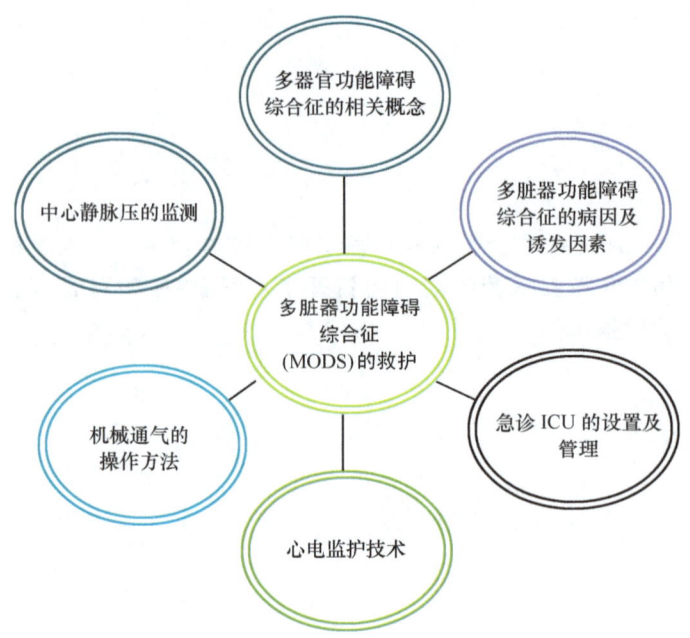

学习任务描述

患者,男,33 岁。因暴饮暴食后 1 天,急剧上腹痛 2 小时就诊,急诊诊断为急性胰腺炎,经抑制腺体分泌、抗感染、补液及对症治疗,病情未见好转,2 天后上腹疼痛加重,伴发热、心慌和呼吸急促,患者神志恍惚,测量生命体征体温 38.3℃,脉搏 123 次/分,呼吸 42 次/分,血压 88/58mmHg,给予高流量吸氧后外周动脉血氧饱和度(SpO_2)仅为 87%,24 小时尿量 180ml,急查血肌酐 210μmol/L。腹部明显膨隆,腹膜刺激征明显,以左上腹为重,现紧急转入急诊 ICU。请你迅速评估患者并实施急救措施。

多脏器功能障碍综合征(multiple organ dysfunction syndrome,MODS),常因严重创伤、感染、休克而致病,是 ICU 中常见的综合征,它既是多种危重病的并发症,也是许多危重症的最终结局。常累及肺、心血管、肾、肝、胃肠道、血液、免疫及中枢神经系统等脏器,若不及早发现与救治,病死率极高。其单个器官衰竭的死亡率为 15% ~ 30%,两个器官衰竭的死亡率为 45% ~ 55%,3 个器官衰竭的死亡率 >80%,4 个以上器官衰竭则很少存活。

第一部分 知识要求

一、MODS 的致病因素是什么?引起 MODS 的常见病因和诱发因素有哪些?

1. 致病因素　MODS 的致病因素多种多样,任何引起机体各系统组织器官细胞弥漫性损伤坏死的病因均可引发 MODS。**严重创伤**、**感染**及**休克**是引起 MODS 的三大主要致病因素。

(1) 严重创伤:多发性创伤、大面积烧伤、挤压综合征等。
(2) 严重感染:如急性梗阻性化脓性胆管炎、严重腹腔感染、继发于创伤后的感染等。
(3) 外科大手术:如心血管手术、胸外科手术、颅脑手术、胰十二指肠切除术等。
(4) 各种类型的休克。
(5) 各种原因引起的低氧血症:如吸入性肺炎及急性肺损伤等。
(6) 心跳骤停:复苏不完全或复苏延迟。
(7) 妊高症。
(8) 其他:如急性出血性坏死性胰腺炎、绞窄性肠梗阻、大量快速输血、输液等。

2. 诱发因素　国内外学者多年来的研究表明,诱发 MODS 的危险因素不仅与严重创伤、休克、感染、延迟复苏、大量坏死组织存留等原发伤、原发病及手术有关,而且还与年龄、营养等因素有关。

二、MODS 在临床上常见类型有哪几种?有何临床表现?其预后如何?

1. 临床分型　临床上 MODS 有两种类型,即速发型和迟发型两种。

小 词 典

多器官功能障碍综合征(MODS)是一种病因繁多、发病机制复杂、病死率极高的临床综合征。是指机体在经受严重打击(如严重创伤、感染、休克等)后,发生两个或两个以上器官或系统同时或序贯发生功能障碍,甚至功能衰竭的综合征。

历史瞬间

多器官功能障碍综合征(MODS)是 20 世纪 90 年代对 70 年代提出的"多器官衰竭"、"多系统器官衰竭"、"序贯性系统衰竭"等命名的进一步修订。

1973 年 Tilney 首先提出序贯性系统衰竭;1975 年,Baue 提出了进行性序贯性多系统器官衰竭;1976 年,Border 提出多系统器官衰竭(即 MSOF);1977 年,Eiseman 提出多器官衰竭(MOF);1991 年,美国胸科医师学会和危重病医学会提出多器官功能障碍综合征(即 MODS);1995 年,我国开始采纳 MODS 命名。目前,国际和国内学术界逐渐习惯和接受 MODS 这一新的名称。

(1)速发型:又称单相型,是指原发急症在发病 24 小时后有两个或更多的器官系统同时发生功能障碍,如 ARDS + 急性肾衰竭(acute renal failure,ARF),ARDS + ARF + 急性肝衰竭(acute hepatic failure,AHF)、弥散性血管内凝血(DIC) + ARDS + ARF 等。此型发生多由于原发病为急症且甚为严重,对于发病 24 小时内因器官衰竭死亡者,一般只归于复苏失败,而不能作为 MODS。

(2)迟发型:又称双相型,是先发生一个重要器官或系统的功能障碍,如心血管、肺或肾的功能障碍,经过一段较稳定的维持时间,继而发生更多的器官、系统功能障碍。此型多见于继发感染或存在持续的毒素或抗原。

2. 临床表现　MODS 具有全身性炎症反应综合征(systemic inflammatory response syndrome,SIRS)的某些特征性临床表现,SIRS 的严重程度与 MODS 的发生及病死率密切相关,两者互为因果,SIRS 是 MODS 的原因,MODS 是 SIRS 的结果。

(1)特征性临床表现:①循环不稳定:由于多种炎性介质对心血管系统均有作用,几乎所有病例至少在病程的早、中期会出现"高排低阻"的高动力型循环状态;②高代谢:全身感染和 MODS 通常伴有严重营养不良,持续性的高代谢,耗能途径异常;③对外源性营养物质反应差:补充外源营养并不能有效地阻止自身消耗,提示高代谢对自身具有"强制性",又称"自噬代谢"。

(2)其他系统临床表现:MODS 的系统器官范围可涉及循环系统、呼吸系统、肾脏、肝脏、胃肠道、血液、代谢、免疫系统、中枢神经系统,但多见于肺,其次是肝脏、胃肠道及肾脏。

3. 预后　长期以来,MODS 的预后一直不容乐观。其影响因素如下。

(1)功能障碍的脏器数目越多,预后越差。

(2)脑、凝血及肾功能恢复性较小,尤其以脑功能为甚,可逆性差。

(3)原发病或原发病因素去除或控制得越早,脏器功能恢复的可能性越大。

> **小提示**
>
> 若为感染诱发的 SIRS 还必须具有活跃的细菌或病毒或真菌感染的确实证据,但血培养可以阳性或阴性。

三、MODS 的诊断依据有哪些?

MODS 的诊断目前尚无统一标准,比较共同的有以下几方面。

1. 诱发因素(严重创伤、休克、感染等)

2. 存在 SIRS　SIRS 的诊断标准:具有以下两项或两项以上者即可诊断为 SIRS。

(1)体温 > 38℃或 < 36℃。

(2)心率 > 90 次/分。

(3)呼吸频率 > 20 次/分或二氧化碳分压 < 32mmHg。

(4)白细胞计数 > 12.0×10^9/L 或 < 4.0×10^9/L。

> **小词典**
>
> 全身性炎性反应综合征(SIRS)是由严重的生理损伤和病理改变引发全身炎症反应的一种临床过程。有感染的确实证据,但血培养可以阳性或阴性。包括两种情况:一种是由细菌感染引起的 SIRS,即脓毒血症(sepsis);另一种是由非感染性病因,如多发性创伤、细胞损伤、烧伤、低血容量性休克、DIC、急性胰腺炎和药物热、缺血缺氧等引发的 SIRS。

(5)中性杆状核细胞>0.10。

3. 器官功能障碍　MODS常常出现多脏器及系统的功能障碍或衰竭,如肺衰竭、肾衰竭、肝衰竭、胃肠道衰竭、心力衰竭、凝血系统衰竭、CNS衰竭、免疫防御系统功能衰竭等。从MODS中各脏器障碍发生的频度来看,发生率最高的是肺功能障碍,其次是胃肠及肾功能障碍。此外,还有一些所谓"致死性组合",如肺功能衰竭与代谢功能衰竭、肾衰竭与肺功能衰竭、心力衰竭与肺功能衰竭。

四、在《中国重症加强治疗病房(ICU)建设与管理指南》(2006年版)中ICU的概念是什么？其主要的工作任务是什么？其设置的基本要求有哪些？

1. ICU的概念　重症医学(critical care medicine,CCM)是研究危及生命的疾病状态的发生、发展规律及其诊治方法的临床医学学科。

> **小提示**
>
> ICU在世界上有30多年的历史了,现已成为医院中危重患者的抢救中心。ICU的监护水平如何,设备是否先进,已成为衡量一个医院水平高低的重要标志。我国的ICU起步较晚,开始于80年代初期,目前国内分综合性ICU(general ICU)和专科ICU,如外科ICU(SICU)、冠心病ICU(CCU)、呼吸ICU(RCU)、急诊ICU(ECU)、儿科ICU(PICU)、心肺重症监护治疗病房(CPICU)、心脏外科重症监护治疗病房(CSICU)、神经外科重症监护治疗病房(NSICU)、危重肾病重症监护治疗病房(UICU)、婴幼儿重症监护治疗病房(IICU)等。

重症加强治疗病房(intensive care unit,ICU)是重症医学学科的临床基地,它对因各种原因导致一个或多个器官与系统功能障碍危及生命或具有潜在高危因素的患者,及时提供系统的、高质量的医学监护和救治技术,是医院集中监护和救治重症患者的专业科室(图3-57)。

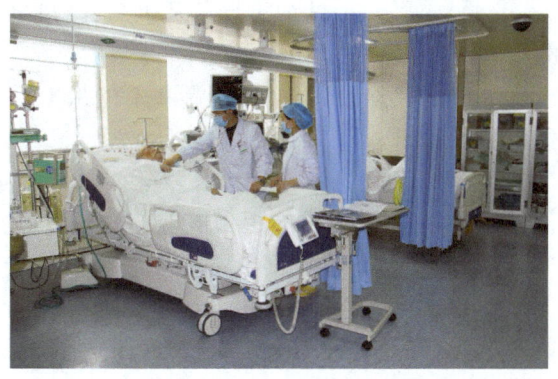

图3-57　重症加强治疗病房

2. ICU的工作任务　2006年《中国重症加强治疗病房(ICU)建设与管理指南》中规定,ICU的主要工作任务就是应用先进的诊断、监护和治疗设备与技术,对病情进行连续、动态的定性和定量观察,并通过有效的干预措施,为重症患者提供规范的、高质量的生命支持,改善生存质量。

历史瞬间

1952年夏,丹麦哥本哈根脊髓灰质炎流行,造成延髓性呼吸麻痹,患者多死于呼吸衰竭,通过气管切开保持呼吸道畅通并进行肺部人工通气,使死亡率显著下降。治疗效果的改善,使有关医生认识到加强监护和治疗的重要性;20世纪50年代初,英国建立呼吸重症监护治疗病房(RICU);美国1961年麻省总医院RICU 1年就治疗400例患者;我国ICU建立于80年代初,1991年11月由中华外科杂志等单位牵头在北京举办了首届加强医疗研讨会。2008年我国ICU更名为重症医学科,为一级临床诊疗科目。

3. ICU的基本设置要求

(1)我国三级和有条件的二级医院均应设立重症医学科,重症医学科属于临床独立学科,直属医院职能部门直接领导。ICU是重症医学学科的临床基地。

(2)ICU必须配备足够数量、受过专门训练、掌握重症医学基础知识和基本操作技术、具备独立工作能力的专职医护人员。

(3)ICU必须配置必要的监护和治疗设备,接收医院各科的重症患者。

五、在《中国重症加强治疗病房(ICU)建设与管理指南》(2006年版)中指出ICU的主要收治对象有哪些?在护理人员和仪器配备上有什么要求?

1. ICU主要收治对象

(1)急性、可逆、已经危及生命的器官功能不全,经过ICU的严密监护和加强治疗短期内可能得到康复的患者。

小提示

临终患者、急性传染疾病及晚期癌症不是ICU的收治对象。

(2)存在各种高危因素,具有潜在生命危险,经过ICU严密的监护和随时有效治疗可能减少死亡风险的患者。

(3)在慢性器官功能不全的基础上,出现急性加重且危及生命,经过ICU的严密监护和治疗可能恢复到原来状态的患者。

(4)慢性消耗性疾病的终末状态、不可逆性疾病和不能从ICU的监护治疗中获得益处的患者,一般不是ICU的收治范围。

2. 护理人员配备

(1)护理人员配备:ICU的床位及人员应根据医院的规模、性质、任务等需要配备,包括不同层级的护理人员,各级护理人员的职责要明确。一般设护士长1~2名,ICU专科护士的固定编制人数与床位数之比为(2.5~3):1以上。

(2)护理人员素质要求:在ICU内工作的护理人员在思想、服务态度、工作责任心、对事物的洞察力、对应急事件的反应力,都有一定的要求,需经过一段时间的正规训练,方能进入ICU工作。

1)ICU护士应热爱护理专业,有高度的责任感,愿为救助生命而奉献爱心和知识。

2)ICU护士应有熟练的各种现代化监测装置的操作技术和娴熟的急救技术,能与其他医护人员配合默契,有奉献和敬业精神。

3)ICU护士必须有密切观察病情和生命体征的能力,把患者视为统一的一个整体,灵活机动的运用监护方法,迅速反馈信息,对患者做出护理评估,制订护理计划,落实护理措施。

4) ICU护士还要有良好的沟通技能。患者由于病情或治疗原因,可能不能表达自己的感觉和意愿,因此护士应善于使用语言和非语言交流的方法,通过视、闻、触、听,从患者面部表情、眼神、体态及手势等了解患者的意图、判断患者的需求。

(3) 护理人员专业要求:ICU护士必须经过严格的专业培训,熟练掌握重症护理基本理论和技能,经过ICU专业监护技术培训3~6个月,获ICU专科护士准入证书后方能独立上岗。

> **小 提 示**
>
> 500张床以下的综合性医院应设立综合性ICU;ICU床位占总床位的3%~5%,发达国家达5%~10%;一个ICU以8~12张床为宜。每张床占地不小于20m², 床位间隔大于1.5cm,床位应有自由移动的吊液装置,有围帐分隔床单位;配备多功能床可随时移动用于患者转运,最好兼有翻身、牵引、功能锻炼和传呼警报功能。有完善的空气消毒设施,有条件建立层流病房;流水洗手设备1~2/床,病室温度22~24℃,相对湿度60%±10%。

3. ICU的必备设备

(1) 每床配备完善的功能设备带或功能架,提供电、氧气、压缩空气和负压吸引等功能支持。每张监护病床装配电源插座12个以上,氧气接口2个以上,压缩空气接口2个和负压吸引接口2个以上。医疗用电和生活照明用电线路分开。每个ICU床位的电源应该是独立的反馈电路供应。ICU最好有备用的不间断电力系统(UPS)和漏电保护装置;最好每个电路插座都在主面板上有独立的电路短路器。

(2) 应配备适合ICU使用的病床,配备防压疮床垫。

(3) 每床配备床旁监护系统,进行心电、血压、脉搏、血氧饱和度、有创压力监测等基本生命体征监护。为便于安全转运患者,每个ICU单元至少配备便携式监护仪1台。

(4) 三级医院的ICU应该每床配备1台呼吸机,二级医院的ICU可根据实际需要配备适当数量的呼吸机。每床配备简易呼吸器(复苏呼吸气囊)。为便于安全转运患者,每个ICU单元至少应有便携式呼吸机1台(图3-58)。

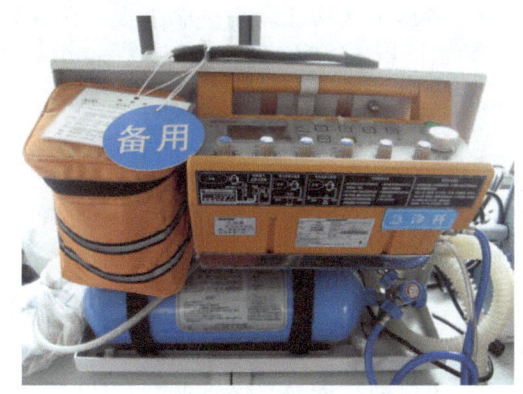

图3-58 便携式呼吸机

(5) 输液泵和微量注射泵每床均应配备,其中微量注射泵每床2套以上。另配备一定数量的肠内营养输注泵。

(6) 其他设备:心电图机、血气分析仪、除颤仪、血液净化仪、连续性血流动力学与氧代谢监测设备、心肺复苏抢救装备车(车上备有喉镜、气管导管、各种接头、急救药品以及其他抢救用具等)、体外起搏器、纤维支气管镜、电子升降温设备等。

(7) 医院或ICU必须有足够的设备,随时为ICU提供床旁B超、X线、生化和细菌学等检查。

第二部分　任务分析

本部分将通过此病例在 ICU 的临床救护分析,学习 ICU 的相关操作技术。包括为患者实施心电监护、用无创通气方式连接呼吸机,掌握常见呼吸机报警的处理,通过中心静脉置管监测中心静脉压,以及急诊 ICU 的管理。

六、该患者的原发病是急性胰腺炎,已经继发其他系统功能障碍,请你结合前面所学的知识,分析该患者合并有哪几个系统的功能障碍征象?

MODS 的系统器官范围可涉及循环系统、呼吸系统、肾脏、胃肠、血液、代谢、免疫系统及中枢神经系统等,但多见于肺,其次是肝脏、胃肠道及肾脏。

1. 呼吸系统功能衰竭　ARDS 患者早期可见呼吸频率加快,晚期可出现明显呼吸困难氧分压 <50mmHg,或需要吸入 50% 以上氧气才能维持氧分压在 50mmHg 以上,为纠正低氧血症往往需借助呼吸机维持通气 5 天以上。

2. 肾衰竭　轻度肾衰竭时仅表现为尿量减少,血肌酐可正常,随着病情进展尿量进一步减少,甚至无尿,血清肌酐 >177μmol/L(2mg/100ml),血尿素氮 >17.8mmol/L。

3. 肝衰竭　患者可出现黄疸或肝功能不全,血清总胆红素 >34.2μmol/L(2mg/100ml),血清 ALT、AST、LDH、AKP 在正常值上限的两倍以上,重者出现肝性脑病。

4. 胃肠道衰竭　可由腹部胀气,肠鸣音减弱,发展到腹部高度胀气,肠鸣音消失。重者出现麻痹性肠梗阻,发生胃肠黏膜应激性溃疡,患者可突然呕吐,溃疡出血,24 小时内需输血 1000ml 以上才能维持心肺功能。

5. 循环系统功能衰竭　早期心率增快,晚期可出现室性心律失常、二度至三度房室传导阻滞,患者可突然发生低血压,心脏指数(CI)<1.5L/(min·m^2),对正性肌力药物不起反应,甚至出现心室纤颤、心脏停搏。

6. 凝血系统功能衰竭　血小板 <50×10^9/L,凝血时间和部分凝血活酶时间延长达对照的 2 倍以上,纤维蛋白原 <200mg/100ml,有纤维蛋白降解产物存在,临床上有明显出血征象。

7. 中枢神经系统衰竭　表现为反应迟钝,意识混乱,轻者定向力障碍,最后出现进行性昏迷,对语言和疼痛刺激均无反应。

综上所述分析,该患者目前已经继发呼吸系统、循环系统、肾脏功能和中枢神经系统功能的障碍,病情危重,急需抢救处理。

七、该患者病情危重,请你对该患者的病情严重程度进行系统的评价,并判断其预后如何?

1. 多脏器功能障碍综合征的分期(表 3-27)

表 3-27　MODS 的临床分期诊断

	1 期	2 期	3 期	4 期
一般表现	正常或轻度不安	病态,不安	明显不安	濒死
心血管功能	需补充容量	容量依赖性高动力	休克,心排量下降	依赖升压药混合静脉氧,饱和度下降
呼吸功能	轻度呼吸性碱中毒	呼吸急促,低二氧化碳血症	严重低氧血症急性呼吸窘迫综合征	高二氧化碳血症

续表

	1期	2期	3期	4期
肾功能	尿少,对利尿药反应受限	尿量固定,轻度氮质血症	氮质血症,应透析治疗	无尿,透析效果不稳定
胃肠道功能	腹胀	不能耐受食物	肠绞痛,应激性溃疡	腹泻,缺血性结肠炎
肝功能	正常或轻度胆汁淤积	高胆红素血症凝血酶原时间延长	临床黄疸	转氨酶升高,严重黄疸
代谢	高血糖,对胰岛素需求提高	严重分解代谢	代谢性酸中毒高糖血症	肌肉损耗,乳酸酸中毒昏迷
中枢神经	模糊	嗜睡	木僵	昏迷
血液	呈不同表现	白细胞升高或降低,血小板降低	凝血障碍	凝血障碍难以纠正

2. 多脏器功能障碍综合征的临床评分(表3-28) MODS患者的病死率可通过器官功能障碍计分来实现,但是目前尚无权威和标准的方法供统一使用,好的计分系统应该做到简洁和准确。现临床上使用较多的是1995年加拿大学者 Marshall 和 Sibbald 等人推荐的计分系统。其分数为0、9~12、13~16、17~20、>20 时,病死率分别为 0、25%、50%、75%、100%。

表3-28 MODS 评分

器官或系统	0	I	II	III	IV
肺(氧合指数 PaO_2/FiO_2)	>300	226~300	151~225	76~150	≤75
肾(血肌酐 Cr μmol/L)	≤100	101~200	201~350	351~500	>500
肝(血胆红素 Br μmol/L)	≤20	21~60	61~120	121~240	>240
心(校正心率 PARmmHg)	≤10	10.1~15	15.1~20	20.1~30	>30
血(血小板/L)	>120	81~120	51~80	21~50	≤20
脑(昏迷 GCS 评分)	15	13~14	10~12	7~9	≤6

八、该患者因病情危重,转入 ICU 继续治疗,其病情观察和护理应从哪几个方面进行?

> **小 提 示**
> 校正心率 =心率 ×中心静脉压/平均动脉压

多脏器功能衰竭患者的病情危重、复杂、变化快、死亡率高,因此,如何严密观察病情,并为患者实施正确的护理措施十分重要。

1. 病情观察

(1)体温:MODS多伴各种感染,体温常常升高,当严重感染时,体温可高达40℃以上,而当体温低于35℃以下,提示病情十分严重,常是危急或临终表现。

(2)脉搏:观察脉搏快慢、强弱、规律情况,注意有无交替脉、短绌脉、奇脉等表现,尤其要重视细速和缓慢脉现象,脉搏细速和缓慢常常提示血管衰竭。

(3)呼吸:注意观察呼吸的快慢、深浅、规律等,观察有无深大 Kussmaul 呼吸、深浅快慢变化的 Cheyne-Stokes 呼吸、周期性呼吸暂停的 Biot 呼吸、反常呼吸以及点头呼吸等,这些常是危急或临终的呼吸表现。

(4)血压:血压能反应器官的灌注情况,尤其血压低时注意重要器官的保护。

(5)心电监测:能很好的观察心率、心律和心电图变化并及时处理。尤其心律失常的心电图表现。

(6) 意识：注意观察患者的意识状况及昏迷程度，昏迷患者每班给予格拉斯哥评分。

(7) 尿量：注意尿量、颜色、相对密度、酸碱度和血尿素氮、肌酐的变化，警惕非少尿性肾衰竭的发生。

2. 护理要点　多脏器功能衰竭患者的护理工作应从以下几方面进行：

(1) 基础护理：注意口腔、鼻腔的清洁卫生，做好皮肤护理，定时翻身，防止压疮。饮食宜清淡，少食多餐，保持大便通畅。

(2) 各种引流管的护理：MODS患者常需安置多种管道，如鼻胃管、导尿管和各种引流管等，护士要注意保持引流管的通畅，同时注意导管护理，严格无菌操作，防止导管相关感染的发生。

(3) 特殊监测的护理：MODS的患者多为危重患者，较一般普通患者相比，有特殊性监测手段，如动脉血压的监测、中心静脉压监测，在护理此类患者时应严格无菌操作，保证各种监测的压力传感器在零点，定时校零；使用肝素冲洗管路，保证其通畅，随时观察参数变化，如有异常及时与医生联系。

小提示

MODS临床观察和注意点主要有以下几个环节：

(1) 对休克、外伤、重症感染等危重患者及早消除病灶，防止感染的发展损害重要器官的功能，并努力提高机体的非特异性防御功能。

(2) 对已发生了单一脏器功能衰竭者，应尽力使功能衰竭限于一个脏器而阻止病情向MSOF发展。重视相关脏器功能的保护。

(3) 对有全身性疾患的患者在面临应激刺激时，应力求使其避免向MSOF发展。

(4) 当各脏器功能指标因损害而降低，但未达到脏器衰竭的诊断标准时，应视为MSOF的早期，应按MSOF处理。

(5) 处理可能发生MSOF的患者时，重点强调以呼吸、循环和营养管理为中心的全身管理。

---

(4) 人工气道和机械通气的护理：如建立有人工气道进行机械通气的患者，在护理时要注意保持呼吸道通畅，及时清除气道分泌物，掌握吸痰的正确时机和技巧；注意呼吸道湿化，经常采用的气道湿化方法有呼吸机雾化、气道内直接滴注、湿化器湿化等；在进行机械通气时要根据血气分析结果调整呼吸机参数，长期使用时，每周更换二次管道并消毒。

(5) 安全护理：MODS患者病情危重，时有烦躁，再加上身上常常带有多种管道，尤其在ICU病房，没有家属的陪伴，所以要根据病情给以适当的约束措施，注意各种管道的刻度和接头情况，注意保护好管道，防止管道脱落和患者意外受伤。

(6) 预防感染：MODS时机体免疫功能低下，抵抗力差，易发生感染，尤其是肺部感染，应给予高度重视。压疮是发生感染的另一途径。为此，MODS患者最好住单间房间，严格无菌操作，防止交叉感染。注意呼吸道护理，定时翻身，有利于呼吸道分泌物咳出和ARDS的治疗；空气要经常流通，定时消毒，医护人员注意洗手，杜绝各种可能的污染机会。

(7) 心理护理：由于ICU是封闭式管理，患者身边没有家属陪伴，加之病情较重，心理护理显得尤为重要，护士要多与患者交流，在了解其心理状况和需求后给予相应的护理措施,建立良好的护患关系;同时还要具备过硬的业务技术水平和高度的责任心,能获得患者的信任,使患者树立战胜疾病的信心,积极配合治疗和护理。

九、患者转入 ICU 后,值班医生要求为该患者进行心电监测,作为值班护士该如何完成?多功能心电监护仪的日常保养工作应怎样进行?

1. 心电监护导联的连接　有两种连接方法,三导联连接法及五导联连接法,两者的区别在于前者只能监测 1 个通道的心电图而后者能同时监测 2 个通道的心电图。具体部位如下:

（1）三导联连接方法电极安放位置（图 3-59）:红色导联（RA）——胸骨右缘,黄色导联（LA）——胸骨左缘,绿色导联（LL）——心尖部。

（2）五导联连接方法电极安放位置（图 3-60）:红色导联（RA）——胸骨右缘锁骨中线第一肋间;黄色导联（RL）——右锁骨中线剑突水平处;棕色导联（C）——胸骨左缘第四肋间;白色导联（LA）——胸骨左缘锁骨中线第一肋间;绿色导联（LL）——左锁骨中线剑突水平。

> **小提示**
> 多功能心电监护仪是模拟心电图的导联连接,电极位置是相对固定的,位置适当移动不影响监护的结果。监测患者的心率、心律、呼吸、无创血压、体温和外周血氧饱和度（SPO$_2$）;还可根据患者病情选择有创压监测,包括中心静脉压（CVP）、动脉压（AP）、颅内压（ICP）;还可经 Swan-Ganz 漂浮导管监测血流动力学的相关指标。

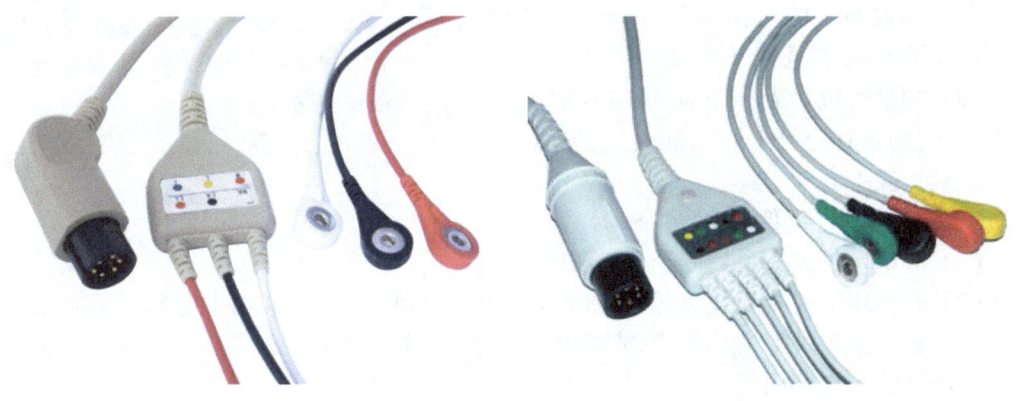

图 3-59　三导联电极　　　　　　图 3-60　五导联电极

2. 导联线正确连接的步骤　将导联线连接在人体上的具体位置用电极片上的砂片擦拭,然后用 75% 的乙醇溶液进行表面清洁,以达到清洁皮肤,防止电极片接触不良的目的;将心电导联线的电极头与导联线扣好,注意叮嘱患者不要牵拉和扭曲电极线及导联线,同时还要连接好地线防止干扰。

3. 心电监测的主要观察指标
（1）定时观察并记录心率和心律。
（2）观察是否有 P 波,P 波的形态、高度、宽度。
（3）测量 P—R 间期、Q—T 间期。
（4）观察 QRS 波形是否正常,有无"漏搏"。
（5）观察 T 波及 S—T 段是否正常。
（6）注意有无异常波形出现。

4. 心电监测的注意事项

（1）一般情况下应选择P波明显的导联。

（2）既往有或疑有心脏器质性损害者，应在全导联心电图的基础上选择最佳监护导联。

（3）任何导联的QRS波振幅应足以触发心率计数。

（4）为了在需要时便于除颤电极放置，必须留有并暴露患者的心前区。

（5）避免干扰造成的伪差。

（6）电极应与皮肤紧密接触，出汗时电极易于脱开，应根据波形图像的清晰程度随时更换。

（7）心电监护只是为了监护心率、心律的变化。若需分析ST段异常及更详细的观察心电图变化，应做常规导联心电图。

> **小提示**
> 护士发现心电监护的报警应首先排除干扰，检查电源和监护导联线是否脱落，发现心率及心律不齐要及时通知医师处理，切忌不能擅自关闭报警和调节报警线。

5. 无创血压的正确监测方法

（1）血压监测时对成人、儿童和新生儿必须使用不同规格的袖带。

（2）袖带展开后应缠绕在患者肘关节上2cm处，松紧适宜，应以能够插入1~2指为宜；袖带过松可能会导致测量的血压偏高，袖带过紧可能会导致测量的血压偏低，同时会影响患者手臂血液回流，使患者不舒适。

（3）袖带的位置应和患者的心脏在同一水平上，袖带的导管应放于肱动脉处，且导管应在中指的延长线上。

> **小提示**
> 测压手臂不宜同时用来测量体温，会影响体温数值的准确；测压手臂不宜同时打点滴或有恶性创伤，否则会造成血液回流或伤口出血。

6. 心电监护仪的保养

（1）心电监护仪应放置于通风、干燥处。

（2）在使用时应接净化电源保持电压（220±22）V，减少与高功率电器一起使用。

（3）保持仪器外部清洁无尘，定期用非腐蚀性洗涤剂清洁仪器的外壳和电缆线，注意勿让液体流入机器内部。

（4）使用时勿使导线折叠、受压。若导线过长可弯成较大的圆圈扎起，妥善放置。

（5）避免频繁开关仪器，患者只是短时间暂停仪器时，摘除监护电极扣即可，不必关机。

（6）显示屏用干净软布擦净，动作要轻柔，以免损坏。

（7）工作人员操作前洗手，修剪指甲，以免损坏触摸按键或荧光屏。

（8）当打印的心电图带太淡或深浅不一致时，可用沾有乙醇的棉球清洗打印头表面，去除上面残留的纸屑。

十、患者经高流量吸氧后，呼吸困难无明显改善，监测动脉血气提示严重低氧血症，需立即行无创（机械通气）呼吸机治疗，呼吸机治疗的适应证和相对禁忌证有哪些？作为当班护士你应该注意什么？请正确处理呼吸机各项参数指标异常时呼吸机报警状态，并对该患者的通气效果进行评价。

1. 呼吸机应用指征　呼吸机治疗的应用指征有：严重通气不良和换气障碍、神经肌肉麻痹、心脏手术后、颅内压增高、新生儿、破伤风使用大剂量镇静剂需呼吸支持时、窒息、心肺复苏、任何原因的呼吸停止或将要停止等都是呼吸机的应用指征。

2. 呼吸机使用的禁忌证　张力性气胸、伴有肺大泡的呼吸衰竭、心肌梗死继发呼吸衰竭等是呼吸机应用的相对禁忌证,应用时应减少通气压力而增加频率;大咯血或气道有异物梗阻的患者,在气道未通畅前,也应是呼吸机应用的禁忌证。

3. 注意事项

（1）呼吸机在与患者连接之前应先测试呼吸机是否运转正常,根据病情调节呼吸机模式及参数,将呼吸机接口与患者的面罩接口或气管插管、气管切开接口相连,观察呼吸机运转情况,是否与患者同步或达到控制呼吸。

> **小提示**
>
> 若使用无创呼吸通气,即使设定较低的压力参数,在通气过程中对患者咽鼓管→耳膜的冲击还是存在的。这也是患者不耐受无创呼吸机的主要原因。因此,在使用的时候,一定要争取患者的配合,必要时可以使用棉球塞住患者的双侧外耳道,可以有效减轻患者的耳痛症状。
>
> 引起呼吸机报警的原因众多,常见的有:①报警界限设置不当;②工作参数设置不当;③患者病情改变;④呼吸机故障。

（2）患者行无创呼吸机治疗时,护士应注意与患者沟通,可将棉球塞入患者的外耳道,以减轻耳痛。

（3）呼吸机接口与患者连接除面罩行无创通气外,还可经气管插管和气管切开导管相连。

（4）应用呼吸机治疗,护士要密切观察呼吸机与患者呼吸的协调情况,及时发现和处理呼吸机报警情况。

（5）应用呼吸机时应在床旁备有简易人工气囊,防止出现停电、呼吸机故障等意外发生。

4. 呼吸机（图3-61）主要参数指标异常的处理　出现呼吸机报警,首先观察患者的一般情况、神志是否清楚、呼吸频率、动脉血氧饱和度、血压和心电图等,如果一般情况和生命体征稳定,可以从容不迫地寻找报警原因,并加以排除;如果患者生命体征不稳定,应立即脱离呼吸机,采用人工简易呼吸囊过渡。切忌只顾寻找报警原因,忽视患者病情恶化。

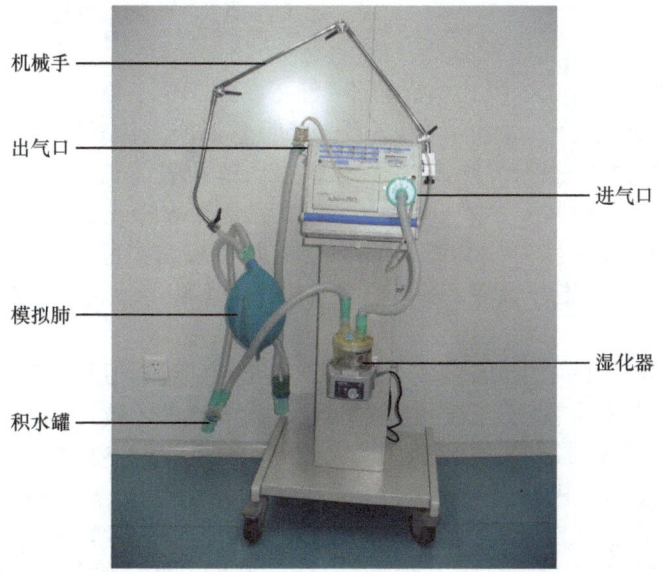

图3-61　呼吸机

（1）每分通气量上限报警：①每分通气量上限设置过低；②设置工作参数不当：如潮气量过大、频率过快，压力支持通气（PSV）压力过高，使通气量过大；③病情变化：缺氧引起自主呼吸频率过快，导致通气过度；人机对抗使通气量超过预设的每分通气量上限；④呼吸机故障等。

（2）每分通气量下限报警：①每分通气量下限设置过高；②设置工作参数不当：如潮气量过小，呼吸频率太慢，压力切换或压力支持值设定太低，吸气流速太慢；SIMV、PSV或持续气道正压（CPAP）模式时，自主呼吸不足；③患者呼吸道阻力过高或呼吸力量不足；④呼吸机故障：管道扭曲、堵塞；⑤氧气和（或）压缩空气压力不足；⑥呼吸机传感器故障；⑦人工气道或呼吸机连接故障；⑧人工气道部分或全部脱出，气囊充气不足，呼吸机管道系统漏气。

（3）气道压高限报警：①压力报警高限设置过低；②设置工作参数不当：潮气量过大，吸气时间过短，吸气流速过快，吸气支持压力过高；③病情变化：支气管痉挛、支气管分泌物积聚、人机对抗、气胸；④呼吸机故障：呼吸机呼气阀不能充分打开；⑤人工气道与呼吸机连接故障：人工气道扭曲、气管导管进入一侧支气管、呼吸机管道扭曲打折、呼吸机管道内积液。

> **小提示**
>
> 呼吸机旁应备有复苏器，或者其他简易人工气囊，备好气囊和气管导管之间的接头，注意防止脱管、堵管、呼吸机故障、气源和电源故障，一旦发现人机对抗，要迅速查找原因，立即配合医师处理。
>
> 呼吸机与患者呼吸不同步原因：有通气不当、呼吸道分泌物过多、气管插管移位、疼痛、严重缺氧或二氧化碳潴留、血气胸或肺不张、胃潴留或尿潴留等。

（4）气道压低限报警：①报警低限设置过高；②设置工作参数不当：潮气量过小，吸气时间过长，吸气流速过慢，吸气支持压力过低等；③病情变化：患者自主呼吸能力严重不足；④呼吸机故障：呼吸机工作压力或气源压力下降，压缩泵未开或停电，空气过滤网堵塞；⑤人工气道或呼吸机连接故障：管道脱落或漏气。

（5）呼吸频率报警：①呼吸频率上限设定过低；②设置工作参数不当：潮气量太低，压力转换值或压力支持值太低；③病情变化：出现气道堵塞、支气管痉挛、气胸、急性肺水肿和人机对抗等情况。

（6）呼吸时间报警：①呼吸比例设置不当；②设置工作参数不当：吸气时间或吸气停顿时间过长，吸气流速过低；③病情变化：自主呼吸急促或人机对抗。

（7）氧浓度报警：①报警界限设置过高或过低；②设置工作参数不当：吸入氧浓度设置过高或过低；③呼吸机故障：氧气阀未开，空-氧混合器故障或氧电池失效。

（8）窒息报警：①工作参数设置不当：无自主呼吸或自主呼吸微弱，采用自主呼吸触发模式；②病情变化：自主呼吸停止；③呼吸机故障：电源、气源、电子控制部分和机械部分失灵。

（9）断电报警：如供电中断，接线板或插头脱开，电压波动过大，呼吸机保险丝熔断。

（10）吸入气温度报警：①温度设置过低；②工作参数设置不当：湿化器温度设置过低；③呼吸机故障：湿化器未装滤纸、水量不足。

5. 通气效果监测　机械通气后进行呼吸与循环功能监护，是机械通气能否达到预期目标的重要措施，医护人员应通过严密的监护及时调节各种参数，才能达到治疗目的。

（1）监测呼吸潮气量（正常值为 10～15ml/kg）、每分钟通气量（正常值为 6～8L/min）、气道压（正常值为 15～20cmH$_2$O）。

(2) 监测外周血氧饱和度（SpO_2），其正常值是≥95%，外周血氧饱和度监测仪（图3-62）。在血氧饱和度监护时要求患者指甲不能过长，不能有任何染色物、污垢或灰指甲，如果外周血氧饱和度监测时间过长，患者手指会感到不适，应更换另一个手指进行监护，探头和导线避免牵拉与扭曲而损坏，血氧探头放置位置应与测血压手臂分开，因为在测血压时，阻断血流，此时测不出血氧饱和度，屏幕显示"血氧探头脱落"字样。

(3) 通过血气分析仪（图3-63）监测动脉血氧含量及血电解质的各项指标，用以判断呼吸机的治疗效果，为呼吸机的治疗的参数调节提供循证依据。

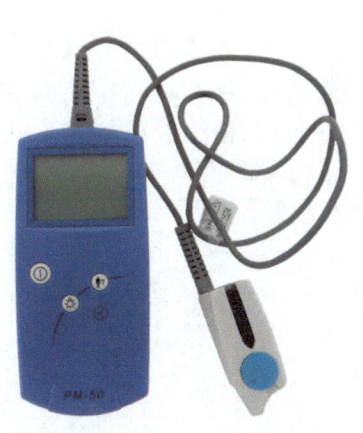

图3-62　血氧饱和度监测仪

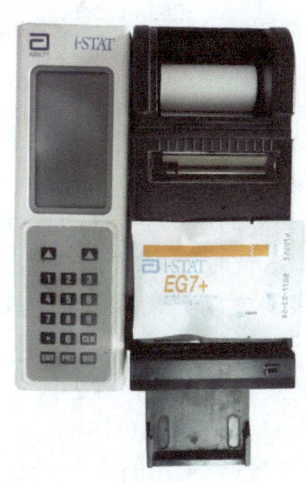

图3-63　便携式血气分析仪

十一、患者使用人工呼吸机辅助呼吸后，血压持续下降至76/50kPa，虽已进行外周静脉留置针穿刺以建立有效的静脉通路，但仍需进行中心静脉置管以监测中心静脉压，请你正确配合医生进行操作。

当患者血液循环差，血管条件不好时，过去常常由外科医师采用静脉切开的方式建立有效的静脉通路，但现在常由护士进行外周静脉留置针穿刺以建立有效的静脉通路，此方法简便、易行，在临床上比较多见。当患者病情危重或有特殊监测要求时，往往采用中心静脉置管和经外周中心静脉置管术以配合抢救。

1. 中心静脉置管

(1) 穿刺部位：中心静脉置管穿刺部位有3种：经锁骨下穿刺、经颈内静脉穿刺、经股静脉穿刺。

(2) 中心静脉置管的护理：中心静脉置管后定期更换穿刺点的敷料，观察穿刺点的皮肤有无红肿、脓性分泌物，若患者出现不明原因的发热或冲管后出现烦躁、寒战等症状时，可能是导管感染所致，须立刻抽血培养，一旦确诊为导管内感染者，应立即拔管。同时应保持测压系统的密闭，肝素帽要拧紧，发现松动或外渗立即严格消毒后更换；保持管道通畅，用肝素+0.9%氯化钠水溶液冲管时注意压力及速度，不可暴力冲管，以免损坏导管。每次输注营养液、血液制品、抽取血标本及测压后应立即用0.9%氯化钠水溶液冲管。

2. 中心静脉压的监测

(1) 中心静脉压（CVP）的监测方法：包括标尺法监测法和传感器监测法。护士在实施操作时除要严格执行无菌技术，防止导管感染外，还要防止空气进入血液引起肺栓塞。

(2) 传感器监测 CVP 法：将压力传感器导管插入生理盐水瓶内，挂起并排尽空气。一端与压力传感器电缆相连，另一端与患者中心静脉导管相连，将传感器与大气相通，按监护仪上的 CVP 模块"zero"键，待屏幕上显示为"0"时，校零成功，再将传感器与中心静脉端相通，观察监护上的数值及波形，读取数值并记录（图 3-64）。

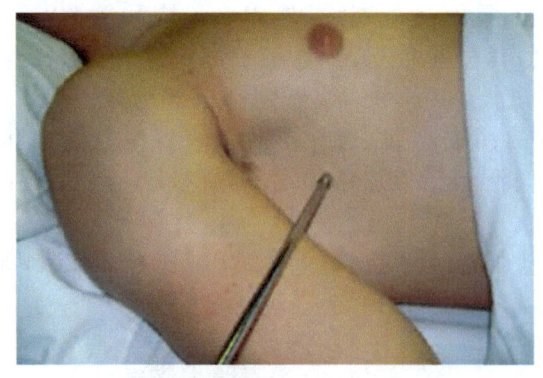

图 3-64　中心静脉压校"0"示意图

(3) 标尺法监测 CVP 法：将输液器插入生理盐水中挂起排气后与患者中心静脉导管连接，测量标尺零点对准右心房位置（相当于平卧时腋中线第四肋间）；将输液器卡入标尺内，使输液器与大气相通，观察液面下降位置，当液面不再下降时读数并记录。

十二、患者收入 ICU 后一直未解小便，血肌酐和血尿素氮明显增高，遵医嘱需行床旁连续血液净化治疗（CRRT），为什么？对这类 CRRT 的患者你该如何护理？

连续性肾替代治疗（CRRT）是采用每天连续 24 小时或接近 24 小时的一种血液净化疗法以代替受损的肾脏功能，其临床应用范围越来越广泛，远远超过了肾脏替代治疗领域，已经扩展到临床各种常见的危重症患者，尤其是伴有多脏器功能衰竭的救治。由于进行 CRRT 治疗的患者均病情危重，甚至多脏器衰竭，科学的护理对成功的抢救起重要作用。

> **小　提　示**
>
> 中心静脉压校"0"时应注意以下几点：①判断导管插入、上腔静脉或右房无误；②玻璃管零点对第 4 肋间右心房水平；③确保管道内无凝血、无空气，管道无扭曲；④测压时确保静脉内导管通畅无阻。加强管理，严格无菌操作。

1. CRRT 的适应证

(1) 高血容量性心功能不全、急性肺水肿；严重酸碱、电解质紊乱。

(2) 急、慢性肾衰竭伴低血压或血液透析时循环不稳定。

(3) 血流动力学不稳定，伴有多脏器衰竭，需实施全静脉营养。

(4) 药物或毒物中毒，肝性脑病、肝肾综合征、感染性休克、急性呼吸窘迫综合征、急性重症胰腺炎、多器官功能障碍综合征。

2. CRRT 的作用　CRRT 主要是通过血液滤过机（图 3-65）清除细胞因子和炎性介质、清除过多的容量负荷、纠正代谢性酸中毒及电解质紊乱，以间接纠正血流动力学和内环境异常的机制，从而在众多的危重症救治过程

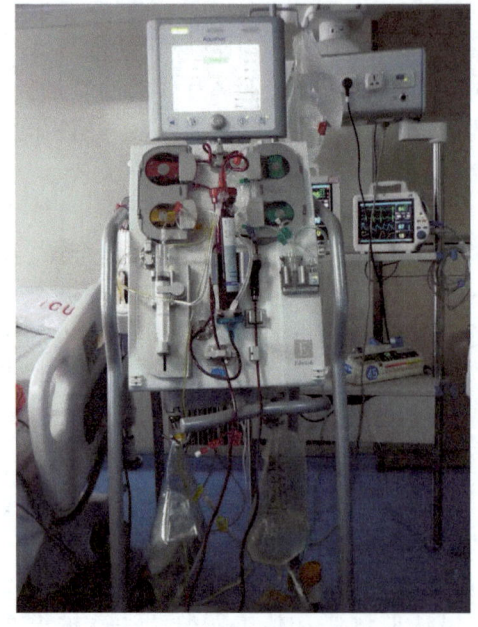

图 3-65　床旁血液滤过机

中起到以下作用:

(1) 维持机体血流动力学状态的稳定。

(2) 有效地纠正内环境及水、电解质、酸碱平衡的紊乱。

(3) 及时清除机体代谢产物。

(4) 不断清除炎性介质。

(5) 代谢控制好,还能给予足够的营养支持。

(6) CRRT 能给危重症患者的救治赢得生存的机会和时间,有助于提高患者的抢救成功率。

3. CRRT 的护理

(1) 感染的护理:严格无菌技术操作,保持穿刺部位清洁,预防导管感染。如怀疑感染,应拔出导管并做导管前端细菌培养,对症用药,更换导管留置位置。

(2) 注意观察各种报警系统:一般来说全自动血液净化机具有自动的管路冲洗、排气系统和各种压力监测报警系统,首先要掌握各参数的设定方法、代表意义,掌握机器常见报警识别方法。机器运行过程中,密切监测动脉压、静脉压、跨膜压、置换液量、废浆量及各动力泵运转情况,及时发现运行中的有无凝血、漏血、血路不畅等情况,并排除报警故障。

历史瞬间

1930 年, 首次在犬慢性肾衰模型上应用血滤治疗;

1960 年, Scribner 等首次提出 CRRT 概念;

1977 年, Dr. Kramer 等率先提出 CAVH 技术;

1979 年, Bambauer – Bichoff 等用 CVVH 技术治疗对利尿剂无效的水肿患者;

1982 年, FDA 批准 CAVH 应用于 ICU 抢救;

1982 年, Bischoff 和 Doehr 提出现代泵驱动的静脉–静脉治疗模式;

1995 年, 在 San Diego 第一届国际 CRRT 会议召开。

---

(3) 置换液的应用和观察:合理记录出入量,保持出入量动态平衡。根据患者心、肺、肾的功能和机体状态制订相应的 CRRT 计划,正确设置血流量、每小时脱水量、置换液速率等,每小时统计出入总量,根据病情及血压及时调节各流速,以达到良好的治疗效果。

(4) 血管通路的护理:应采用中心静脉穿刺置管,CRRT 期间妥善固定,防止脱管,每日消毒置管口,每次治疗结束后接口处消毒,动静脉管各用 50mg 肝素妥善封管,用无菌敷料覆盖,胶布固定,防止扭曲、污染、漏血。对凝血机制障碍,穿刺部位有渗血者,除及时补充血小板外,手压迫止血为最佳选择。

小 词 典

连续性肾替代治疗 (continuous renal replacement therapy CRRT) 就是把血液引出体外,通过体外循环在血液净化设备内去除有毒有害的物质,然后将净化的血液返回体内,这个过程称为血液净化疗法。CRRT 是现代危重病领域内的重大进展,其最大优点是可用于合并有心血管疾病和血流动力学不稳定的患者,特别适合于 ICU 中的危重患者。

（5）抗凝剂的应用及护理：为了避免治疗中管路及滤器内凝血，在上机前将管路及滤器用生理盐水 500ml 加肝素钠注射液 200mg，预冲并保留 30 分钟后，将肝素盐水排空，再以生理盐水 500ml 冲洗管路及滤器，以延长循环装置的寿命；根据凝血功能和血小板情况决定抗凝剂用法。在整个治疗过程中，需每 6 小时监测 1 次凝血酶原时间和活化部分凝血活酶时间，要求为正常的 1~2 倍，若超过正常值 2 倍时，及时调整肝素或鱼精蛋白的用量；出凝血和肢体血运的观察，密切观察原发病的症状。因 CRRT 过程中需持续应用抗凝剂，这在危重患者中有可能导致出血或血小板减少，应密切观察有无出血情况，如局部伤口的出血渗液、各引流管的引流液性状、胃肠道引流液情况、术后肢体的血运、皮肤温度、颜色等。有活动性出血者及时调整肝素、鱼精蛋白用量。

（6）观察患者肾功能的变化：临床上常常需要给患者行导尿术以准确检测尿量，肾功能损害除表现为尿少或无尿外，还可通过检测血液中的尿素氮和肌酐两项主要指标来判断。

十三、患者经 ICU 救治后，病情逐渐平稳，可以转至普通病房继续治疗，请你做好转运过程中的准备工作。

1. 病情评估　护士接到转运危重患者的医嘱后，首先要全面评估患者病情，根据评估结果准备转运所需的各种用物，如氧气枕、便携式心电监护仪、简易呼吸器及急救药品等，以保证患者安全。

2. 联络工作　在患者转运前要事先通知接受科室作好收治患者的准备工作，必要时通知电梯工作人员，以免增加中间环节，延长等待时间。

> **小 提 示**
>
> 患者转出 ICU 后，护士要做好床单位的终末消毒和处理，并将用于抢救患者的仪器和设备清洁、消毒，检查功能的完好性，使其处于备用状态并在仪器使用登记本上记录。

3. 途中监护　转运患者时一定要有医护人员陪同，做好转运途中的安全防护，护士要严密观察患者的病情变化，同时安慰患者及家属，消除紧张和恐惧心理。

4. 交接工作　护送患者到病房后，要与接收病区护士做好病情交接，包括输液通路及药物、各种引流管、人工气道、患者的皮肤完整性及各种病历资料等，并做好记录和登记。

第三部分　评价与反馈

十四、分析下述案例，以分组角色扮演的方式，利用急救仪器和设备模拟完成救护任务，在课堂上展示完成任务的过程，思考各种急救仪器和设备的使用方法，并对照多器官功能障碍综合征救护项目评分表（表 3-29）**进行自评及小组评价。**

案例：患者，男，33 岁，因施工时塌方，胸腹挤压伤 8 小时。现患者神志恍惚，呼吸急促，面色苍白，脉搏 120 次/分，呼吸 44 次/分，血压 80/52mmHg，请你评估患者除外伤外，还发生了什么？如何迅速配合医生开展救护工作？

提示：

1. 你的调查与思考

2. 你发现与确定的问题

3. 制定实施的方案

4. 实施过程描述

表3-29 多器官功能障碍综合征的救护(项目评分标准)

项目内容	分值	评价内容	评分标准	得分
应知基础知识	20	1. MODS 的概念	2	
		2. SIRS 的概念；SIRS 与 MODS 之间的关系	2	
		3. MODS 的病因和诱发因素	2	
		4. 多功能监护仪的主要监测项目	2	
		5. MODS 的临床分期	2	
		6. 心电监护电极的连接部位	2	
		7. 机械通气的应用指征	2	
		8. 机械通气的相对禁忌证	2	
		9. CVP 监测的方法	2	
		10. CVP 监测的注意事项	2	
应会技能	70	1. 正确给患者实施心电监护		
		（1）检查监护仪功能及导联线	3	
		（2）患者的皮肤准备	2	
		（3）接心电导联线	5	
		（4）选择合适的部位,正确使用血压计袖带	3	
		（5）监测血氧饱和度,正确放置传感器	5	
		（6）打开报警系统,根据患者情况设定报警限	2	
		2. 为患者实施机械通气		
		（1）正确连接呼吸机附件	3	
		（2）接通电源、气源,连接模拟肺,测试呼吸机是否运转正常	2	
		（3）根据病情需要调节呼吸机模式及参数	5	
		（4）将呼吸机接口与患者的气管插管或气管切开接口相连	3	
		（5）观察呼吸机运转情况	5	
		（6）正确处理常见呼吸机报警	2	
		3. 正确配合进行锁骨下静脉置管,并用标尺法测中心静脉压		
		（1）患者仰卧位,去枕平卧,头转向对侧,一般选用右侧并在肩下垫一小枕,使穿刺肩关节尽量下垂,显露胸锁乳突肌	5	
		（2）常规消毒皮肤,消毒范围为穿刺点上下10cm	3	
		（3）协助医师注射器抽吸局麻药作皮内及皮下浸润麻醉	2	
		（4）穿刺成功后接输液接头,观察液体滴入是否通畅	2	
		（5）再次消毒穿刺点及周围皮肤,固定好导管,以无菌贴膜密封,注明穿刺日期	5	
		（6）将输液器插入生理盐水,排气后与中心静脉导管连接	3	
		（7）测量标尺零点对准右心房位置	4	
		（8）输液器卡入标尺内,将输液器与大气相通,观察液面下降,当液面不再下降时读数,记录	4	
		4. 观察病情,准确记录护理记录单	2	

续表

项目内容	分值	评价内容	评分标准	得分
综合素质、总体印象、安全等	10	1. 仪表着装规范,有良好的沟通技巧	3	
		2. 消毒隔离落实好,有风险防范意识,能保护患者,并注意自身防护	3	
		3. 操作流程正确,不违反原则	4	
自评:			小组评:	

十五、根据学习过程中的情况完成学习情况反馈表(表3-30)

表3-30 学习情况反馈表(自评)

序号	项目	学习任务完成情况	签名
1	独立完成的任务		
2	小组合作完成的任务		
3	教师指导下完成的任务		
4	是否达到学习目标,能否与同学合作完成多器官功能障碍综合征的救护任务		
5	本学习任务存在的问题、改进建议		

学习拓展

十六、ICU的管理要做到什么？如果你是一位ICU护士,会如何做好控制院内感染的工作?

1. ICU的管理要求　ICU是集合了全院的危重病患者进行集中管理的特殊场所,收住在ICU的危重患者全身插了各种各样的管道和电极,床旁布满了各种抢救仪器、设备,这些管道、电极、仪器、设备和患者的生命息息相关,必须有经过专门训练的医护人员进行密切的监视、管理,若患者家属在患者床旁不小心触动了这些管道、电极、仪器或设备,就可能会对患者生命造成威胁。另外,危重患者抵抗力降低,家属过多探视会增加患者感染的可能,这些感染也可能是致命性的。一旦合并了感染,不仅加重了病情、延长了病程,而且也增加了患者的痛苦,加重了家属的经济负担。所以,现代概念的ICU必须实行全封闭管理。

2. ICU院内感染的控制　医院获得性感染(院内感染)的发生原因是多方面的,在医院的各个部门、病区均可发生,但由于ICU患者的易感染性和各项侵入性操作的增加,进一步提高了ICU发生院内感染的危险性。近年来,人们逐渐认识到控制ICU的感染发生率已经成为院内感染管理的重大问题,开始有组织地进行院内感染的控制工作,制定院内感染的防控措施,降低院内感染的发生率。

小　词　典

院内感染:是指住院患者在医院内获得感染,包括在住院期间发生的感染和在医院内获得出院后发生的感染,但不包括入院前已开始或者入院时已处于潜伏期的感染。医院工作人员在医院内获得的感染也属医院感染。

风险管理:是指对工作人员、患者、探视者可能产生伤害的潜在风险进行评估、识别并采取正确行动的过程。

（1）对ICU的布局、环境、日常用品、各种治疗仪器和监测装置的消毒和保存均要严格按规范进行，防止院内感染的发生。

（2）对于严重切口感染、呼吸道或消化道感染或患有传染性疾病的患者均应采取严密的隔离措施，避免交叉感染的发生。

（3）合理应用抗生素，根据药敏结果选择有效的抗生素，经常监测ICU内的细菌分布和耐药情况，减少因抗生素使用不当而导致的院内感染。

（4）减少和控制探视人员，加强病室的环境管理，定时开窗、通风、换气，有效预防院内感染的发生。

（5）人工气道、导尿管和动静脉导管是ICU内的主要院内感染源，因此，要加强"三管"的监测和护理，以减少ICU院内感染的发生。

十七、ICU存在哪些护理风险？应如何做好风险的管理工作？

ICU是集中救治危重患者的场所，病情危重患者较多，复杂多变，工作人员需要广泛的急救知识，是一个高风险科室。ICU护士处于临床第一线，长期处于高度紧张的状态之下，临床风险事件更易发生在护理工作中，因此了解ICU护理风险事件的常见种类，风险事件产生的特点，对提高ICU护士风险防范意识，保障患者医疗、护理的安全，将起到积极作用。

1. 常见的ICU护理风险事件原因

（1）护患沟通障碍：ICU患者因病情较重，护士往往忽视或不能对患者实施教育，特别是一些病情反复或长期依赖管道生存的患者，因病情特殊，沟通有一定困难，家属又不能陪伴在身边，患者容易产生悲观、绝望的心理，不配合医疗护理。患者家属担心患者安危的同时又不能陪伴患者，再加之昂贵的医疗费用，无形之中也加重了心理负担。这些原因直接导致了护患沟通障碍。

> **小提示**
>
> ICU的医护人员可采用多种沟通方式与气管插管、气管切开的患者交流。如写字板、图片、规范化手势语。
> 1. 伸拇指表示大便。
> 2. 伸小指表示小便。
> 3. 伸食指表示有痰。
> 4. 握空心拳形如水杯表示口渴。
> 5. 握实心拳形如重锤表示疼痛。
> 6. 用手拍床表示想交流。
> 7. 握笔写字式表示想写字。

（2）护理人员业务素质欠缺、责任心不强、护理管理者风险管理能力低下、部分人员工作纪律性差，个人防护和法律意识薄弱等原因均形成ICU的护理风险。

（3）特殊性治疗和药物的应用：如血管活性药物的应用，ICU患者在病情较危重时，及时恰当地给予血管活性药物可以提高抢救成功率，但使用血管活性药物时，必须小心谨慎，严密观察，小小的疏忽，都会造成危险、严重的后果。

2. ICU内护理风险事件的防范

（1）ICU的各种仪器、设备要处于备用状态，发现故障时及时做好登记和交班工作，并及时送修。

（2）做好电路系统的检查和维护工作，有备用电源，防止因意外故障或突然断电而中断监护和治疗、护理工作。

（3）各种仪器的报警设置是必需的，当各种仪器、设备报警时要及时处理，切忌擅自改变参数和关闭报警开关。

（4）各种治疗管路是保证患者生命安全的重要措施,护士要密切观察和护理,尤其是加强管路的固定,防止意外脱管的发生。

（5）在抢救危重患者时执行口头医嘱前必须复述1次,确认无误后方可执行。

（6）ICU患者或年老体弱,或病情危重、免疫力低下,护士要加强患者的皮肤护理观察,尤其是皮肤损害存在高风险的患者,要做好评估,定时翻身,防止压疮。

（7）ICU的患者由于病情危重、营养状况差、免疫功能下降、侵入性诊疗技术的应用及长期大量应用抗生素,院内感染发生率比普通病房的发病率高,因此护士在工作中要严格执行《手卫生规范》和无菌操作技术,防止院内感染的发生。

第四单元　灾难事件的紧急救援
（拓展学习项目）

学习任务一　火灾伤害的救护

 学习目标

完成本学习任务后,你应当能
1. 启动火灾事故应急救援预案
2. 对火灾事故现场批量伤员进行检伤分类,并开展现场救援
3. 根据现场复杂情况,协同其他医务人员正确实施现场救护技术
4. 防范现场救护中的医疗风险
5. 实施伤员转运、监护,学会根据伤情做好伤员的交接工作

建议完成本学习任务为 4 学时

内容结构

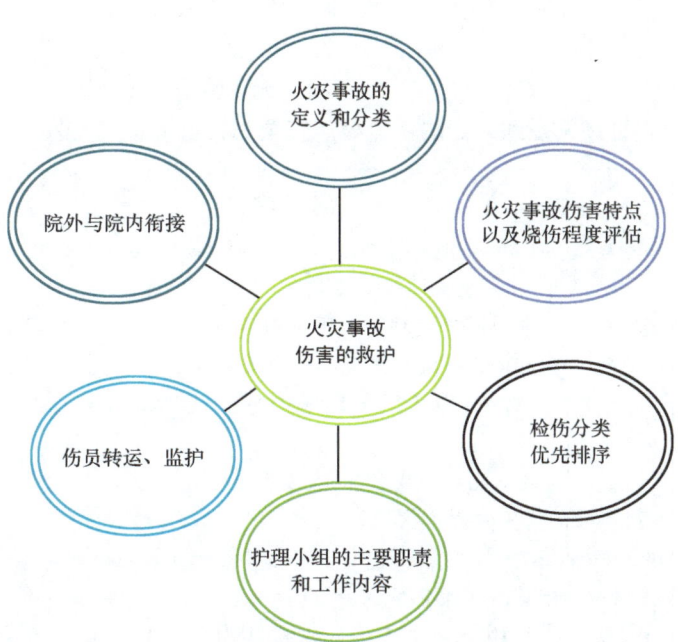

学习任务描述

某市一酒楼突发火灾,火灾发生时有40名客人正在就餐。遂立即呼叫120指挥中心,120指挥中心立即调派离事故现场最近的8辆救护车紧急赶赴火灾事故现场。请你迅速赶赴现场并协同其他医护人员为伤员实施现场急救。

火灾事故在我国是一种常见的灾害事故,火灾事故不仅烧毁财物,造成严重的经济损失,而且可以致人死伤、残障和心理创伤。及时、正确地对火灾事故伤员进行现场应急处理和救援,对于抢救伤者生命、降低伤者的致残率、减轻伤者的家庭负担及社会负担、缓解社会矛盾具有重要的意义。

第一部分 知识要求

一、火灾事故应如何定义?它的分类和特点是什么?会对人体造成哪些伤害?

> **小提示**
>
> 火灾现场往往还伴有其他损伤,如煤气、油料爆炸,可伴有爆震伤;房屋倒塌、车祸时可伴有挤压伤;另外,还可造成颅脑损伤、骨折、内脏损伤、大出血等。在急救中,对危及患者生命的合并伤,应迅速给予处理,如活动性出血,应给予压迫或包扎止血。开放性损伤争取灭菌包扎或保护,合并颅脑、脊柱损伤者,应在注意制动下小心搬动。合并骨折者,给予简单固定等。

1. 火灾的分类 火灾分为A、B、C、D 4类:

(1) A类火灾:指固体物质火灾。这种物质往往具有有机物性质,一般在燃烧时能产生灼热的余烬。如木材、棉、毛、麻、纸张火灾等。

(2) B类火灾:指液体火灾和可熔化的固体火灾。如汽油、煤油、原油、甲醇、乙醇、沥青、石蜡火灾等。

(3) C类火灾:指气体火灾。如煤气、天然气、甲烷、乙烷、丙烷、氢气火灾等。

(4) D类火灾:指金属火灾。如钾、钠、镁、钛、锆、锂、铝镁合金火灾等。

2. 火灾的特点

(1) 火灾具有普遍性、突发性、多发性、反复性和多变性的特点。它直接关系到人们的生命财产安全和社会的稳定与发展。

> **小词典**
>
> 在《火灾统计管理规定》中指出,凡失去控制并对财物和人身造成损害的燃烧现象都为火灾。
>
> 根据《生产安全事故报告和调查处理》(国务院令493号)中相关规定,火灾等级标准分为:特别重大火灾、重大火灾、较大火灾和一般火灾等级。
>
> 凡造成30人以上死亡,或者100人以上重伤,或者1亿元以上直接财产损失的火灾为特别重大火灾;
>
> 凡造成10人以上30人以下死亡,或者50人以上100人以下重伤,或者5000万元以上1亿元以下直接财产损失的火灾为重大火灾;
>
> 凡造成3人以上10人以下死亡,或者10人以上50人以下重伤,或者1000万元以上5000万元以下直接财产损失的火灾为较大火灾;
>
> 造成3人以下死亡,或者10人以下重伤,或者1000万元以下直接财产损失的火灾为一般火灾。

社 会 视 角

据公安部门不完全统计,近几年来,我国每年均发生火灾23万~25万余次,2003~2005年我国每年约有2500多人死于火灾,2006年下降为1500余人。火灾造成的经济损失逐年大幅度上升,20世纪80年代,火灾造成的直接损失为32亿元,而90年代达到了116亿元。

(2) 火灾燃烧的三要素:但凡发生燃烧,就必须同时具备3个条件,即可燃物、助燃物、着火源。这是形成火灾的三要素,缺一不可。火灾预防,也就是人类利用各种工具和手段,在时间和空间中控制或阻止这3个条件的同时出现,从而达到预防火灾发生的目的。

小 提 示

从以下方面判断有吸入烧伤:①面部、颈部、胸部周围有烧伤;②鼻毛烧焦;③口鼻周围有烟尘痕迹。

3. 火灾造成的伤害 火灾造成的伤害主要为烧伤,主要的死亡原因是火焰烟雾中毒所致的窒息。因为大火烟雾中含有大量的一氧化碳及塑料化纤燃烧产生的氯、苯等有害气体,火焰又可造成呼吸道灼伤及喉头水肿,这些因素足可使浓烟中的人3~5分钟中毒窒息身亡;另外,还有直接被大火吞没或跳楼坠亡的,也是火灾发生后的主要死因。

烧伤造成局部组织损伤,轻者损伤皮肤,出现肿胀、水泡、疼痛,重者皮肤烧焦,甚至血管、神经、肌腱等同时受损,呼吸道也可烧伤。烧伤引起的剧痛和皮肤渗出等因素导致休克,晚期可出现感染、败血症等并发症而危及生命。

二、火灾事故现场的救护原则是什么?

(1) 首先使伤员迅速脱离烟雾环境,保持呼吸道通畅,对呼吸心跳骤停者实施心肺复苏。

(2) 对于吸入性损伤患者应迅速脱离火灾现场,置于通风良好处,清除口鼻分泌物和碳粒,保持呼吸道通畅,有条件者给予鼻导管吸氧,立即判断是否有窒息,及时行气管插管或气管切开。

(3) 对于烧伤患者应注意保护创面:迅速脱去或顺衣缝剪开伤病员衣服,摘除饰物,暴露创面。用无菌敷料简单包扎,尽量不要弄破水泡,保护表皮,防止创面污染。

三、烧伤面积及烧伤严重程度的评估如何进行?

1. 烧伤面积的计算 烧伤面积是以烧伤部位与全身体表面积百分比来计算的,目前多采用手掌法和九分法来计算。

(1) 手掌法:伤员五指并拢,其手掌面积约为体表面积的1%,用于散在的小面积烧伤(烧伤皮肤取加法)或特大面积烧伤(健康皮肤取减法)很方便,但欠准确。

小 词 典

吸入性损伤:指热空气、蒸气、烟雾、有害气体、挥发性化学物质等致伤因素,以及其中某些物质中的化学成分被人体吸入所造成的呼吸道和肺实质的损伤,以及毒性气体和物质吸入引起的全身性化学中毒。

> **社会视角**
>
> 国外一些消防队队员和社会公众多有良好的现场救治知识,发生火灾时,消防官兵时常配备有必要的医护专业人员和救治设备或与医疗急救联动共同赶赴火灾现场。

(2)九分法:所谓九分法即按体表面积9%的倍数来估计体表解剖分区的面积。头、颈、面各占3%,共占9%;双上肢(双上臂7%、双前臂6%、双手5%)共占18%;躯干(前13%、后13%、会阴1%)共占27%;双下肢(两大腿21%、两小腿13%、双臀5%、足7%)共占46%。

(3)小儿烧伤面积的计算:小儿的躯干和上肢体表面积的百分率与成人相同,头大下肢小,并随着年龄增大而改变,可按下列简化公式计算:

头面颈部面积% = 9 + (12 - 年龄)Y%;臀部及双下肢面积% = 46 - (12 - 年龄)Y%。

2. 烧伤深度的判断　目前常用国际通用的三度四分法来判断烧伤的深度(表4-1),将烧伤划分为Ⅰ°烧伤、浅Ⅱ°烧伤、深Ⅱ°烧伤、和Ⅲ°烧伤。

表4-1　不同深度烧伤的评估要点

深度	局部体征	局部感觉	预后
Ⅰ°(红斑)	仅伤及表皮,局部红肿、干燥,无水疱	灼痛感	3~5天愈合,不留瘢痕
浅Ⅱ°	伤及真皮浅层,水疱大、壁薄、创面肿胀发红	感觉过敏	2周可愈合,不留瘢痕
深Ⅱ°	伤及真皮深层,水疱较小,皮温稍低,创面呈浅红或红白相间,可见网状栓塞血管	感觉迟钝	3~4周愈合,留有瘢痕
Ⅲ°	伤及皮肤全层,甚至可达皮下、肌肉、骨等。形成焦痂。创面无水疱、蜡白或焦黄,可见树枝状栓塞血管,皮温低	消失	肉芽组织生长后形成瘢痕

3. 烧伤的分度

(1)轻度烧伤:总面积10%以下的Ⅱ°烧伤(儿童为5%)。

(2)中度烧伤:总面积11%~30%的Ⅱ°烧伤(儿童为6%~15%),或Ⅲ°烧伤面积在10%(儿童为5%)以下。

(3)重度烧伤:总面积31%~50%,或Ⅲ°烧伤面积为10%~20%,或Ⅱ°、Ⅲ°烧伤面积虽不达上述百分比,但已发生休克等并发症、呼吸道烧伤或有较重的复合伤者。

(4)特重度烧伤:总面积在50%以上或Ⅲ°烧伤面积在20%以上者。

四、检伤分类的标志和现场登记

1. 国际统一检伤分类标准　以不同的颜色、大小、浅显易懂的文字和图案代表不同等级;具有国际共通性;作为医疗记录使用;为医护人员与救护人员所熟悉;此卡的优点是当患者病情升级时,可以从下往上撕去一段,仍可清楚的表现其等级。

2. 检伤分类标示卡介绍(图4-1,图4-2):

(1)红色:极危险——第一优先,将绿色和黄色部分撕掉,底部显示红色部分,此卡佩戴在以下伤员手腕上,显示第一优先伤员。

1)指威胁生命,且有即将或已经窒息或休克的危险。

2)如果立即救治或转送至医院有高几率可以存活。

> **小提示**
>
> 检伤分类即是为了提升医疗处置或转送的速度与恰当性,将伤员依伤情轻重分类,并且依伤情的迫切性,给予优先处理或转诊的特权。

(2)黄色:危险——第二优先,方法是将绿色部分撕掉,底部显示黄色部分,此卡佩戴在以下伤员手腕上,显示第二优先伤员。

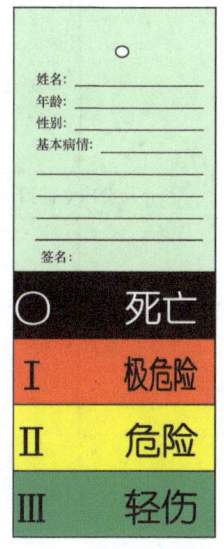

图 4-1　检伤分类卡(正面)

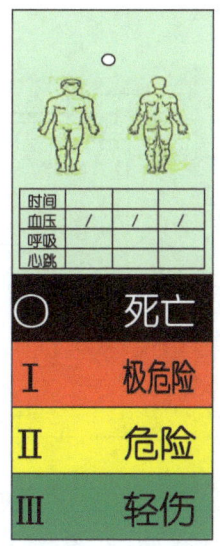

图 4-2　检伤分类卡(背面)

1) 有生命危险但还没有休克,及可以等待 1 小时左右而没有生命危险的患者。
2) 包括极度严重外伤而生存机会不大者。

(3) 绿色:轻伤——第三优先,方法是将底部显示绿色的检伤卡佩戴在以下伤员手腕上,显示第三优先伤员。

1) 可以延迟医治者。
2) 局部受伤或没有生命危险的患者及在等待治疗时只需要少量医护而不会恶化者。

(4) 黑色:死亡——明显的死亡现象的人,心跳呼吸均停止。因为生存率极低,不应浪费宝贵资源。方法是将绿色、黄色、红色部分撕掉,底部显示黑色部分,此卡佩戴在伤员手腕上,显示死亡伤员。

历史瞬间

检伤分类的英文 triage,来自于法文的动词 trier,其原意为"挑选"、"选择"或"分类"的意思。第一次世界大战时,为了应付大量伤兵的救治,军阵医学将"挑选"或"分类"的评估创伤的过程应用于其救治医疗中。其目的是将有限的资源在最短的时间内运用在最有需要的伤病患身上,以减少伤亡。

第二部分　任务分析

本部分以突发火灾事故所致多人受伤的病例为基础,以实际工作的流程为导引,学习群体火灾事故的现场救护工作方法,其中突发群体火灾事故应急预案启动、现场检伤分类、烧伤程度的评估、烧伤合并创伤的救护以及安全转运是本部分的重点学习内容。

五、当出现群体火灾事故时,你应如何启动突发群体火灾事故的应急预案?

医院急诊科 120 接线员接到火灾事故的伤亡信息,应迅速启动突发群体火灾事故应急预案、调配人员、合理分工、逐级上报,具体流程如下(图 4-3)。

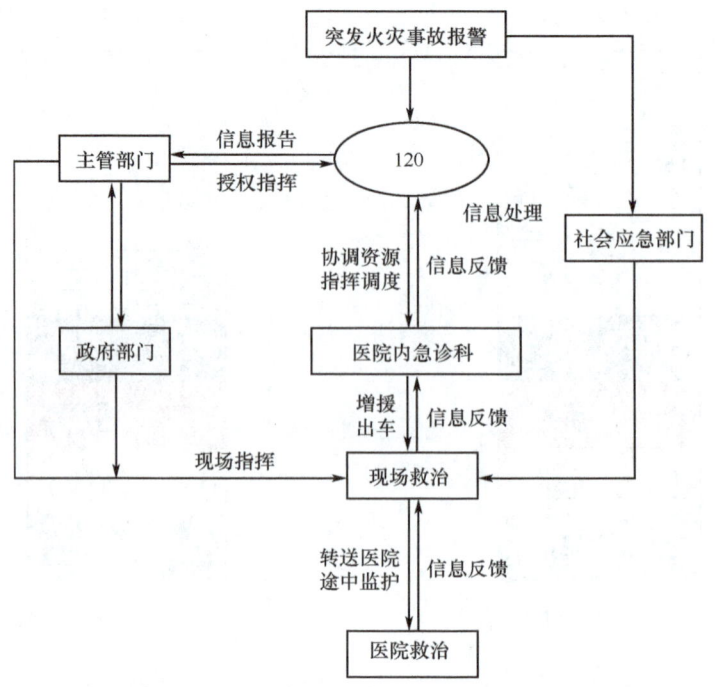

图 4-3 突发群体火灾事故应急预案流程

1. 立即执行上报制度 急诊科120接线员在接到报警后应在同一时间(采用电铃方式)通知司机、出诊医生、护士、担架工,迅速派出第一批救护梯队,3辆救护车和医护人员各5名(护士A、B、C、D、E)在10分钟内赶赴现场,随后马上报告科主任、护士长。科主任、护士长根据事故性质和伤员数量上报医务科、护理部和医院行政总值班,并逐级上报院领导、卫生行政主管部门。

2. 迅速启动急救指挥小组 急救指挥小组由院领导任组长,由医务科、急诊科、医技科室、护理部、设备后勤部等相关负责人组成,听从院领导的统一指挥和协调。

3. 统一指挥,分组配合

(1) 院领导:实行业务院长负责制,统一指挥,迅速调集行政、临床、后勤等人员组成的急救小组,保证人员、药物、设备、器械等迅速到位。

(2) 医疗急救小组:分别组成现场救护小组和院内急救小组。急诊科、医务科、护理部迅速指挥实施救护,调集第二急救梯队,救护车5辆、医生5名、护士10名,前往现场增援救护,调集医生10名、护士20名组成院内急救小组,第一急救梯队中2名(护士D、E)负责院内联系、病情记录,第二急救梯队中8名(F、G、H、I、J、K、L、M)负责现场救护。

(3) 后勤保障部门:负责急救器械药品的供应,调集转运工人,负责工作环境秩序,保证救护车出入畅通无阻。

六、作为一线出诊护士,当你接到火灾事故救援通知时,你应做好哪些准备工作?

1. 因群体火灾事故伤员较多,出诊护士必须准备最基本的急救设备和充足的药品和用物。

(1) 急救设备:心电监护仪、除颤仪、吸氧装置、简易呼吸器、多功能呼吸机、便携式呼吸机、负压吸引器、气管插管(含喉镜)、气管切开设备。

(2) 急救药品:除最基本的急救药品外,还应准备大量的抗休克药物,如0.9%氯化钠溶液、5%葡萄糖溶液、代血浆、碳酸氢钠、林格液、巴曲酶、酚磺乙胺、镇静止痛的肌内注射药物哌替啶或吗啡和烧伤饮料。

（3）创伤急救物品：大量夹板或负压式骨折固定气垫（图4-4）、颈托（图4-5）、敷料（大、中、小）、绷带、三角巾、止血带、移动式担架床、铲式担架、脊柱板、各种注射器及输液用品。

（4）检伤分类卡：绿色（表示轻度损伤）、黄色（表示中度损伤）、红色（表示重度损伤）、黑色（表示死亡），并用不同形状区别，以利在夜间光线不好的条件下使用。

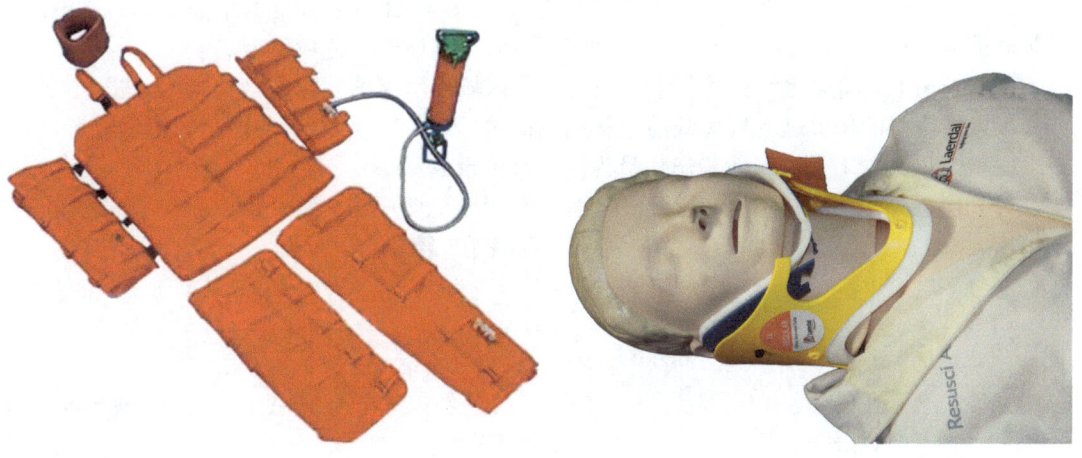

图4-4　负压式骨折固定气垫　　　　　　　　图4-5　颈托

2. 采用救护车车载通信系统与120指挥中心或报警者核对事故现场具体位置，伤亡情况以及联动部门情况。

七、当第一和第二急救梯队达到事故现场后，应如何分工？请你进一步明确参加现场救护工作护士的分工。

1. 第一急救梯队

（1）护士A：负责协同一名医生进行初期快速检伤评估。先将伤病员分成可以行走与不可行走两种，快速将大多数较不危急的伤病员找出。

> **小提示**
>
> 急救药品、物品、器械的准备不足可造成纠纷。护士应在出诊前再次检查准备情况，并且根据事故性质和人数准备充足的急救药品、物品、器械。

（2）护士B、C、D：用绿色标志牌表明绿色区域，为第三优先区。可以行走的伤员为轻伤，称为可以延迟治疗的伤员，应根据现场医生的指挥给予轻伤员左手腕佩戴绿色的检伤卡标示。现场初步评估有25人为轻伤（10名为逃生时坠楼导致软组织损伤及15名轻度烧伤），另外有3人未受伤，由护士B、C、D在和现场两名消防队员或警察协助下进行管理，给予烧伤饮料，告知轻伤员不要随意涂抹烧伤创面，如有特别不适请随时告知。

（3）护士E、F：对于不能行走的伤员，护士E、F应立即与医生一起进行伤员二次检伤。经现场伤情评估发现2名吸入性重度烧伤患者伤势严重，呼吸心跳骤停，需要在现场

> **小提示**
>
> 医护人员到达现场后，应首先判断现场是否安全，要在119、110等联动部门的指导下进入现场，并佩戴供氧式防毒面具做好自身的防护措施。
>
> 如果现场有多位或成批伤员需救治，急救人员不应急于去救治某一个危重伤员，应首先迅速评估所有的伤员，判断伤情，以期能发现更多的生命受到威胁的伤员。
>
> 初期快速检伤后，可能会轻估其严重性，必须进行二次检伤，以防止初期快速评估中的漏洞与风险。

立即进行心肺复苏,由2名医生和护士(E、F)分别进行徒手心肺复苏,准备行气管切开。并为2名伤员佩戴红色检伤卡。

2. 第二急救梯队

(1) 护士G、H:继续对现场伤员进行二次检伤。发现2名伤病员为头面部、颈部、胸部严重烧伤,且出现了休克,存在吸入性灼伤的可能性,立即配合医生进行简单清创和包扎,建立静脉通道以对抗休克治疗,并给予肌内注射镇静剂,为其佩戴红色检伤卡。

(2) 护士I、J:将佩戴红色检伤卡伤员的抢救区域标示为第一优先区,分别为进行心肺复苏和吸入性烧伤的伤员进行现场院前急救病例的填写(图4-6),通知救护车司机做好转送准备。(提示:以其中1名吸入性烧伤伤员为例进行记录填写。)

(3) 护士K、L:分别为1名左手烧伤、面部5%烧伤、呼吸道灼伤(未出现休克)的伤员、1

××市120急救站院前急救病历

站名:××医院	病案号:

姓名:××× 性别:男 年龄:成人 职业: 婚姻: 民族: 国籍:
住址或单位: 电话:
出诊时间:2009年9月28日13时18分 到达患者身边时间:13时24分
主诉:呼吸困难
现病史:头、面部、及胸部烧伤,呼吸急促,检伤中出现呼吸心跳骤停。

既往史:
药物过敏史:
查体:T 35℃ P 0次/分 R 0次/分 BP 20/10 mmHg

辅助检查:
初步诊断:吸入性烧伤、窒息、猝死
病情判断:
救治措施:行徒手心肺复苏,20分钟后心肺复苏成功,心跳恢复,无自主呼吸,行气管切开。

病危通知:患者 病情危重,在现场救治、搬运及转运医院途中存在风险,甚至死亡,特此通知家属。
通知时间: 年 月 日 时 分
以下内容由患方选择:
1、现场救治 2、家庭治疗 3、送往医院 4、拒绝检查、治疗 5、拒绝入院
患者(家属)签字:
接诊病情记录:
T ℃ P 次/分 R 次/分 BP / mmHg
送达医院: 接诊人签字: 时间: 年 月 日 时 分
急救转归:显效、有效、无变化、恶化、死亡(现场、途中)
病历完成时间: 年 月 日 时 分
医生: 护士: 驾驶员:

图4-6 火灾现场填写的院前急救病历

> **小 词 典**
>
> 大量伤员：系指单一事故、灾害发生的伤病员人数达 15 人以上或预判可能发生 15 人以上。就实际而言，如单一事故、灾害发生之伤病患人数及严重度超过该地区医疗系统平时所能负担的容量即可称为大量伤员。
>
> 初期快速检伤法：是用 1 分钟以内的时间，快速的评估 1 个伤病患，了解其严重度及紧急程度，尽量能用最短的时间内完成所有的伤病患检伤。

名脑外伤（意识尚有）伤和 1 名颈部创伤的伤员进行处置。并为上述 3 名伤员佩戴黄色检伤卡，标示黄色区域，为第二优先区。

> **小 提 示**
>
> 在院前急救中，为了挽救患者的生命，容易忽略患者和家属的知情同意权，如在使用急救仪器或紧急抢救技术，如气管插管、气管切开除颤等未征得患者或家属的同意，一旦患者抢救不成功，容易引起纠纷。护患有效沟通，履行告知、知情同意权，是减少医疗纠纷的重要手段。
>
> 加强对事故现场的交通管制，为现场的抢救工作提供良好的秩序非常重要。所以现场护士要有较强的协调和沟通能力，沉着机智，灵活应对，与联动部门一起维护好现场救治秩序。
>
> 现场救护时，进行护理操作时的废弃物一定要按规范进行分类放置和归类，不可随地丢弃，以免造成污染。
>
> 转送时，危重伤病员只能一人一车，不能几名危重伤病员共用一辆救护车。

（4）护士 M：为 5 名死亡伤员佩戴黑色检伤卡，协助现场消防队员将死亡尸体集中，由现场指挥者统一处理，标示为黑色区域。

八、通过现场救护后，32 名伤员必须转运至医院进行进一步救治，你如何掌握转运的顺序，实现安全转运？

1. 转运顺序　按先重后轻的顺序，快速、安全地运送伤员，既有利于现场伤员的疏散，也有利于重度和中重度伤员的进一步救治。

（1）现场 2 名心肺复苏伤员经过复苏后，出现心跳，但未恢复自主呼吸，给予气管切开、心电监护、建立静脉通道，按医嘱用药，医生、护士（护士 E、F）途中监护第一优先转送至医院；现场 2 名伤员为头面部、颈部、胸部严重烧伤，且出现了休克，存在吸入性灼伤的可能性的伤员由护士 G、H 途中监护第一优先转送至医院。

（2）第二优先转送的伤员：1 名左手烧伤、面部 5% 烧伤、呼吸道灼伤的（未出现休克）；1 名脑外伤的（意识尚有）；1 名颈部创伤的。途中建立静脉通道，监护生命体征的变化情况。

> **社 会 视 角**
>
> 大量伤员现场的检伤分类时常被认为是种残酷的工作，但在有限的资源里，不管怎么做，都会牺牲到一些人的利益，唯有做好检伤分类以达到最大的救治并让伤亡降到最低才是参与抢救的人员所应追求的目标。

（3）对于 25 名轻度烧伤及全身软组织烧伤伤员，救护车可以多人转送，若现场没有救护车，可以留在现场等待增援。

2. 转运途中注意事项

（1）窒息是运送途中伤员死亡的原因之一，必须保证伤员的呼吸道通畅，对已插管者给予机械通气或导管内给氧。

（2）途中密切注意伤员的脉搏、呼吸、血压和神志变化，及时进行对症处理。

（3）护送带有输液管、气管插管及引流管的伤员，必须保证这些管道的通畅，防止坠入、脱出、移位、扭曲、受压和阻塞。

（4）发现异常情况及时处理。

（5）完善院前急救病历记录，做好监护记录（图 4-7）。

××市 120 急救站院前急救病历

站名：××医院　　　　病案号：

姓名：××× 性别：男 年龄：40岁 职业：	婚姻：	民族：	国籍：
住址或单位：	电话		
出诊时间：2009年 9 月 28 日 13 时 18 分	到达患者身边时间：13 时 24 分		
主诉： 呼吸困难			
现病史： 头、面部、及胸部烧伤，呼吸急促，抢救中出现呼吸心跳骤停。			
既往史：			
药物过敏史：			
查体：T 35 ℃　P 0 次/分　R 0 次/分　BP 20 / 10 mmHg			
辅助检查：			
初步诊断：吸入性烧伤，窒息，猝死			
病情判断：			
救治措施： 行徒手心肺复苏，20分钟后心肺复苏成功，心跳恢复无自主呼吸，行气管插管。搬至救护车上，上心电监护，呼吸机，建立静脉通道，继续观察病情变化。			
病危通知：患者　　　　病情危重，在现场救治、搬运及转运医院途中存在风险。甚至死亡，特此通知家属。 通知时间：　年　月　日　时　分 以下内容由患方选择： 1、现场救治　2、家庭治疗　3、送往医院　4、拒绝检查、治疗　5、拒绝入院 患者（家属）签字：			
接诊病情记录： T　℃　P　次/分　R　次/分　BP　/　mmHg 送达医院：　接诊人签字：　时间：　年　月　日　时　分			
急救转归：显效、有效、无变化、恶化、死亡（现场、途中）			
病历完成时间：　年　月　日　时　分			

医生：　　　　护士：　　　　驾驶员：

图 4-7　转送中填写的院前急救病历

小 提 示

转运途中存在的风险:

在转运前未向患者或家属交代途中可能出现的危险;脊椎外伤患者在搬运或固定时不当,或由于途中颠簸造成继发伤;输液、输氧管道脱落;气管导管脱出;观察病情不到位,未充分评估路况,造成患者输液速度的改变引起患者病情变化。护士在转运过程中一定要严格按照规范进行转运。

相 关 链 接

近20年来,搬运护送的方法及工具有了很大的改变。可进行生命体征监测及高级心肺复苏,甚至可进行手术治疗的标准化移动式的监护性救护车、装备精良、性能良好的救护车和艇船以及救护直升机、轻型喷气式救护飞机等已构成医疗运输的重要内容。

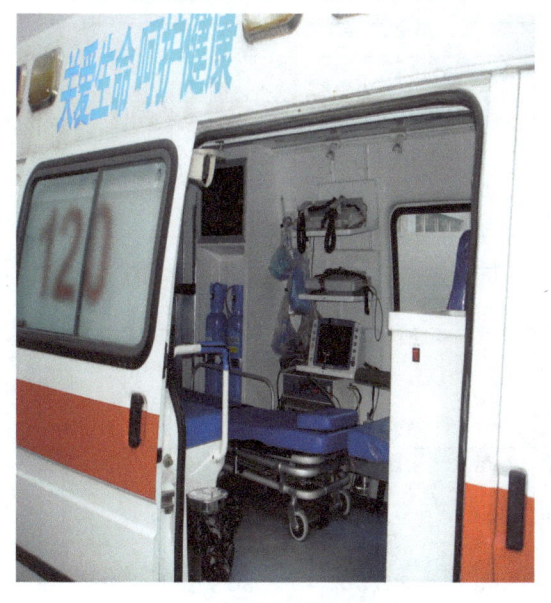

图4-8 监护型救护车

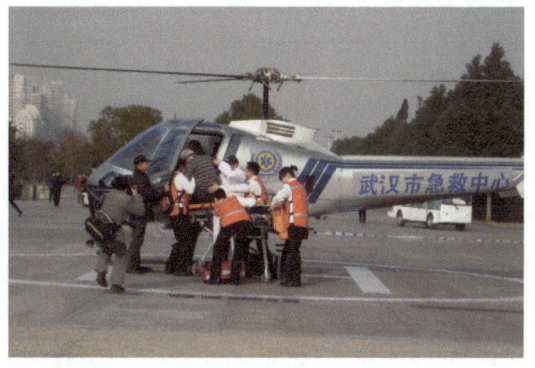

图4-9 救护直升机

九、患者即将到达医院,作为随车护士,你应做好哪些工作?

1. 通过通信设施向院领导和急诊科报告伤情、伤员数,特别是紧急伤员的情况和回院的估计时间,为院内急救提供可靠信息,开辟绿色通道。

2. 院外与院内伤病员交接主要可采用院前急救病历进行交接

(1) 转运前,护送的医务人员须详细记录伤病员的情况,包括一般情况(姓名、年龄、性别、身份证号码、住址、单位、联系人及联系方法、电话号码等)、病情(受伤地点、机制、性质、部位、程度等)、抢救治疗经过及治疗反应、目前状况等,还应

小 提 示

现场救护人员要提前与收治转运伤员的医疗机构进行联络,组织动员、统筹安排有关医院、血液中心等做好治疗准备,合理分流伤病员,防止出现"突然袭击"或"伤员扎堆"现象。

记录抢救人员姓名、单位及伤病员拟转至何处等(图4-10)。

××市120急救站院前急救病历

站名：　　　　　　　　　　　　　　　病案号：

姓名：	性别：	年龄：	职业：	婚姻：	民族：	国籍：

住址或单位：　　　　　　　　　　　　电话

出诊时间：　　年　月　日　时　分　　到达患者身边时间：　　时　分

主诉：

现病史：

既往史：

药物过敏史：

查体：T　　℃　P　　次/分　R　　次/分　BP　　/　　mmHg

辅助检查：

初步诊断：

病情判断：

救治措施：

病危通知：患者　　　病情危重，在现场救治、搬运及转运医院途中存在风险，甚至死亡，特此通知家属。

通知时间：　　年　月　日　时　分

以下内容由患方选择：
1、现场救治　　2、家庭治疗　　3、送往医院　　4、拒绝检查、治疗　　5、拒绝入院
　　　　　　　　　　　　　　　　　　　　　　　　　　　患者（家属）签字：

接诊病情记录：
T　　℃　P　　次/分　R　　次/分　BP　　/　　mmHg

送达医院：　　　　　接诊人签字：　　　　时间：　　年　月　日　时　分

急救转归：显效、有效、无变化、恶化、死亡（现场、途中）

病历完成时间：　　年　月　日　时　分

医生：　　　　　　　　护士：　　　　　　　　驾驶员：

图4-10　院前急救病例样本

（2）转运过程中,应随时记录病情变化、所给治疗措施及其效果、仍然存在的主要问题等。

（3）到达指定医院后,应向接诊医生认真交代伤病员情况,包括口头介绍及转交所有病历资料,交接双方应在病历或记录表格上签字,以示负责(图4-11)。

××市 120 急救站院前急救病历

站名：×× 医院　　　　　　　　　病案号：
姓名：×××　性别：男　年龄：成人　职业：　　婚姻：　　民族：　　国籍：
住址或单位：　　　　　　　　　　　电话：
出诊时间：2009 年 9 月 28 日 13 时 18 分　到达患者身边时间：13 时 24 分
主诉：呼吸困难

现病史：头面部及胸部烧伤，呼吸衰竭，检伤中出现呼吸心跳骤停。

既往史：
药物过敏史：
查体：T 35 ℃　　P 0 次/分　　R 0 次/分　　BP 20/10 mmHg

辅助检查：
初步诊断：吸入性烧伤、窒息、猝死
病情判断：
救治措施：行徒手心肺复苏，20分钟后心肺复苏成功，心跳恢复，无自主呼吸，行紧急气管插管，接上心电监护、呼吸机，建立静脉通道，担架入救护车转院。

病危通知：患者　　　　　病情危重，在现场救治、搬运及转运医院途中存在风险，甚至死亡，特此通知家属。
通知时间：　　年　　月　　日　　时　　分
以下内容由患方选择：
1、现场救治　　2、家庭治疗　　3、送往医院　　4、拒绝检查、治疗　　5、拒绝入院
　　　　　　　　　　　　　　　　　　　　　　　　　　　　患者（家属）签字：

接诊病情记录：
T 35 ℃　　P 60 次/分　　R 0 次/分　　BP 60/40 mmHg
送达医院：×× 医院　　接诊人签字：×××　时间：2009 年 9 月 28 日 14 时　分
急救转归：显效、有效、无变化、恶化、死亡（现场、途中）
病历完成时间：2009 年 9 月 28 日 14 时 10 分
医生：×××　　　护士：×××　　　驾驶员：×××

图 4-11　院内交接时填写的院前急救病历

第三部分　评价与反馈

十、分析下述案例，在模拟伤员上完成救护任务，并在小组中展示完成任务的过程，对照火灾伤害的救护项目评分标准（表 4-2）进行自评及小组评价。

案例：某化工厂发生火灾，导致有毒气体罐爆炸，应该怎样进行医疗救援？

提示：

1. 你的调查与思考

2. 你发现与确定的问题

3. 制定实施的方案

4. 实施过程描述

表 4-2 火灾伤害的救护（项目评分标准）

项目内容	分值	评价内容	扣分标准	得分
应知基础知识	20	1. 火灾事故造成的伤害 2. 烧伤面积和程度的评估 3. 为什么要与消防部门进行联动 4. 现场救护原则 5. 护士将现场情况反馈给120指挥中心的原因 6. 吸入性烧伤的鉴别 7. 火灾现场的逃生和自救 8. 护理风险的现场规避 9. 现场护士的自身防护 10. 检伤分类的国际标准	2 2 2 2 2 2 2 2 2 2	
应会技能	70	抢救原则：检伤分类，先救命后治伤，快速安全转运 1. 快速准备好急救物品与设备，快速出诊 2. 现场立即与联动部门联动，组织好抢救团队，分工合理 3. 评估环境，做好自身防护，在事故现场指挥的规定范围内做好急救准备 4. 先救命，后治伤：心跳呼吸停止，但有生还几率的伤病员优先进行心肺复苏 5. 对严重烧伤合并吸入性灼伤要尽快进行气管切开 6. 对烧伤患者早期建立静脉通道（必要时行骨髓输液），纠正休克，并给予镇静、止痛 7. 创伤四项技术及简单清创操作熟练 8. 在转运过程中，应严密观察病情变化，随时做好患者抢救工作 9. 到达指定医院后，应向接诊医生、护士认真交代伤病员情况，包括口头介绍及转交所有病历资料，交接双方应在病历或记录表格上签字，以示负责 10. 做好抢救后物品的清理、消毒、补充、检查，急救设备还原成备用状态	 5 5 5 8 10 12 8 7 5 5	
综合素质、总体印象、安全等	10	1. 急救时沉着冷静，步骤清晰，操作规范 2. 救治过程中采取有效措施保证伤员安全 3. 救治过程中注意规避风险 4. 做好伤病员的心理护理 5. 注意现场自身安全的防护	2 2 2 2 2	

自评：　　　　　　　　　　　　　　　　　　　　　　　　　　　小组评：

十一、根据学习过程中的情况完成学习情况反馈表（表4-3）

表 4-3 学习情况反馈表（自评）

序号	项目	学习任务完成情况	签名
1	工作页的填写		
2	独立完成的任务		
3	小组合作完成的任务		
4	教师指导下完成的任务		
5	是否达到学习目标，能否与同学合作完成火灾事故现场救护任务		
6	本学习任务存在的问题、改进建议		

学习拓展

十二、某市一咖啡厅发生火灾,现场人员应该怎样逃生和自救?

发生火灾时,如何根据当时的具体情况,采取科学的自救措施,迅速逃离火场是十分关键的,切不可因贪恋钱财而贻误脱险时机。

1. 沉着冷静、寻找对策　应当保持沉着、冷静,切忌盲目乱跑,更不要大声叫喊,避免烟雾和火焰随着叫喊声而吸入呼吸道造成伤害。根据火势、房型冷静而又迅速地选择最佳自救方案,尽量争取最好结果。

2. 防烟堵火、匍匐前进　当火势尚未蔓延到房间内时,迅速紧闭门窗、堵塞孔隙,防止烟火窜入。若发现门、墙发热,说明大火逼近,这时千万不要开窗、开门,可以用浸湿的棉被等堵封,并不断浇水,同时用折成8层的湿毛巾捂住嘴、鼻,一时找不到湿毛巾可以用其他棉织物替代,其除烟率达60%～100%,可滤去10%～40%一氧化碳。另外,应低头俯身,贴近地面,设法离开火场,以避开处于空气上方的毒烟。

3. 浸湿外衣,冲下楼梯　火势尚不猛烈时,可裹上浸湿的毯子、非塑制的雨衣等,快速冲下楼梯。

4. 设法脱离险境　若楼道被大火封住而无法通过,可顺墙排水管下滑或利用绳子沿阳台逐层跳下。若楼层不太高,被迫跳楼时,尽量缩短落差,先扔下棉被、海绵床等物,以便缓冲。

5. 尽快显示求救信号　发生火灾,呼叫往往不易被发现,可以用竹竿撑起鲜明衣物,不断摇晃,红色最好,黄色、白色也可以,或打手电,或不断向窗外掷不易伤人的衣服等软物品,或敲击面盆、锅、碗等。

十三、火灾发生时人的心理与行为有哪些误区?

火灾发生时人群汇集,共同拥有不安和恐惧情绪,显示出火灾时特有的心理变化,由于共同具备的不安,易于听从谣言或错误的诱导,从而导致比火灾本身更加严重的灾害。从心理角度看,火灾发生时人群具有下列特征。

1. 有共同关心的问题而聚集在一起形成的团体　该团体是偶然的、临时产生的,是一个没有任务分担的团体,易于受周围人的感情所支配。

2. 愿意靠近人群　由于某种原因,人们汇集到一起。这些汇集起来的人群心理又起到相乘的作用。遇到火灾时的烟雾、异臭、停电、嘈杂等状况,常常会导致恐慌。当人们对火灾场所情况无法做出冷静判断时,往往会返回进来时的线路上。

3. 朝着光亮处　人们在日常生活中,除了就寝之外,大部分时间生活在明亮的环境下。对黑暗都有一种不安的感觉。因此,当突如其来的烟雾遮挡住视线,陷入无法照明的黑暗世界时,习惯上都朝着有亮光的方向逃跑。

4. 回避危险　有烟和火时,人们往往朝着看不见烟和火的方向逃跑。疏散行动变成了只着眼于眼前危险的单纯行动。被烟和火追得走投无路,没有其他逃生办法时,往往会采取从高处跳下等意想不到的冲动行为。

5. 随大众　很多人不是自己来判断逃生的方向,而是跟在前面的人或是大多数人的后面,胡乱跟随。

6. 其他　由于烟雾和火的刺激,当人们的判断力减弱、身体不适时,便惊惶失措,从而延误了采取疏散行动的时机。

学习任务二　洪涝灾害伤的救护

　学习目标

完成本学习任务后,你应当能
1. 掌握洪涝灾害类型及成因,洪涝灾害危害特点
2. 明确现场急救梯队的安排,及时启动洪涝灾害事故应急救援预案
3. 迅速完成灾害现场常见淹溺及复合伤患者的病情评估
4. 根据现场复杂情况,协同其他医务人员(医生)正确实施现场救护技术
5. 正确配合疾病控制机构完成灾后的疾病预防及控制工作

建议完成本学习任务为 4 学时

内容结构

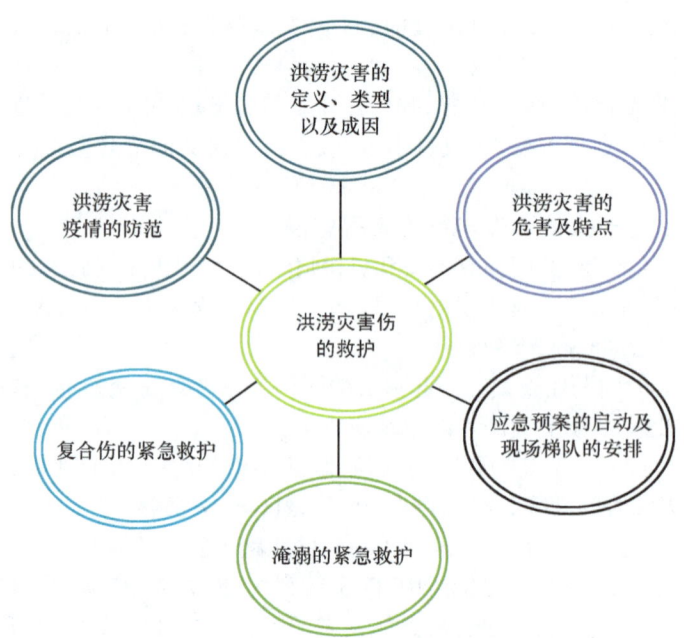

学习任务描述

某县城连续暴雨,出现暴雨洪水,突发泥石流,导致房屋倒塌,人员被突如其来的洪水淹没,有溺水、创伤等伤员,出现大量人员伤亡,现场混乱。该县卫生局立即启动应急预案,立即调派离事故现场最近的多家医院紧急赶赴事故现场实施紧急救援,请你备好相关物品,协同其他医护人员赶赴现场,对现场伤员进行畅通气道及创伤的初步处理,同时做好伤员的转运,以及了解洪涝灾害后疫情的预防要点。

洪涝灾害是常见的自然灾害,是由于气候异常及生态环境严重破坏所致。它能给洪涝灾区造成重大破坏和严重经济损失,给人民生命造成重大伤亡,也在一定程度上损害健康和破坏卫生环境。及时、正确地对伤员进行现场应急处理和救援,早期对流行病、传染病进行预防,对于抢救伤者生命、降低伤者的致残率、减轻伤者的家庭负担及社会负担、做到大灾之后无大疫,具有重要的意义。

第一部分　知识要求

一、洪涝灾害的定义、类型、成因、特点以及对人民生命造成的伤害

1. 洪涝灾害的成因　洪涝灾害具有双重属性,既有自然属性,又有社会经济属性。它的形成必须具备两方面条件:

(1) 自然条件:洪水是形成洪涝灾害的直接原因。只有当洪水自然变异,强度达到一定标准,才可能出现灾害。主要影响因素有地理位置、气候条件和地形地势。

(2) 社会经济条件:只有当洪水发生在有人类活动的地方才能成灾。受洪水威胁最大的地区往往是江河中下游地区,而中下游地区因其水源丰富、土地平坦又常常是经济发达地区。

2. 洪涝灾害的类型　洪涝可分为河流洪水、湖泊洪水和风暴洪水等。其中河流洪水依照成因不同,又可分为以下几种类型:暴雨洪水、山洪、融雪洪水、冰凌洪水和溃坝洪水。影响最大、最常见的洪涝是河流洪水,尤其是流域内长时间暴雨造成河流水位居高不下而引发堤坝决口,对地区发展损害最大,甚至会造成大量人员伤亡。

3. 洪涝灾害的特点　从洪涝灾害的发生机制来看,洪涝具有明显的季节性、区域性和可重复性。如我国长江中下游地区的洪涝几乎全部都发生在夏季,并且成因也基本上相同,而在黄河流域则有不同的特点。同时,洪涝灾害具有很大的破坏性和普遍性。但是,洪涝仍具有可防御性。人类不可能彻底根治洪水灾害,但通过各种努力,可以尽可能地缩小灾害的影响。

4. 洪涝灾害对人民生命的危害　洪涝灾害不仅对社会有害,甚至威胁人民生命安全。洪涝灾害可能在较短时间内使大片田舍被淹,来不及躲避者可能被洪水卷走而淹溺死亡,尤其是老人和儿童更容易受害。如伴有建筑物的倒塌,还可产生大量伤亡。其中,溺水是水灾中的夺命元凶。另外由于洪涝灾害造成的水源污染、食物缺乏、衣被短缺、居住条件简陋拥挤、灾民抗病能力普遍降低以及蚊蝇孳生等因素,易形成各种传染病的流行,且疫情往往比较复杂,给灾区人民带来更大的危害。

5. 洪涝灾害事故分级　洪涝灾害事故可分为一般(Ⅳ级)、较大(Ⅲ级)、重大(Ⅱ级)和特别重大(Ⅰ级)4级:

小　词　典

洪涝灾害:是指因降雨、溃坝及风暴潮造成的洪水、渍涝灾害和由暴雨造成的山洪、泥石流等灾害。

"洪":指大雨、暴雨引起山洪暴发、河水泛滥、淹没农田、毁坏农业设施等。

"涝":指雨水过多或过于集中或返浆水过多造成农田积水成灾。

洪涝灾害对人的直接伤害,一是淹溺死亡,尤其老人和儿童更容易受害;二是体温迅速下降,导致冻僵或冻死;三是各类创伤,由于建筑物的倒塌,可产生大量挤压伤的伤员,且大多伤情复杂,常常伴有复合性损伤;四是洪涝水灾后传染病对人的伤害。

历 史 瞬 间

我国有文字记载的劳动人民和洪水斗争的第一页——大禹治水。时至今日，洪涝依然是对人类影响最大的灾害。我国长江年年洪灾给中下游地区带来极大的损失，严重损害了社会经济的健康发展。

（1）一般事件（Ⅳ级）：6小时内本地将有可能发生暴雨，或者降雨可能持续，发生10人以上、29人以下人员伤亡，其中死亡和危重患者人数超过1人的。

（2）较大事件（Ⅲ级）：在过去的3小时，本地降雨量已超到50mm，且本地雨势可能持续，发生30人以上、49人以下人员伤亡，其中死亡和危重患者人数超过3人的。

（3）重大事件（Ⅱ级）：在过去的3小时，本地降雨量已超到100mm，且本地雨势可能持续，发生50人以上、99人以下人员伤亡，其中死亡和危重患者人数超过5人的。

（4）特别重大事件（Ⅰ级，红色预警）：在过去的3小时，本地降雨量已超到100mm，且本地暴雨持续，发生100人以上，且死亡和危重患者人数较多。

二、洪涝灾害的疫情种类以及主要防范措施有哪些？

1. 洪涝灾害后疫情种类

（1）肠道传染病：包括痢疾、伤寒、霍乱、病毒性肝炎等，是由相应的致病微生物经口进入人体肠道中繁殖生长，之后引起人体发病。

预防肠道传染病要做到：

1）注意饮水卫生，不喝河湖生水，被污染的井水应消毒烧开再饮用，尽量使用安全水源。

2）注意饮食卫生，防止食源性疾病的发生。

3）搞好环境卫生，管理好粪便、垃圾，必要时进行消毒杀虫，消灭传染源。

4）要注意个人防护，发现肠道传染病要及时就地治疗，并主动向当地防疫部门报告，以便及时采取措施控制流行。

（2）乙型脑炎：乙型脑炎的流行期是7、8、9月份，也正是我国洪涝灾害的多发季节。乙型脑炎的主要传播途径是蚊虫叮咬，可发生在任何年龄。主要表现为高热、头痛、抽搐、昏迷，严重者呼吸衰竭或引起脑疝。

把好"发热、抽搐、呼吸衰竭"这三关是乙型脑炎治疗的关键，可改善乙脑的预后，减少后遗症的发生。

（3）疟疾：疟疾俗称打摆子，是经蚊虫传播的急性传染病，也是洪涝灾害后最易发生的急性传染病之一。主要表现为先短暂寒战，随即持续高热，最后出汗，退热症状缓解。

社 会 视 角

三峡工程的修建具备了发挥综合效益的"筹码"。2002年，通过充分发挥水利工程作用，加强预测预报，科学调度，有效减轻了洪涝灾害损失；2004年，充分发挥三峡水库的调蓄作用和长江中下游河道的行洪能力，既保证了三峡水库的正常发电，又缓解了长江中下游宜昌至石首的防汛压力。

预防疟疾要做到：

1）清理环境,减少孳生场所。

2）防蚊驱蚊:有条件的灾区,在住处装上纱门、纱窗,或使用经药物浸泡过的蚊帐;也可使用粘蝇纸、诱蝇笼或苍蝇拍人工捕蝇。

3）睡觉前点燃蚊香（或电热蚊香）,用市售驱蚊剂涂在身体暴露部位。

4）外药物喷洒:如敌敌畏、奋斗呐、三氯杀虫酯等。

（4）流行性出血热:流行性出血热是一种以鼠类为主要传染源的自然疫源性急性传染病,通过老鼠身上携带的一种病毒传播。

> **小 提 示**
>
> 流行性出血热初期类似于重感冒,接着出现全身中毒症状,头痛、腰痛、全身酸痛,并有恶心、呕吐、腹泻现象。查体可发现患者颈部、口腔内、腋下及上胸部等部位有出血点,再发展患者会满脸通红似醉酒,少尿、排尿困难,如救治不及时,会因尿毒症和肾衰而死亡。
>
> 预防钩体病要大力灭鼠。因为鼠类的带菌率为50%,是钩体病的主要传染源。

流行性出血热的预防首要是采用物理和化学的方法全方位灭鼠,降低鼠密度,切断传播途径;同时还应对灾区群众进行流行性出血热疫苗接种。

（5）血吸虫病:血吸虫病是血吸虫侵害人体而致的一种寄生虫病。血吸虫寄生于人体门静脉系统,病变的主要部位是结肠及肝脏,血吸虫成虫、幼虫和虫卵均可引起病变。防治血吸虫病要做到普查普治。消灭钉螺是控制本病的关键措施。

（6）钩端螺旋体病:钩端螺旋体病简称钩体病,是由致病性钩端螺旋体所致的人畜共患急性传染病。眼红、腿痛、淋巴大是钩体病的3大症状。本病鼠和猪的感染率高,受染后尿中可长期排菌。

（7）红眼病:红眼病是一种传染性强、发病急的结膜炎的俗称。预防红眼病的流行应做到以下几点:

1）养成良好的卫生习惯,不要随意揉擦眼睛,毛巾、脸盆、手帕应分开使用,并定期消毒。

2）与红眼病患者接触后,应注意洗手,最好用流动水。

3）对患者要隔离,其日常用品应煮沸消毒或用消毒液消毒。

（8）烂裆:烂裆在医学上称为阴囊炎。是阴囊皮肤被汗液浸渍,出现皮肤潮红、脱皮、糜烂、流水,痒痛难忍。洪灾的灾民和救援人员由于长期在水中浸泡,加之潮热环境、大量出汗、卫生条件差、衣服不能及时更换、蔬菜供应不足、体力消耗相对大,而常常发生烂裆。

（9）浸渍性皮炎:又称水泡皮炎,是由于防护不足使下肢长期浸泡于泥水中而发生的。表现为脚趾间皮肤发白、发皱、肿胀、溃烂及痛痒,极易继发细菌或真菌感染。

预防要保持良好的鞋袜防护功能,有条件的尽量使足暴露于干燥环境中,在下水前涂抹凡士林或动、植物油,或用3%的食盐浸泡皮肤1~2分钟后,让其自然干燥,是本病预防的有效方法。

2. 洪涝灾害后避免发生疫情的主要防范措施

（1）加强饮用水卫生管理:

1）水源的选择与保护:应在洪水上游或内涝地区污染较少的水域选择饮用水水源取水点,并划出一定范围,严禁在此区域内排放粪便、污水与垃圾。有条件的地区宜在取水点设码头,以便离岸边一定距离处取水。

2）退水后水源的选择:无自来水的地区,尽可能利用井水为饮用水水源。水井应有井台、井栏、井盖,井的周围30m内禁止设厕所、猪圈以及其他可能污染地下水的设施。取水应有专用的取水桶。有条件的地区可延伸现有的自来水供水管线。

3）对饮用水进行净化消毒:煮沸是十分有效的灭菌方法。在有条件时可采用过滤方法。但在洪涝灾害期间,最主要的饮用水消毒方法是采用消毒剂消毒。

4）加强供水设施消毒：被洪水淹没过的水源或供水设施重新启用前必须清理消毒，检查细菌学指标合格后方能启用。经水淹的井必须进行清淤、冲洗与消毒。先将水井掏干，清除淤泥，用清水冲洗井壁、井底，再掏尽污水，待水井自然渗水到正常水位后，投加含氯石灰（漂白粉）浸泡1～24小时后，抽出井水，待自然渗水到正常水位后，按正常消毒方法（1吨水加含氯石灰4克，如污染较重加含氯石灰8克/吨）消毒，即可投入正常使用。

（2）加强食品卫生管理：洪涝灾害发生后，由于临时聚居地的条件限制，再加上灾害发生后细菌繁殖，而容易发生食物中毒，如有可能应该对灾区所有的受灾食品进行监督检查，对已被检查的食品进行标记；鉴定打捞的食品是否可以食用，如可食用应重新标志，对于不能食用的食品应该适当处理；霉变的食品不得食用。

（3）加强环境卫生管理：

1）灾民住所的卫生要求：首先要选择安全和地势较高的地点，搭建帐篷、窝棚、简易住房等临时住所，做到先安置、后完善。其次注意居住环境卫生，不随地大小便和乱倒垃圾污水，不要在棚内饲养畜禽。

2）洪水退后的环境清理工作：水退过后，开展群众性的爱国卫生运动，在广泛进行健康教育的基础上，水淹地区的村庄和住户必须进行彻底的室内外环境清理，做到洪水退到哪里，环境清理就搞到哪里，消、杀、灭工作就跟到哪里。

（4）大力开展爱国卫生运动：改善临时住地的卫生条件，是减少疾病发生的重要环节。但是开展卫生知识宣传教育，养成灾民良好卫生习惯，提倡不喝生水，饭前便后要洗手也是十分重要的防病措施。

（5）提高人群免疫水平，发挥计划免疫效力：水灾打乱了正常的工作程序，灾民移动分散，人群免疫水平难以控制。有必要对某些疾病进行疫苗的应急接种和服药预防，有针对性地开展强化免疫和预防服药等，以控制灾区的传染病暴发流行。

> **小提示**
>
> 厕所卫生和粪便处理措施：在灾民聚集点搭建应急临时厕所，要求做到粪池不渗漏（或用陶缸、塑料桶等作为粪池）。尽量利用现有的储粪设施储存粪便，四周挖排水沟以防雨水浸泡、冲刷。集中治疗的传染病患者粪便必须用专用容器收集，然后消毒处理。散居患者的粪便处理：粪便与含氯石灰的比为5:1，充分搅合后，集中掩埋；粪便内加入等量的石灰粉，搅拌后再集中掩埋。禁止将患者粪便倒入溪水中，以防疾病传播。

（6）加强特殊人群的健康保护，维护灾民身体健康：儿童、老、弱、病、残及孕妇等特殊人群的身体抵抗力差，由于灾害期间过度疲劳和紧张，环境恶劣、营养不良、生活不安定、日晒雨淋和虫咬，日夜不能安息，处于机体内外病因交加之中，极易患病。对这类特殊人群应加强预防性保健，控制疾病的流行。

三、遇到洪涝灾害时，医疗机构的主要任务是什么？现场救治的原则是什么？平时应如何做好培训工作？

1. 医疗机构主要任务　在发生洪涝灾害时，医疗机构的任务主要是深入灾区开展现场驻点或巡回医疗救治工作，负责患者的现场抢救、转运、诊断、治疗和疫情报告，配合疾病预防机构做好防病药品的发放和防病知识的宣传工作。

2. 现场救治原则　现场救援中，要遵照先救命后治伤、先治重伤后治轻伤的原则，依据受害者伤势按轻、中、重、死亡进行分类，同时，应将经治伤员的血型、伤情、急救处置、注意事项等逐一填写伤员情况单，并置于伤员衣袋内。伤员需要转移的，由领导小组负责统一指挥调度。伤员转移应根据伤情分类和就近的原则分流。任何医疗机构不得以任何理由拒诊、推诿伤员。

3. 培训工作　各级医疗机构应制定和落实医疗救援人员培训计划，重点掌握检伤分类、徒手复苏、骨折固定、止血、气管切开、清创、缝合、饮用水消毒等基本技能，并定期模拟练习，以适应救援实际需要。

第二部分　任务分析

本部分以泥石流所致淹溺和复合伤的病例为基础，以实际工作的流程为导引，学习洪涝灾害现场情境中的救护工作方法，其中淹溺的抢救、创伤所致多发伤的紧急处理，是本部分的重点学习内容。同时要了解发生洪涝灾害后疫情预防的基本方法。

四、发生洪涝灾害后的应急流程是什么？其用物准备及现场救护梯次应如何安排？

1. 洪涝灾害应急预案流程（图 4-12）

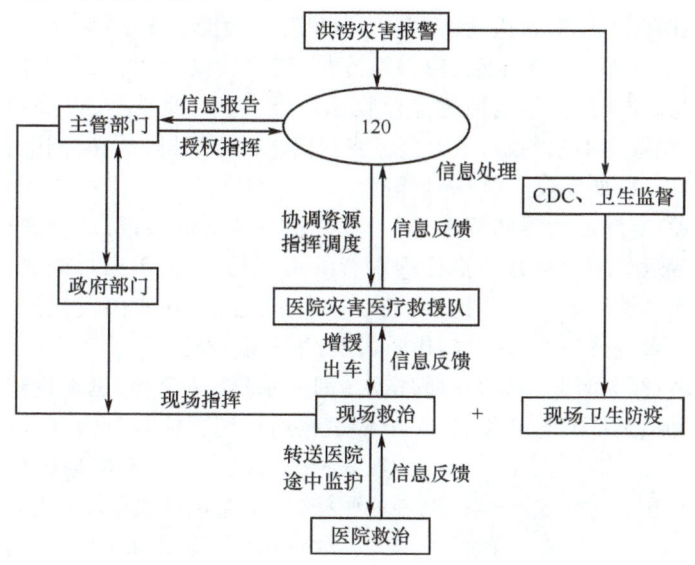

图 4-12　洪涝灾害应急预案流程图

2. 现场救护梯次　洪涝灾害的现场救护可分为 3 个梯次。

（1）第一线救护组织：主要依靠当地干部、民兵、驻军和广大群众的自救互救，红十字卫生员和其他医务人员的现场抢救。他们的主要任务是寻找受困和受伤人员。由于他们熟悉现场的情况，能迅速找到被困人员和伤员，对危重伤员及时进行就地抢救并予以转运。

（2）第二线救护组织：由灾区或灾区附近的卫生机构以及各医疗机构派出的医疗小分队组成，对伤员作进一步救护。这一线的主要任务是对一线转来的危重伤员继续进行抢救，完成一些必须的急救手术；对一线转来的重伤员进行复查，做进一步处理后，并进行分类、后送，有的可以进行留治。

（3）第三线救护组织：由区、县医院，医学院校，各部门、各企业的医院，省、市医院和专科医院以及部队医院等组成。这一线的主要任务是，分工负责现场转送来的所有伤员。另外对由于短时间内发生的大批伤员，在现场经过初救、检伤分类后，因受当地医疗力量、条件的限制，有部分伤员必须组织力量继续后送。

小词典

泥石流：是指在山区或者其他沟谷深壑，地形险峻的地区，因为暴雨暴雪或其他自然灾害引发的山体滑坡并携带有大量泥沙以及石块的特殊洪流。泥石流具有突然性以及流速快，流量大，物质容量大和破坏力强等特点，比洪水更具有破坏力。

3. 用物准备　淹溺是洪灾救援中的一个特别内容,但淹溺急救设备与普通的心肺复苏设备并无太多区别。另外,抗洪救灾的医疗队规模一般均较小,在灾区一线以检查、指导、巡回医疗为主,直接转送到条件较好的周边医院即可。因此洪灾医疗救援人员与装备,按现场急救医疗队的人员与装备要求,合理增加抗洪灾引起的疾病药物即可。

五、在洪涝灾害现场,淹溺患者占大部分比例,何为淹溺?其急救原则是什么?

1. 概念　淹溺,又称溺水,是指人体淹没于水中,由于呼吸道被水、污泥、杂草等杂质堵塞或喉头、气管发生反射性痉挛,引起窒息和缺氧,严重者可因呼吸衰竭及心跳停止而死亡。

2. 急救原则　洪涝灾害的发生可致使人们淹溺死亡,紧急情况下,应用急救技术是至关重要的。因此,在医务人员未到达现场之前应尽早开始救助工作。

(1) 自救:被洪水卷入或落水后,应保持冷静,切勿大喊大叫,以免水进入呼吸道引起阻塞和剧烈咳呛。与此同时,应尽量抓住漂浮物如木板、树木、桌椅等,以助漂浮。双脚像踏自行车那样踩水,并用双手不断划水,千万别慌张。落水后立即屏气,在挣扎时利用头部露出水面的机会换气,再屏气,如此反复,以等救援。

(2) 水上救助:对筋疲力尽的溺水者,抢救人员可从头部接近;对神志清醒的溺水者,抢救人员应从背后接近。用手从背后抱住溺水者的头颈,另一只手抓住溺水者的手臂,游向岸边。要防止抢救人员被溺水者死死抱住,而双双发生危险。在水中发现淹溺者已昏迷,可在拖泳过程中向淹溺者进行口对口吹气,边游边吹,争取抢救时间。

(3) 岸上急救:抓紧时间作短暂时间空水(即倒水)快速急救,迅速设法如用手指抠出淹溺者口、鼻中的污泥、杂草或呕吐物,以保证气道畅通。切不能等待医务人员的到来或转送,贻误抢救时机。坚持不懈地进行人工呼吸和胸外心脏按压,不能轻易放弃。

(4) 淹溺死亡的原因可为呼吸道阻塞造成窒息,或血液电解质变化引起心室纤维性颤动,或急性肺水肿等。医务人员到达现场后必须进行全面处理,包括纠正酸中毒、控制肺水肿、防止感染等综合急救措施。

六、当你随医疗队到达洪涝灾害现场时,接诊的第一例患者是淹溺患者,淹溺致死的主要原因是什么?你应如何对其进行病情评估并采取急救护理措施?

1. 淹溺致死原因

(1) 风暴或洪水卷入深水中或落入江河、湖泊、水库中,或者发生泥石流或泥沙经人体呼吸道进入,阻塞了呼吸道,造成肺内气体不能进行交换而窒息死亡。

(2) 落水时,因呛水、恐惧等引起反射性喉头痉挛,造成急性窒息,反射性引起心跳骤停而死亡,即所谓"干性溺水",约占溺水死亡的10%。

(3) 在落水前或落水后头部撞到硬物或木桩、桥墩等引起颅脑外伤,在水中发生昏迷、死亡。

(4) 此外,溺淹后的并发症如肺水肿、肺部感染、成人呼吸窘迫综合征 ARDS 和脑水肿等,同样对生命造成威胁。

2. 病情评估　淹溺现场的病情评估主要依据淹溺史和临床表现进行判断。淹溺的主要表现包括:面部肿胀、青紫、四肢厥冷、呼吸和心跳微弱或停止;口、鼻充满泡沫或污泥,腹部膨胀,胃内充满水而呈胃扩张等。入院后,可结合血常规、血电解质以及 X 线胸片等判断电解质紊乱及肺部损伤情况等。

> **小提示**
>
> 下水救援注意事项:①自己不会游泳,就不要直接下水救护;②自己虽会游泳,但不会救人,又无必要的救生器具时,也不宜下水救护;③自己会游泳,也学过一些水中救护知识,但遇到体重比自己大的溺水者,下水救护时要特别谨慎;④人溺水6分钟以上时,就会死亡。发现落水者,应立即呼救,寻找救援。有能力救护,应立即进行救护。

3. 急救护理措施

(1) 现场救护:

1) 迅速使淹溺者出水。

2) 清理呼吸道:迅速清除呼吸道内的水和其他污物以保持呼吸道开放。首先应清除口、鼻内杂物,松开衣领腰带,然后倒排积水。常用方法有3种:①膝顶法(图4-13):救护者一腿跪地一腿屈膝,将淹溺者腹部置于救护者屈膝的腿上,头部向下并偏向一侧,救护者用手按压其背部;②肩顶法(图4-14):将淹溺者面朝下扛在救护者的肩上,救护者的肩顶住淹溺者的腹部,上下抖动以达到排水的目的;③抱腹法(图4-15):急救者从淹水者背后双手抱住其腰腹部,使淹溺者背部在上,头、胸部下垂,摇晃淹溺者,以利倒水。除了上述3种手法,有报道用Heimlich手法(见第二单元学习任务一),也取得了良好效果。

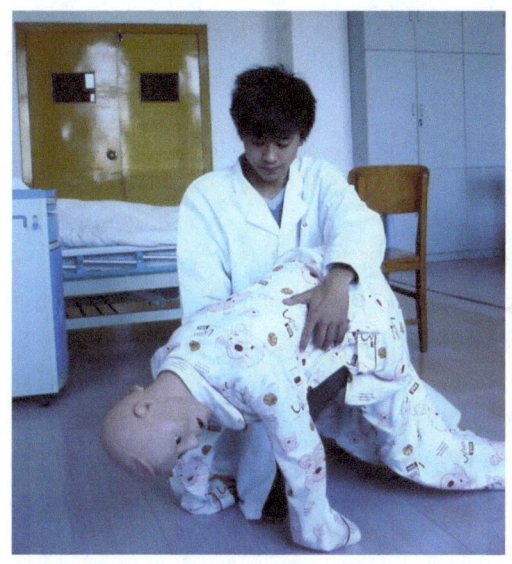

图4-13 膝顶法

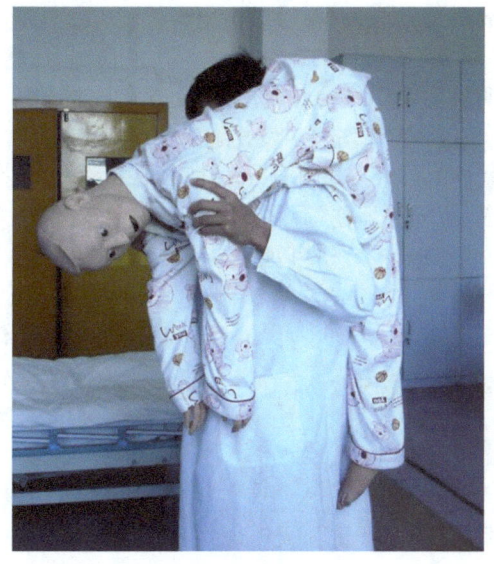

图4-14 肩顶法

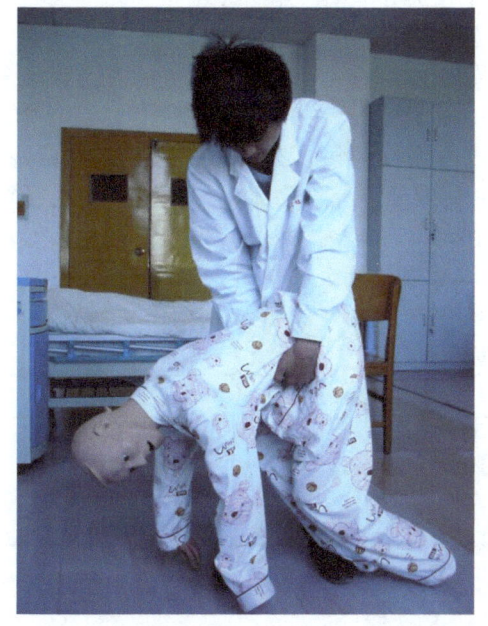

图4-15 抱腹法

3) 心肺复苏:对发生心脏骤停者,抢救者在叫他人拨打急救电话的同时立即就地进行初级心肺复苏术。由于淹溺患者多有小气道和肺的损害,因此一般认为人工呼吸时应适当增加吹气量和吹气力度,以克服气道阻力,吹气后可按压胸部以协助呼气。

4) 保温:淹溺患者表现为四肢厥冷,应注意保持体温。但对严重低体温且意识丧失者,一般不主张现场复温,而应在院内条件下复温。

5) 现场有条件的应建立静脉通道。

(2) 医院内救护:

1) 正确将患者安置于抢救室内,注意保暖。

2) 加强呼吸和循环功能管理,加强监测。

3) 对症治疗,主要包括纠正低血容量,治疗肺水肿(常用40%~50%浓度的乙醇置于氧气湿化瓶内,随氧气加压吸入),防治脑水肿与肺部感染,保护肝、肾功能以及处理骨折等并发症。

4）早期支气管灌洗。

七、在洪涝灾害时,常常伴有泥石流的发生,因其具有暴发突然、来势凶猛、迅速的特点,并兼有崩塌、滑坡和洪水破坏的双重作用,由于建筑物的倒塌,可产生大量挤压伤的伤员,且大多伤情复杂,常常伴有复合性损伤,这种复合性损伤有何特点？在临床上应与哪几种损伤相鉴别？是如何分类和命名的？

1. 复合伤的基本特点　复合伤的基本特点是"一伤为主"、"复合效应"。"一伤为主"是指复合伤中的主要致伤因素在疾病的发生、发展中起着主导作用；"复合效应"是指机体遭受两种或两种以上致伤因素的作用后,所发生的损伤效应,不是单一伤的简单的相加。单一伤之间可相互影响,使原单一伤的表现不完全相同于单独发生的损伤,整体伤情也变得更为复杂。

2. 复合伤的分类　临床上通常将复合伤分为两大类。复合伤伤员中有放射损伤者称为放射复合伤,如放射损伤复合烧伤；无放射损伤者,称为非放射复合伤,如烧伤复合冲击伤。

3. 复合伤的命名　复合伤的命名,应将主要伤列于前,次要伤列于后,如放烧复合伤,表明放射损伤是主要损伤,烧伤是次要损伤。

4. 复合伤与多发伤、多处伤等的区别　目前临床上所说的复合伤是指两种以上致伤因素同时或相继作用于人体所造成的损伤。如核爆炸时冲击伤合并辐射、烧伤,机械伤合并化学、生物武器伤等。应与以下概念区别：

（1）多发伤:是指单一因素造成的两个或两个以上解剖部位的损伤。

（2）多处伤:同一部位或同一脏器的多处损伤,例如腹部肝脾损伤、小肠多处穿孔、体表多处裂伤等。多处伤伤情不一,轻者不需处理,重者可致死。列为多发伤者不属于多处伤。

（3）多系统伤:多个重要生命系统同时发生损伤,严重的创伤仍属多发伤。因多发伤常表现为多系统伤,如严重肺损伤合并大血管伤等。一般不作为专门的分类词应用。

> **小　提　示**
>
> 复合伤由多种致伤因素引起；混合伤为多个机械致伤因素引起；其余几种损伤为单一因素引起。

（4）合并伤:两处以上的损伤,除主要较重的损伤外尚有其他部位较轻的损伤。如严重颅脑损伤合并肋骨骨折,肋骨骨折为合并伤。通常不作为分类词应用。

（5）混合伤:两种以上的机械致伤因素所引起的损伤,如弹片、枪弹、刃器等。

（6）联合伤:指同一致伤因素所引起的两个相邻部位的连续性损伤。常见的有胸腹联合伤、眶颅联合伤等。从广义上讲,联合伤亦称多发伤。

八、在现场处理复合伤员时,你应如何快速进行伤情评估？其急救护理要点有哪些？

1. 复合伤的伤情分度　为了对复合伤患者及时有效地进行急救、诊断、转运和治疗,必须对伤情进行分度。各类复合伤按伤情的严重程度可分为：轻度、中度、重度和极重度4级。复合伤的分度是以各单一伤的伤情为基础,是以中等以上损伤复合后常出现复合效应（主要是相互加重）为依据而加以划分的（表4-4）。

表4-4　复合伤伤情分度

伤情分度	分度标准(具备下列条件之一者)
极重度	一种损伤达极重度；两种重度损伤；重度放射损伤加中度烧伤；一种重度损伤加两种中度损伤
重度	一种损伤达重度；三种中度损伤；中度放射损伤加中度烧伤
中度	一种损伤达中度
轻度	两种或三种损伤均为轻度

2. 急救护理要点

（1）评估病情:包括呼吸、血压、脉搏、四肢温度、伤口出血、四肢活动情况等,快速对患者病情做出初步判断,同时迅速而正确地按病情的轻重缓急,优先处理危急患者情况。

(2) 保持呼吸道通畅:严重复合伤患者多伴有呼吸困难甚至窒息,必须吸引或用手清除口腔及鼻咽部的血液、分泌物、沙子及泥土等,将患者头偏向一边,以防止误吸。对舌后坠者用拉舌钳拉出并固定。必要时可协助医生行气管切开或气管插管。

(3) 维持有效的循环血量:用动、静脉套管针迅速建立静脉通道2~3条,以保证大量的输液及输血通畅。必要时可加压输液或输血,但必须有专人负责,防止加压时空气输入。

(4) 控制活动性出血:对闭合性损伤的患者,严密观察病情变化,若经过一系列处理,患者血压仍呈进行性下降、脉搏细速、面色苍白、四肢冰冷,应考虑有内脏的活动性出血,若腹腔穿刺抽出不凝固血液即可确诊。此时应将患者迅速转运至有条件的医院行剖腹探查术。对开放性损伤及皮肤撕裂伤有明显外出血的患者,应压迫止血,及时用加厚敷料包扎伤口,并将伤口抬高以减轻出血。

(5) 严密观察病情变化并做好记录:观察并记录患者的意识、瞳孔、呼吸、脉搏、血压、尿量、出血量等,帮助了解患者病情进展,协助诊断及进一步治疗。

九、大灾之后要严防大疫,因此在洪涝灾害发生后,在第一时间抢救伤员的同时,医疗机构还应协助疾病控制机构开展灾区的疫情防疫工作,灾区的预防疾病工作应从哪几个环节进行?

1. 强化灾区预防性的干预措施　应加强环境卫生管理,清除垃圾、污物,掩埋动物尸体,进行粪便和家畜管理,改善居住环境。积极保护水源,开展打井或饮用水消毒,使灾民改用清洁水。

2. 控制传染源,阻断传播途径　在某些传染病疫区应有重点地控制传染源,开展自然疫源地的灭鼠活动,在灾民密集的居住地清除蚊蝇孳生地,有效地控制和消灭病媒害虫。加强食品卫生管理,防止"病从口入",控制食源性疾病的发生。

3. 加强疫情监测,建立疫情报告网络　在洪涝灾害这一非常时期,要特别重视疫情报告及疫情监测,保持疫情监测系统的敏感性,这是做好救灾防病工作的前提。发生传染病疫情,要按"早发现、早报告、早隔离、早治疗"的原则,积极处理疫情。

4. 做好健康教育工作　洪水灾区健康教育是促进救灾防病措施落实的重要保证。教育的内容不仅要和教育对象的心理、文化、素质等相适应,而且应根据灾情、气象、疾病、卫生服务等因素的变化和灾民对健康教育需求层次的变化进行精心组织。

> **小提示**
>
> 垃圾的收集和处理方法:①根据灾民聚集点的实际情况,合理布设垃圾收集站点,可用砖砌垃圾池、金属垃圾桶(箱)或塑料垃圾袋收集生活垃圾,有专人负责清扫、运输,做到日产日清。②及时将垃圾运出,选地势较高的地方进行堆肥处理,用塑料薄膜覆盖。四周挖排水沟,同时用药物消毒杀虫,控制苍蝇滋生。③对一些传染性垃圾可采用焚烧法处理。

第三部分　评价与反馈

十、分析下述案例在模拟伤员上完成救护任务,并在小组中展示完成任务的过程,对照洪涝灾害的救护表进行自评及小组评价。

案例:某市小镇,连降暴雨,突发洪水,洪水淹没了街道和房屋,多名老人和小孩被洪水淹没,出现溺水,同时有房屋倒塌,导致多名人员受伤。

提示:

1. 你的调查与思考

2. 你发现与确定的问题

3. 制定实施的方案

4. 实施过程描述

表 4-5　洪涝灾害伤的救护(项目评分标准)

项目内容	分值	评价内容	扣分标准	得分
应知基础知识	20	1. 洪涝灾害造成的伤害	2	
		2. 洪涝灾害的分级	2	
		3. 洪涝灾害的类型以及特点	2	
		4. 溺水现场救护原则	2	
		5. 洪涝灾害的疫情种类	2	
		6. 疫情的防范措施	2	
		7. 洪涝灾害现场救护前急救用物的准备	2	
		8. 健康宣教的内容	2	
		9. 在现场垃圾的收集和处理	2	
		10. 疫情监测的"四早"	2	
应会技能	70	抢救原则:检伤分类,先救命后治伤,快速安全转运		
		1. 快速准备好急救物品与设备,快速出诊	5	
		2. 现场立即与联动部门联动,组织好抢救团队,分工合理	5	
		3. 评估环境,做好自身防护,在事故现场指挥的规定范围内做好急救准备	10	
		4. 先救命,后治伤:心跳呼吸停止,但有生还几率的伤病员优先进行心肺复苏	10	
		5. 对于溺水患者要早进行呼吸道的改善,尽快实施心肺复苏	10	
		6. 创伤四项技术及简单清创操作熟练	10	
		7. 在现场做好医用垃圾的收集和处理	5	
		8. 在转运过程中,应严密观察病情变化,随时做好患者抢救工作	5	
		9. 到达指定医院后,应向接诊医生、护士认真交代伤员情况,包括口头介绍及转交所有病历资料,交接双方应在病历或记录表格上签字,以示负责	5	
		10. 做好抢救后物品的清理、消毒、补充、检查,急救设备还原成备用状态	5	
综合素质、总体印象、安全等	10	1. 急救时沉着冷静,步骤清晰,操作规范	2	
		2. 救治过程中采取有效措施保证伤员安全	2	
		3. 救治过程中注意规避风险	2	
		4. 做好伤病员的心理护理	2	
		5. 注意现场自身安全的防护	2	
自评:			小组评:	

十一、根据学习过程中的情况完成学习情况反馈表(表 4-6)

表 4-6　学习情况反馈表(自评)

序号	项目	学习任务完成情况	签名
1	独立完成的任务		
2	小组合作完成的任务		
3	教师指导下完成的任务		
4	是否达到学习目标,能否与同学合作完成洪涝灾害现场救护任务		
5	本学习任务存在的问题、改进建议		

学习拓展

十二、洪涝灾害后由于卫生条件的限制,细菌大量繁殖,容易发生食物中毒。常见的食物中毒有哪几种?应如何处理?

1. 食物中毒的种类

（1）霉变粮食引起的霉菌毒素食物中毒：常由食用了霉变的大米引起。

（2）细菌性食物中毒：常由动物性食品、已死亡的畜禽肉和没有很好冷藏（如肉、蛋类食品）和存放时间长的熟食（如米饭、蔬菜）引起。

（3）化学性食物中毒：一般由误食有毒物质引起。由于灾区环境的变化和临时居住地的条件所限，农药、亚硝酸盐及其他工业用化学物质易被误食。

（4）有毒动、植物性食物中毒：误食猪甲状腺、肾上腺和含毒的鱼类会引起有毒动物性食物中毒；食用未经充分加热的豆浆、扁豆或发芽土豆、毒蘑菇会引起有毒植物性食物中毒。

2. 发生食物中毒的现场处理

（1）患者的救治与报告：患者的急救治疗主要包括催吐、洗胃、灌肠以及对症治疗和特殊解毒药物治疗；食物中毒报告的内容包括发生地点、时间、人数、典型症状和体征、治疗情况、中毒食物和采取的措施。同时应注意采集患者标本以备送检。

（2）停止食用中毒食品：封存现场的中毒食品或疑似中毒食品，待调查确认不是中毒食物以后才能食用；通知追回或停止食用其他场所的中毒食品或疑似中毒食品。

（3）食物及环境的消毒处理工作：对中毒食品进行无害化处理或销毁，并对中毒场所采取相应的消毒处理。对细菌性食物中毒，固体食品可用煮沸消毒15~30分钟处理；液体食品可用含氯石灰消毒。对患者的排泄物、呕吐物可用20%石灰乳或含氯石灰消毒（1份排泄物加2份消毒液混合放置2小时），周围环境可采用过氧乙酸进行喷洒消毒。化学性或有毒动植物性食物中毒应将引起中毒的有毒物进行深埋处理。

（4）加强灾区食品卫生监督管理：特别是水淹过的食品生产经营单位应做好食品设备、容器、环境的清洁消毒，经当地卫生行政部门验收合格后方可开业，并加强对其食品和原料的监督，防止食品污染和使用发霉变质原料。

（5）开展对预防食物中毒的宣传教育；主要宣传不能食用的食品，包括：被水浸泡过的食物；已死亡的畜禽、水产品；被水淹过的已腐烂的蔬菜、水果；来源不明的、非专用食品容器包装的和无明确食品标志的食品；严重发霉（发霉率在30%以上）的大米、小麦、玉米、花生等；其他已腐败变质的食物和不能辨认是否有毒的蘑菇等。

十三、洪涝灾害发生后,受灾群众的临时聚居地属于特殊环境,为了防止疾病的发生,必须切实做好灭鼠工作,采取灭鼠措施时应注意哪些问题?

1. 多用器械灭鼠　可以使用鼠笼、鼠夹等，但不能使用电子猫，更不能拉电网捕鼠。此时鼠洞较浅，取水方便，还可用水或泥浆灌洞。

2. 慎用毒饵　当鼠密度很高，或人群受到鼠源疾病严重威胁时，则应在严密组织、充分宣传的基础上，开展毒饵灭鼠。

3. 确保人畜安全　不能用熟食配制毒饵，毒饵必须有警告色。投饵工作由受过培训的灭鼠员承担，投饵点应有醒目标记，投饵后及时搜寻死鼠，管好禽畜，保藏好食品，照看好小孩。投饵结束应收集剩饵，焚烧或在适当地点深埋。同时要做好中毒急救的准备。为避免鼠死后，离开鼠体的虫类叮咬，最好在灭鼠同时，在居住区喷洒杀虫剂。

学习任务三　地震灾害伤的救护

 学习目标

完成本学习任务后,你应当能
1. 明确院前急救的工作模式、要求和任务
2. 准确对伤员进行检伤分类
3. 根据现场复杂情况的不同,采取不同的方案协同其他医务人员迅速开展现场救护
4. 有效地保护伤员,保证快捷、安全转运伤员,并做好院前、院内交接工作
5. 正确、完整地填写救护记录、信息上报表及院前、院内交接登记表

建议完成本学习任务为6学时

内容结构

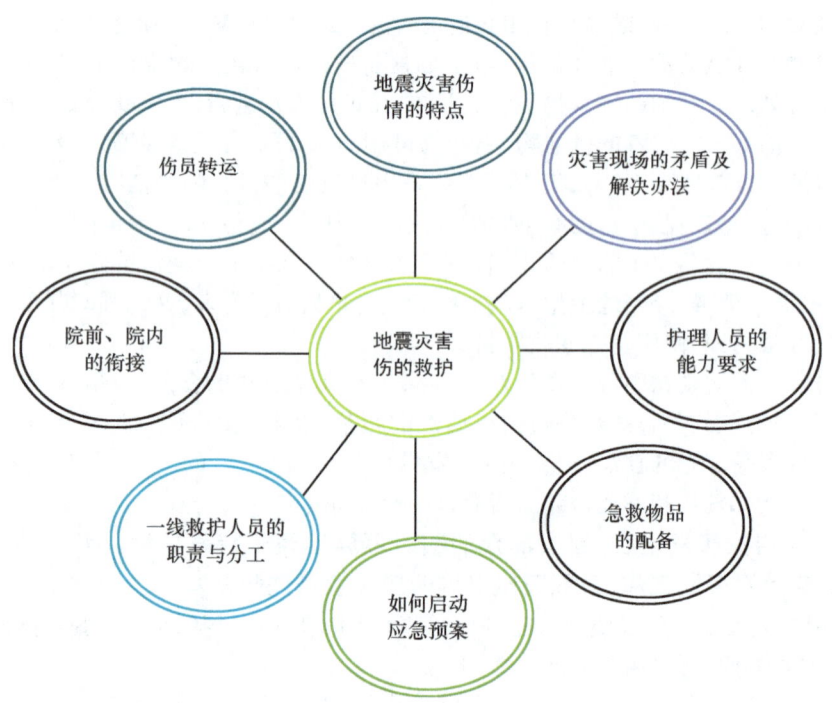

学习任务描述

下午3点13分接120求救信息,距城区约16km处发生地震,震中房屋发生大面积倒塌。目前已发现2人死亡,4人重伤,中度伤10人,轻伤6人,其他人伤亡情况不明,要求救援。请你立即准备好急救物品,协同其他医务人员赶赴地震现场,对伤员进行现场急救并注意自身安全防护;准确及时记录救护过程;快捷、安全转运伤员到医院急诊科,并做好院前院内交接工作。

地震灾害伤是一种突发自然灾害造成的复杂的、多系统复合伤,其基本特点是突发性、集

中性和严重性,接诊后应立即启动应急预案,组织相关医务人员进行现场抢救、控制和转运救治,将损害降到最低。现场的救护工作在整个救援过程中起着至关重要的作用。

第一部分 知识要求

一、什么是地震?什么是地震灾害?地震灾害有何特点?会造成哪些次生灾害?

1. 地震和地震灾害的概念 地震,是人们通过感觉和仪器察觉到的地面振动。它与风雨、雷电一样,是一种极为普遍的自然现象。强烈的地面振动,即强烈地震,会直接和间接造成破坏,成为灾害。凡由地震引起的灾害,统称为地震灾害。

2. 地震灾害的特点 地震灾害具有突发性和不可预测性,以及频度较高,并产生严重次生灾害,会对社会产生很大影响等特点。

3. 地震造成的次生灾害 地震造成的灾害包括直接灾害、次生灾害和三次灾害等。

(1) 地震时造成的建筑物工程设施的破坏称直接灾害。

(2) 因建筑物工程设施倒塌而引起的火灾、水灾、煤气和有毒气体泄漏、细菌和放射物扩散等对生命财产的威胁称次生灾害。

(3) 由次生灾害引起的或因抗震防灾体制不健全、人们防灾意识淡薄、指挥系统失灵而造成社会恐慌动乱,使震灾加重称三次灾害。

> **小 提 示**
>
> 地震造成人员死亡的直接原因,主要是各类建筑物的倒塌。地震中死亡人数的75%是由于各类建筑物倒塌造成的,其中以砖石建筑物倒塌为主。

二、地震灾害伤情有哪些显著特点?

1. 灾情发生突然 作为一种突发事件,地震灾害的发生是十分突然的,现代科学技术还不能对地震的发生做出准确的判断。

2. 伤亡人数众多 由于地震的突然性和现代人口多的原因,决定了地震灾害时伤亡人数众多。

3. 伤情重而复杂 地震灾害伤均为创伤和挤压伤,受伤部位常涉及全身多系统、多器官,大多数伤员为多发伤,部分伤员可能还涉及复合伤,如创伤合并烧伤、电击伤等。

(1) 骨折伤多。占50%~60%,其中以四肢骨折较多,占35%~40%。下肢多于上肢。四肢骨折中闭合性伤为主,横断和粉碎性骨折较多,螺旋及斜形骨折较少。

(2) 骨盆及胸部伤较多。胸部伤占10%~15%,包括胸部软组织伤、肋骨骨折、胸骨骨折,并可合并血胸、气胸、湿肺、肺不张等严重并发症。

(3) 脊柱骨折及截瘫多。脊柱骨折以胸腰段居多,占4/5,绝大多数为粉碎性骨折及脱位。

4. 救治困难 重大地震灾害事发突然,伤员众多、伤情复杂,又因道路、桥梁的破坏,房屋倒塌等障碍,造成救援人员物资不能及时抵达现场,通信联络、水电气的中断,余震的发生会时时威胁到伤病员和救护人员的安全等,都会给救治工作带来困难。

> **小 词 典**
>
> 灾害护理是指系统、灵活地应用有关灾害护理学独特的知识和技能,同时与其他专业领域开展合作,为减轻灾害对人类的生命、健康所构成的危害而开展的活动。

> **前沿聚焦**
>
> 地震对人的伤害包括直接伤害和继发伤害,是对人类威胁最大的自然伤害。20世纪以来全球260万人死于地震,占自然灾害死亡总人数的58%;而受伤人数可达死亡人数的3倍;经济损失达2000多亿美元。

三、地震急救现场面临哪些矛盾及如何解决?

1. 地震急救现场面临四大矛盾

(1) 急救力量不足与伤员需要抢救的矛盾。

(2) 急救物资短缺与需求量的矛盾。

(3) 重伤员与轻伤员都需要急救的矛盾。

(4) 重伤员都需要后送的矛盾。

2. 快速准确分类是成功救治的必要前提　解决矛盾的办法是对伤员进行快速而准确的分类,护士要掌握地震伤员的分类技巧。

(1) 救命与救伤的关系:地震时常见复合伤和多发伤,分类以挽救患者生命为核心,生命重于器官,器官重于肢体,遇到开放性气胸、大出血、呼吸道阻塞等危急情况时,应先抢后分,或边抢边分,但总体上以分类工作为主,只施行"救命"的必要措施,关键是将伤员送至治疗组进行救治。

(2) 速度与准确的关系:分类的关键是快而准,1~2分钟左右分好1名伤员。

(3) 轻伤员和重伤员的关系:分类原则和救治重点一般是先重后轻,但在伤员量大,人力、物力有限时,重伤员不再无条件的优先于轻伤员处理,应尽可能抢救多数伤员的生命,少数极重度伤员,应以对症处理为主,加强观察或尽早转运。

3. 早期现场急救的原则

(1) 先救命后治伤,先治重后治轻。

(2) 轻伤员适当处理,如止血、包扎。

(3) 重伤员要及时正确处理,包括心肺复苏、静脉输液和抗休克等。

(4) 危重伤员要立即抢救,医疗资源充足又必要时,可考虑现场进行手术。

四、地震灾害伤救治中对护理人员有哪些能力要求?

1. 具备评估不同人群的健康需求,并制定干预计划的能力　因受灾人员的健康问题和年龄多样化,因此救护人员要具备一般性、能够提供多种综合卫生服务的能力。

2. 具备维持相互协作的互助体系的能力　灾害状态时,通信、运输和干净的水、食物、环境等与遇难对象的健康有着密切的关系。

3. 能够理解特殊环境并保证其安全　理解各种预警信号的含义,能够正确认识环境的危险因素,并能保护自己。

4. 具有一定领导能力　能够做好救治现场的管理,指挥现场人员发挥自救作用。

5. 发挥利用资源的促进者角色　利用有限的医疗资源,根据受灾者的伤情安排优先救治和转运伤员,寻求邻近医疗机构的帮助。

五、地震灾害伤应配备的急救物品有哪些?

(1) 急救设备:多功能监护仪、除颤仪、氧气装置、负压吸引器、口咽通气管、气管插管、简易呼吸器、环甲膜切开器、呼吸机、胸膜穿刺针、抗休克裤。

(2) 急救物品:四肢夹板、颈托、三角巾、绷带、无菌敷料、胶布、止血带、移动式担架、铲式担架、脊柱板、不同型号注射器及输液用品。

（3）急救药物：除基本急救药物外，还应准备大量0.9%氯化钠、5%葡萄糖、20%甘露醇、代血浆、酚磺乙胺等抗休克、止血、降颅内压的药物。

（4）检伤分类卡：（红色——重度危重；黄色——中度危重；绿色——轻度），伤员卡的形状不同，便于夜间触摸辨别（图4-16）。

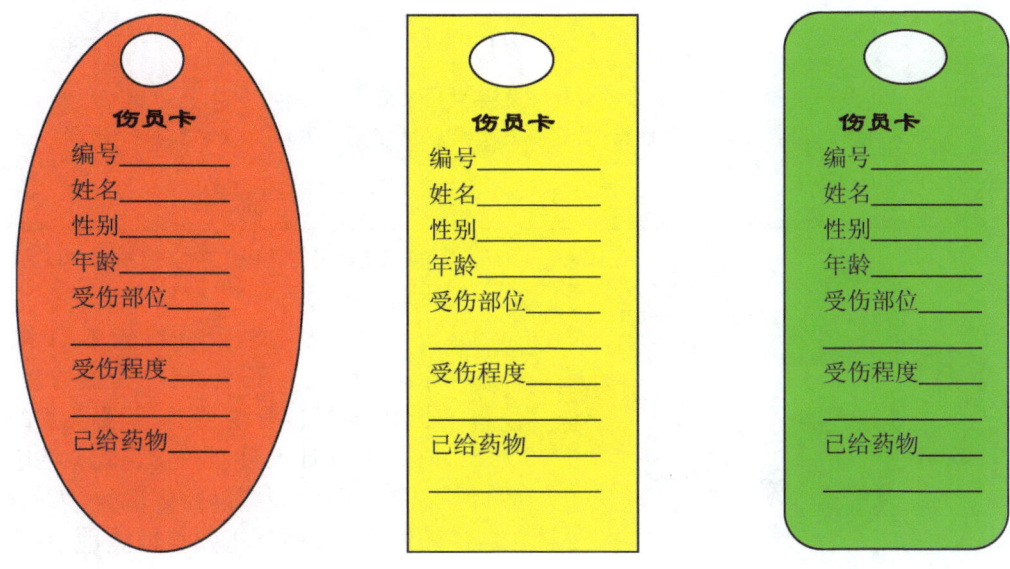

图4-16　检伤分类卡

第二部分　任务分析

本部分通过模拟地震灾害现场大批量伤员的现场救治工作为导向，学习地震灾害的院前急救的组织与管理及院前救护方法，其中如何启动大批量伤员的应急预案、救护现场的明确分工与职责，以及各种不同伤情的紧急处理为本部分学习的重点内容。

六、120急救中心接到上述案例报警后通知医院，作为当班护士，请你立即启动大型抢救的应急预案，调配抢救人员，并做好上报工作。

1. 突发公共卫生事件批量伤员应急流程（图4-17）

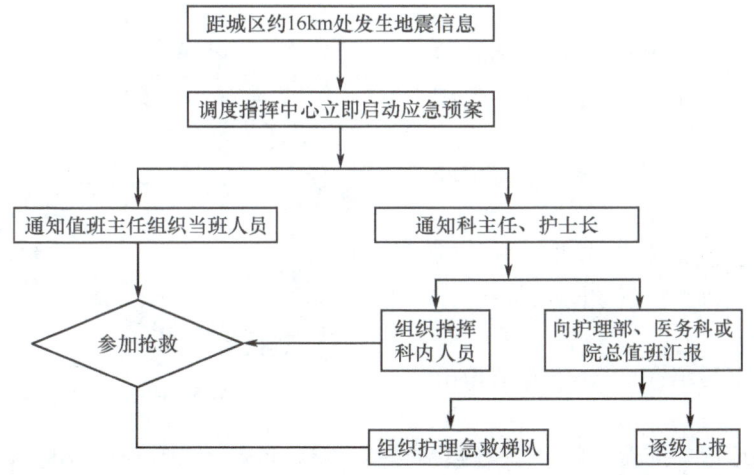

图4-17　重大、突发公共卫生事件批量伤员护理应急流程

2.具体措施

（1）立即上报迅速出诊：指挥台护士接到求救电话，立即通知值班医生、抢救班护士，派出第一批救护梯队，3辆救护车及医护人员各3名在10分钟内赶赴现场，迅速通知科主任和护士长。科主任和护士长根据患者人数和伤情上报医务科和护理部，并逐级上报至院领导、卫生局。

> **小 提 示**
>
> 正常工作时间：应及时通知急诊办公室或医务处，负责人员召集。
>
> 夜间、节假日等非正常工作时间：由医院总值班召集相关科室值班医护人员，开展急诊救治医疗工作，并报告医院领导。

（2）迅速启动急救指挥小组（图4-18）。

（3）统一指挥，分组配合：①院领导：实行业务院长负责制，全盘指挥，迅速组织启动以行政、临床、后勤为主的救护小组，保证人员、药物、器械等迅速到位。②医疗急救部门：急诊科、医务科、护理部迅速指挥实施救护，调集第二急救梯队，救护车6辆、医生6名、护士12名，前往现场救护，调集医生10名、护士

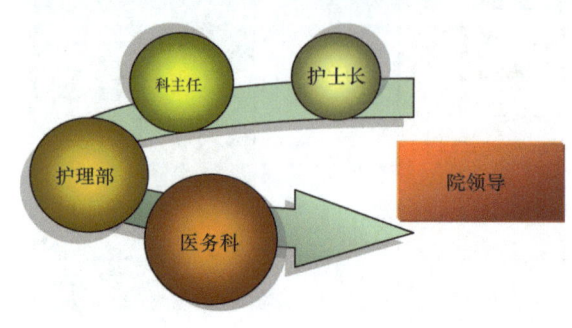

图4-18　急救指挥小组

20名参与院内急救。院前急救梯队中2名（护士A、B）负责快速分诊、院内联系、病情记录，8名（护士C、D、E、F、G、H、I、J、K、L）负责院前急救，3名（护士M、N、O）负责院外转运。③后勤保障部门：负责急救器材药品的供应，调集转运工人，限制医院门前停车、群众停留，保证救护车出入畅通无阻。

七、当你随救护车到达现场后应如何进行现场分工？不同分工的岗位职责是什么？

1.护士分组、细化职责（图4-19）

（1）检伤组：由技术熟练的护士负责。

迅速将伤员脱离危险地带，快速配合医生预检伤员的受伤程度，用最短的时间完成分诊，给患者佩戴标志，分别送到相同颜色区域进行处置。

（2）抢救治疗组：由抢救技术过硬的护士担任。

主要配合医生对危重患者进行心肺复苏、气管插管、机械通气、止血、包扎、固定等急救处理。

（3）文件书写组：由工作细心的护士负责。

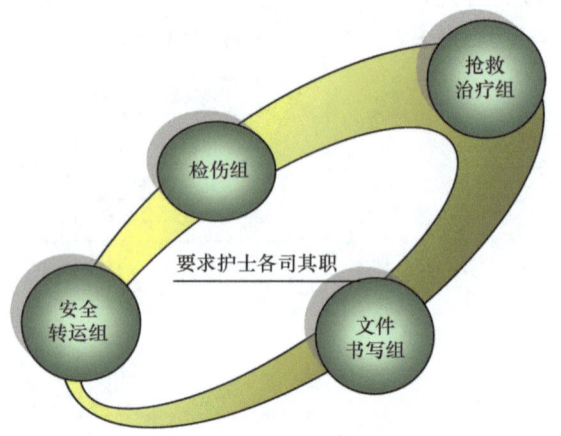

图4-19　护理抢救小组

认真仔细地记录抢救过程，其内容包括：患者姓名、年龄、性别、受伤情况、初步处理等。

（4）安全转运组：由年轻护士负责患者的转送。

经抢救处理后病情相对稳定者,在救治医生的指挥和安排下,将患者安全护送到医院。在护送过程中要严密观察病情变化,保持各种管路的畅通,发现问题及时处理。同时,护士还要对患者做适当的心理护理,以减少患者紧张、恐惧的心理,使者多一份安全感,有利救治工作的顺利开展。

> **小 提 示**
>
> 自我保护:由于地震发生时有很多致伤的危险因素,如山体塌方、粉尘窒息等,在地震现场,安全转移群众的同时要做好自我保护,只有自己在生命安全的情况下才能更有效地救治伤员。戴好口罩,防止粉尘窒息,救援过程中随时观察山体有无塌方及飞石,避开高压线和危险的山石,更快、更早地往安全地带撤离。

2. 现场分区 安排1名护士配合医生分区(护士C)。

(1) 设立安全区域和救护通道:进入灾区后在附近迅速确定和标志出较宽广、安全的区域,以方便伤员、分检人员和急救人员在此集中,也方便担架和车辆的出入。

(2) 现场分区,设立救护区标志:我国卫生部颁布的《灾害事故医疗救援工作管理办法》将地震伤员分为3类,极轻伤者和已死亡者不列入分类范围。

3. 快速检伤,妥善安置 安排2名护士现场分诊(护士A、B)没有分类工作时参加其他组医疗救治工作。伤员到达时迅速就位,同时对大出血、窒息等紧急情况进行简捷而迅速的急救处理。

(1) 护士A:协助医生对已脱离危险的带伤员进行快速检伤,询问伤情,检查伤者的瞳孔、意识、循环呼吸体征、腹部体征、骨盆、脊柱、四肢感觉运动状况和伤口情况等,同时将伤员卡挂在患者上衣口袋、纽扣或左上肢处做好病情标志并将患者分流到相应的区域救治。

经护士A分区后确定,此次地震灾害中的4名重伤员送入红色区;10名中度伤员送入黄色区;6名轻伤者,送入绿色区;死亡2人,送入黑色区。

(2) 护士B:调查收集相关信息,了解现场情况,同时向院内抗震救治指挥部报告需要做好哪种规模的抢救准备。报告语言简洁,内容有时间、地点、伤情、人数等情况。并负责填写批量病员汇总信息初报表(表4-7)。

表4-7 ×××地震批量病员汇总信息初报表

报告单位:×××医院			
联系人:×××		联系电话:×××	
地震批量病员情况:(简要介绍)下午3点13分,我市距城区约16km处发生地震,震中的房屋已发生大面积倒塌。目前已发现2人死亡,4人重伤,10人中度伤,6人轻伤,其他人伤亡情况不明,现场正进一步搜救中			
1. 地震伤员数量:22名			
男:11人;	女:7人;	孕妇:0人;	儿童:4人
2. 地震伤员基本情况:			
轻伤:6人;	中度伤:10人;	重伤:4人;	死亡:2人
3. 地震伤员主要症状: ①开放性气胸 ②内脏脱出 ③重度休克 ④空腔脏器穿孔 ⑤挤压综合征 ⑥骨折			

> **小 提 示**
>
> 信息的收集与上报,是救灾工作的重要组成部分。不仅为灾害的评估,也为抢救指挥决策,尤其是抢救力量的投入和调整提供科学的依据。在收集与上报过程中要按有关规定保密。

4. 积极搜救,正确处理 护士 C 和随后赶到的护士 D,负责现场搜救工作。

(1) 首先确定伤员的头部,使头部尽快暴露,并快速清除清理口鼻内异物,暴露胸腹部以保持呼吸道通畅。为尽快地抢救更多的被埋压人员,可让其自行脱险。凡伤员不能自行挣脱出来的,不应强拉硬拽。如有窒息,应及时施行人工呼吸。

(2) 对埋在瓦砾中的幸存者,先建立通风孔道,以防缺氧窒息。

(3) 从瓦砾中救出伤员后,及时检查伤情,遇颅脑外伤、神志不清、面色苍白、血压下降休克状态、大出血等危重症优先救护,尽快转送医院。

(4) 搬运伤员时动作缓慢,应使用硬质担架或木板搬运,途中要用宽带妥善固定。疑有颈椎骨折时应用颈托固定,要保持头部与身体轴线一致,胸腰椎骨折搬动时身体保持平直,防止脊髓损伤。

若情况不允许(如伤者所处地形无法使用担架)也应将伤者"背朝上抬出"或一人托腰部以避免腰部突然弯曲造成脊髓损伤。

(5) 外伤、骨折用敷料或其他洁净物品包扎、止血、固定。

5. 分区抢救 护士(E、F、G、H、I、J、K)组成抢救治疗组。

(1) 按 VIPC 抢救程序进行抢救:每组护士分工协作,与医生密切配合。①V:指保证伤者有通畅的气道和保持正常的通气和给氧。主要由甲护士负责;②I:指输液、输血扩充血容量,以防止休克的发生和恶化,主要由乙护士负责;③P:指泵功能的监测、心电监护、病情变化、尿量,避免因输液过快或过慢引起循环血量不足或心衰、肺水肿的发生;④C:指紧急控制明显或隐蔽性的出血及骨折复位固定。

(2) 绿色区伤员 6 名,由护士 E 负责。

1) 3 名皮肤擦伤和软组织伤,予以止血、清创、包扎。

2) 3 名有开放伤口行彻底清洗、消毒伤口、防止感染。

(3) 黄色区伤员 10 名,由护士 F、G 负责。

1) 3 名下肢骨折中 2 名开放性骨折,先止血,再包扎,最后固定;1 名闭合性骨折直接固定。

2) 2 名骨盆骨折,暂制动,建立静脉通道,予以酚磺乙胺静脉输入。

3) 3 名肋骨骨折,无并发症,用多条 7~8cm 宽长胶布,前过胸骨,后越脊柱,紧贴胸壁,固定胸廓。同时鼓励患者咳嗽、排痰,以防肺部并发症的发生。

> **生 活 实 践**
>
> 长时间掩埋的伤员获救时常因后仰一下头,深呼一口气,舒展一下腰身,而发生意外。主要是由于地震坍塌、高处坠落等因素,颈椎最易受到损伤,在长时间不动的情况下突然后仰过深,容易导致颈髓横断,造成脊髓休克,危及生命。正确做法是用双手扶住颈部,两侧相对制动。

4）2名胸椎骨折，卧硬板担架，用颈托固定头颈部，并采取全身固定措施，予吸氧、吸痰，建立静脉通路，快速输入20%甘露醇500ml，地塞米松10～20mg静注尽早进行全身性治疗，以减轻脊髓肿胀、出血、坏死等继发性反应。

> **小提示**
> 脊柱骨折中有1/3发生截瘫，可能与运送过程中搬运不当有关。
> 轻伤员30分钟巡视1次，伤情有变化及时处理。重伤员15分钟巡视1次。轻重伤员均应进行再观察、再处理。

（4）红色区伤员4名，由护士H、I、J、K分别负责。

1）1名呼吸停止者，立即配合医生行气管插管，吸氧、吸痰，建立静脉通路，予呼吸兴奋剂静脉输入，心电监护等。

2）1名开放性股骨骨折失血性休克伤者，立即平卧观察血压、脉搏，迅速建立静脉通道，补充血容量和输入止血药，给氧，并配合医生包扎、固定出血伤口，严密观测循环状态及抗休克效果。

3）1名开放性气胸伤者，立即用敷料、绷带、三角巾迅速填塞和覆盖伤口，并进行固定。覆盖范围应超过伤口边缘5cm以上，使之变成闭合性气胸，然后穿刺、抽气、减压。同时给氧、输液、纠正休克。并随时观察患者呼吸的情况，一旦发生呼吸停止，立即进行呼吸复苏。

4）1名挤压综合征伤者，立即妥善固定伤肢，有出血伤口者严禁使用止血带。伤肢切勿加温和按摩。禁止抬高伤肢及不必要的活动。用弹力绷带包扎出血伤口。伤肢适当降温，遵医嘱补液、碱化尿液、利尿。严密观察意识、血压、脉压差、脉搏、记尿量。观察伤肢疼痛的部位、性质、持续时间、渗出物的性质、颜色、有无异味。

6. 护士L负责填写护理记录，填写抢救护理记录表（表4-8）。包括一般情况（姓名、性别、住址、联系人及联系方式、电话号码尽可能详细）、伤情（性质、部位、程度等）、抢救治疗经过、目前状况等。

> **小提示**
> 常用的止血方法有：指压止血法、伤口压迫止血法、填塞止血法、止血带止血法。
> 分诊护士A、B，安全转运组护士M、N、O无任务时参与抢救。
> 挤压综合征：是指人被石块土方压埋，尤其是肌肉丰富的肢体被压1小时以上，而后引起身体的一系列病理改变，临床上表现为少尿甚至无尿，以肾衰竭为特点，是广泛性软组织挫伤患者迟发性死亡的常见原因。

表4-8　抢救护理记录表

科别_____　床号_____　姓名_____　住院号_____

时间 \ 项目	生命体征					入量 ml		出量 ml		其他		卧位	病情观察及护理	签名
	T℃	P次/分	R次/分	BP mmHg	SpO$_2$%	项目	量	项目	量					

八、此次地震中伤员现场处理完毕,急需转至医院进行进一步治疗,在伤员人数众多的情况下,你应如何确定转运顺序?转运途中应注意哪些问题?

伤员经现场救治无生命危险立即转运。安排3名护士(M、N、O)负责。转运途中既要快速,又要注意安全。

1. 伤员转运顺序的选择

(1)第一,优先转运红色区伤员:开放性股骨骨折失血性休克、开放性气胸、挤压综合征伤员经现场抢救暂无生命危险,采取"一对一"的转运。呼吸停止者仍未恢复呼吸,由抢救组护士H负责转运,转运途中注意保持各种管道通畅,予呼吸机辅助呼吸。

(2)第二,优先转运黄色区伤员:2名胸椎骨折,2名骨盆骨折,3名下肢骨折,3名肋骨骨折。

(3)第三,转运绿色区伤员:6名轻伤员同车转运。

2. 转运途中的注意事项

(1)应根据伤员伤情决定转运方式。

(2)伤员在车内应采取合适的体位,并做好固定。

(3)窒息是转运途中伤员死亡的原因之一,必须保证伤员的呼吸道通畅,对已插管者给予机械通气或导管内给氧。

> **小提示**
>
> 经现场抢救后,此时急救重点应向伤员后送转移,现场留守分诊护士A、搜救护士C、抢救组护士E、I等4名护士继续现场的搜救工作,其他护士参与伤员后送。
>
> 转运途中注意风险规避:脊柱外伤患者搬运、固定不当,途中颠簸易造成继发伤;各种管道的脱出;观察病情不仔细等。

(4)护送带有输液管、气管插管及引流管的伤员,必须保证管道的通畅,防止脱出、移位、扭曲、受压和阻塞。

(5)发现异常及时处理。

(6)护士在转运过程中应做好护理记录,内容包括生命体征、病情变化、抢救治疗措施及效果等。

九、在伤员转运过程中,作为随车护士,你应如何做好院前院内的衔接工作?

(1)护士B负责与指挥台护士联系,反馈现场情况,报告伤亡人数、受伤情况、症状及处理,为院内急救提供可靠信息,开辟绿色通道。

(2)伤员到达医院后,随车护士应与院内急救人员认真交接患者,并填写出诊患者院内交接登记表(表4-9),交接双方签字。

表4-9 出诊患者院内交接登记表

日期	时间	患者			院前急救处理情况	院前		院内		院内处理情况
		姓名	年龄	病情		医生	护士	医生	护士	

(3)经院前救治伤员全部转入院内,此时应将最新的救治进展进行汇总报告,填写地震

批量病员汇总信息续报表,见表4-10。

表4-10 我市地震批量病员汇总信息初报表

伤员编号	姓名	性别	年龄	诊断	伤情				治疗措施	备注
					轻	重	危重	死亡		
1										
2										
3										
4										
5										

第三部分 评价与反馈

十、分析下述案例在模拟伤员上完成救护任务,并在小组中展示完成任务的过程,对照地震灾害伤院前救护表(表4-11)**进行自评及小组评价。**

案例:2008年5月12日汶川地震,你所属的医疗队(其中医生8人,护士24人)于5月15日下午1:30抵达北川镇,并立即在某中学的操场上展开大批伤员的检伤分类救治和后送工作。5月15日至5月16日陆续送往救治现场的伤员180人,其中颅脑伤31例,颌面部伤8例,肋骨骨折10例,开放性气胸1例,闭合性腹部伤8例,内脏脱出1例,脊椎损伤21例(其中胸椎损伤6例,腰椎损伤12例,截瘫3例);骨盆骨折6例,四肢骨折67例,四肢及躯干严重软组织伤27例。轻发伤占85例,合并休克13例,意识障碍7例,呼吸困难4例,另有孕妇1例。

提示:

1. 你的调查与思考

2. 你发现与确定的问题

3. 制定实施的方案

4. 实施过程描述

表4-11 地震灾害伤的医疗应急处理与救援(项目评分标准)

项目内容	分值	评价内容	扣分标准	得分
应知基础知识	24	1. 灾害的概念	4	
		2. 灾害的分类有哪些	4	
		3. 地震灾害伤有哪些显著特点	4	
		4. 地震急救现场面临哪些矛盾及如何解决	4	
		5. 地震灾害伤救治中对护理人员有哪些能力要求	4	
		6. 地震灾害伤应配备的急救物品有哪些	4	

续表

项目内容	分值	评价内容	扣分标准	得分
应会技能	60	1. 接求救信息，调度指挥中心立即启动医院大型抢救预案，执行上报制度	6	
		2. 通知值班医生、护士、救护车司机立即出诊	6	
		3. 迅速成立护理抢救小组	6	
		4. 统一指挥，分组配合	6	
		5. 快速分诊，正确分区，妥善安置伤者	6	
		6. 分清主次，救"急"与救"命"并举，积极采取急救措施	6	
		7. 快捷、安全转运伤者	6	
		8. 做好院前院内衔接工作	6	
		9. 院内分区救治患者	6	
		10. 正确填写批量病员汇总信息初报表、续报表、护理记录单及院前院内交接登记表	6	
综合素质、总体印象、安全等	16	1. 急救时沉重冷静，步骤清晰，操作规范	4	
		2. 救治过程中采取有效措施保证患者安全	4	
		3. 做好伤员的心理安慰并避免社会影响	4	
		4. 注意自身安全的防护	4	
自评			小组评	

十一、根据学习过程中的情况完成学习情况反馈（表4-12）

表 4-12　学习情况反馈表（自评）

序号	项目	学习任务完成情况	签名
1	独立完成的任务		
2	小组合作完成的任务		
3	教师指导下完成的任务		
4	是否达到学习目标，能否与同学合作完成地震灾害伤的医疗应急处理与救援任务		
5	本学习任务存在的问题、改进建议		

学习拓展

十二、灾害的概念及如何进行分类？

1. 灾害的概念　灾害是一种自然的或人为的状况或事件，它可使人们受到死亡的袭击，威胁到社区的环境，经常导致人类的灾难，是一种能够改变社区环境和冲击社区资源的事件。

2. 灾害的分类　按灾害发生的原因、发展速度、发生地区和反应规模进行分类，最常见方法是按原因分类。

(1) 按灾害发生原因分类：大致可分为洪水、地震、台风、涝灾、冰害等自然灾害和大型交通事故、煤气爆炸、建筑物倒塌、传染病的传播、能量不足、战争、恐怖活动等人为灾害。

(2) 按灾害发生速度分类

1) 非常紧急型：需要进行现场紧急急救、应急对策和患者的转运等。要求具有高度熟练、反应迅速的救助队伍和救护医疗队伍。

2）紧急型：地震、台风、火山爆发等在4～5天内可决定趋势的情况。要求平时通过模拟训练达到要求。

3）长期型：如洪水、恶性传染病的传播、旱灾等需要2～3个月或更长时间的救护情况。要求具有各方面的管理能力。

(3) 按灾害地区的特点分类：城市型、地方型。

(4) 按灾害反应规模分类：

1）利用灾害发生地区内部资源能够恢复原状的灾害为一级灾害。

2）规模较大，需要邻近地区帮助才能恢复的灾害为二级灾害。

3）需要国家之间进行救助的大规模灾害为三级灾害。

十三、突发公共卫生事件报告原则是什么？现场处置及救治过程中有哪些需要注意的问题？

1. 突发公共卫生事件报告原则　及时报告、快速审核、立即处置；初次报告——快；进程报告——新；结案报告——全。

2. 现场处置原则　安全性原则；边调查边处置原则；时效性原则；大局与多部门合作原则；科学适度原则；及时总结原则；预防为主原则；心理干预原则。

3. 注意避免突发公共卫生事件造成社会影响　医务人员到达事发现场，应立即疏散围观人群；尽全力救治患者，将损失降至最低；不可将患者消息对外透露，应通过正规的上报程序。

4. 注意做好伤员的心理护理　破坏性地震中幸存的伤员在心理上要承受3种严重的打击：一是失去亲人或众多亲朋好友；二是本人伤残或终身残疾，如截瘫、毁容等；三是私有财产的丧失。现场救护时注意减缓伤者的负性刺激，及时给予安慰，指导调整呼吸放松心情，以减轻恐惧、焦虑。及时控制伤情，做到快抢、快送、快救。

5. 挤压过久的伤员注意防止挤压综合征的发生　对于挤压过久的伤员，迅速解脱后应做到"六不"：不随便走动或移动受压肢体，不按摩肢体，不抬高肢体，不加压包扎，不上止血带，不热敷，以免大量肌红蛋白和毒素迅速吸引导致挤压综合征。

主要参考文献

江观玉.2004.急救护理学.北京:人民卫生出版社
李向晖,侯世科,樊毫军,杨炯.2009.检伤分类在印尼海啸危重伤员转运中的应用.军医进修学院学报
刘均娥,楼滨城.2008.急诊护理学.北京:北京大学医学出版社
刘淑媛,陈永强.2008.危重症护理专业规范化培训教程.北京:人民军医出版社
刘玉珍,王青丽.2006.58例群体毒鼠强中毒的抢救与护理.中华护理杂志
罗华.2008.浅谈院前急救护理的风险防范.护理研究
陶秀萍.2009.关爱护理在院前急救中的应用.当代医学
王志红,周兰姝.2007.危重症护理学.北京:人民军医出版社
席淑华.2005.实用急诊护理.上海:上海科学技术出版社
香港急救及灾害医疗培训学会,北京急救中心.2004.心肺复苏与创伤救护现场急救课程.北京:解放军出版社
尤黎明,吴瑛.2008.内科护理学.第4版.北京:人民卫生出版社
岳茂兴.2006.创伤现场急救存在的问题与治疗新模式探讨.世界急危重病医学杂志
张军根,宋秋忆.2008.重大交通事故伤院外救援现状与对策.中国急救复苏与灾害医学杂志
张连阳,姚元章.2008.简明创伤救治学.重庆:重庆出版社
赵敏.2009.内科门急诊医嘱常规与禁忌.北京:人民军医出版社
赵剡,许喜泳.2007.急诊内科诊治流程.北京:科学出版社
中国红十字会总会.2007.救护.修订版.北京:社会科学文献出版社
周立.2008.危重症急救护理程序.北京:人民军医出版社
周秀华.2008.急危重症护理学.第2版.北京:人民卫生出版社
朱继红等主译.2009.牛津突发事件与急症手册.第2版.北京:人民卫生出版社

附 录

操作评分表

表2-1-1 徒手心肺复苏术

项目	项目内容	标准分	扣分
一、操作目的	以徒手操作恢复猝死患者的自主循环、自主呼吸和意识,抢救突然、意外死亡的患者	5	
二、评估患者	1. 判断患者意识:呼叫患者、轻拍患者肩部。确认患者意识丧失 2. 判断患者呼吸:通过看、听、感觉(看:胸部有无起伏;听:有无呼吸音;感觉:有无气逸出) 3. 判断患者颈动脉搏动:术者食指和中指指尖触及患者气管正中部(相当于喉结的部位),旁开两指,至胸锁乳突肌前缘凹陷处	5	
三、实施要点	操作要点	80	
	1. 仪表:符合要求	3	
	2. 操作用物:简易呼吸器	5	
	3. 操作步骤		
	(1)判断患者意识:呼叫患者,轻拍患者肩部,注意颈椎保护。确认患者意识丧失。记录时间	6	
	(2)立即呼救,寻求他人帮助	4	
	(3)使患者仰卧,身体无扭曲。如果是软床,胸下应垫胸外按压板。解开紧身衣扣,松裤带	3	
	(4)开放气道 1)如有明确的呼吸道分泌物,清理呼吸道。如有活动义齿,则取下 2)仰头抬颏法开放气道:①操作者一手置于患者前额,手掌由后下方施力,使头充分后仰;②另一手食指、中指将颏部向前抬起,使耳垂与下颌角连线与地面垂直	8	
	(5)判断患者呼吸,通过看、听、感觉(看:胸部有无起伏;听:有无呼吸音;感觉:有无气逸出) 判断时间为10秒钟。无反应表示患者呼吸停止,应立即给予人工呼吸	10	
	(6)实施人工呼吸(两种方法任选一) 1)口对口人工呼吸:保持气道通畅,用压额之手的拇指、食指捏住患者鼻子。正常吸一口气,屏气,双唇包绕密封患者口部,用力吹气,看见胸廓上抬。吹气时间为1秒。吹毕,松开捏鼻翼的手,观察胸部上抬情况。重复吹气一次 2)应用简易呼吸器:将呼吸器连接氧气,氧流量8~10升/分。一手以"EC"法固定面罩,另一手挤压呼吸器。每次送气400~600ml,频率10~12次/分	8	
	(7)判断患者颈动脉搏动,方法:术者食指和中指指尖触及患者气管正中部(相当于喉结的部位),旁开两指,至胸锁乳突肌前缘凹陷处,判断时间为10秒钟。如无颈动脉搏动,应立即给予胸外按压	7	
	(8)实施胸外心脏按压	20	

续表

项目	项目内容	标准分	扣分
三、实施要点	1）按压部位：胸骨中下 1/3 处	3	
	2）按压手法：一手掌根部放于压部位，别一手平行重叠于此手背上，十指交扣离开胸壁，只以掌根部接触按压处；双臂位于患者胸骨正上方，双肘关节伸直，使肩、肘、腕在一条直线上，并与患者身体垂直，利用上身重量垂直下压；手掌根不离开患者胸部	3	
	3）按压幅度：成人胸骨下陷 4～5cm	2	
	4）按压时间：放松时间 = 1∶1	3	
	5）按压频率：100 次/分	3	
	6）每次按压应让胸廓充分回弹，以保证心脏得到充分的血液回流	2	
	7）尽可能不中断胸外按压	1	
	8）胸外按压：人工呼吸 = 30∶2	3	
	(9) 操作 5 个循环后再次判断颈动脉搏动及自主呼吸，如已恢复，进行进一步生命支持；如未恢复，继续上述操作 5 个循环后再次判断，直至有条件进行高级生命支持 判断有效指征：呼吸恢复；能触摸大动脉搏动；瞳孔由大变小，光反射存在；面色、口唇由发绀转为红润；有眼球活动或睫毛反射	4	
	(10) 复苏有效，操作完成后将患者头偏向一侧，进入下一步的生命支持	2	
	4. 操作速度：完成时间 4～6 分钟以内		
四、注意事项	1. 人工呼吸时送气量不宜过大，以免引起患者胃部胀气 2. 胸外按压时要确保足够的频率及深度，尽可能不中断胸外按压，每次胸外按压后要让胸廓充分的回弹，以保证心脏得到充分的血液回流 3. 胸外按压时肩、肘、腕在一条直线上，并与患者身体长轴垂直。按压时，手掌掌根不能离开胸壁	5	
五、综合质量评分	A 5 分；　　B 4 分；　　C 3 分；　　D 2 分；　　E 1 分；　　F 0 分	5	

六、综合评分

1. 用物缺一项或者不符合要求扣 1 分	2. 仪表、着装一项不符合要求扣 2 分
3. 沟通指导一项不到位扣 2 分	4. 操作程序颠倒一处扣 1 分
5. 操作程序错误或遗漏一处扣 2 分	6. 一般违反操作原则扣 5 分
7. 严重违反操作原则扣 10 分以上	8. 操作时间每超过规定时限 20% 扣 1 分
得分：　　　　　教师签名：　　　　　　时间：　　年　　月　　日	

表 2-1-2 简易呼吸器与辅助呼吸技术操作

项目	项目内容	标准分	扣分
一、操作目的	使患者得到充分氧气供应,改善组织缺氧状态	5	
二、评估患者	了解患者病情,评估患者意识、呼吸状态	5	
三、实施要点	操作要点	80	
	1. 仪表:符合要求	3	
	2. 操作用物:简易呼吸器:①单向阀;②球体;③氧气储气阀;④氧气储气袋;⑤氧气导管;⑥面罩。其中氧气储气阀及氧气储气袋必须与外接氧气组合	5	
	3. 操作步骤		
	（1）根据医嘱准备用物	3	
	（2）核对患者床号姓名,评估患者	5	
	（3）迅速携用物至患者床旁	5	
	（4）将患者仰卧,去枕、头后仰	6	
	（5）清除口腔与喉中假牙等任何可见的异物	8	
	（6）插入口咽通气道,防止舌咬伤和舌后坠	5	
	（7）抢救者应位于患者头部的后方,将头部向后仰,并托牢下额使其朝上,使气道保持通畅	6	
	（8）将呼吸器连接氧气导管,氧流量8~10升/分	4	
	（9）将面罩紧扣口鼻,并用拇指和食指紧按住,其他的手指则紧按住下额（一手以"EC"法固定面罩）	10	
	（10）用另外一只手挤压球体,将气体送入肺中,每次送气 400~600ml,频率 10~12 次/分,规律性的挤压球体,提供足够的吸气/呼气时间（成人:12~15 次/分,小孩:14~20 次/分）	12	
	（11）抢救者应注意患者是否有如下情形已确认患者是否处于正常的换气 1）注视患者胸部上升与下降（是否随着挤压球体而起伏） 2）经由面罩透明部分观察患者嘴唇与面部颜色的变化 3）经由透明盖,观察单向阀工作是否正常 4）在呼气当中,观察面罩内是否呈雾气状	8	
	4. 操作速度:完成时间 3 分钟以内		
四、注意事项	1. 选择合适的面罩,以便得到最佳使用效果 2. 注意氧气管是否接实,保持面罩的密闭性 3. 应注意按压的频率、节律、幅度应均匀,与患者呼吸合拍。按压同时观察胸廓有无起伏、血氧饱和度、面色、发绀情况,以确定按压是否有效 4. 当患者的自主呼吸急促时,宜用浅而快的呼吸形式配合患者的自主呼吸,并逐渐转为深而慢的呼吸,使患者逐步适应机械通气,减少机械通气时人机对抗现象	5	
五、综合质量评分	A 5 分； B 4 分； C 3 分； D 2 分； E 1 分； F 0 分	5	

六、综合评分

1. 用物缺一项或者不符合要求扣 1 分	2. 仪表、着装一项不符合要求扣 2 分
3. 沟通指导一项不到位扣 2 分	4. 操作程序颠倒一处扣 1 分
5. 操作程序错误或者遗漏一处扣 2 分	6. 一般违反操作原则扣 5 分
7. 严重违反操作原则扣 10 分以上	8. 操作时间每超过规定时限20% 扣 1 分

得分： 教师签名： 时间： 年 月 日

表 2-1-3　电除颤术

项目	项目内容	标准分	扣分
一、操作目的	纠正患者心律失常	5	
二、评估患者	了解患者病情,评估患者意识、心电图状态以及是否有室颤波	5	
三、实施要点	操作要点	80	
	1. 仪表:符合要求	3	
	2. 操作用物:除颤器、导电糊或生理盐水纱布	5	
	3. 操作步骤		
	（1）根据医嘱准备用物	3	
	（2）核对患者床号姓名,评估患者	5	
	（3）监测患者心律	5	
	（4）迅速携用物至患者床旁	5	
	（5）立即将患者去枕平卧于硬板床上,检查并除去金属及导电物质,松开衣扣,暴露胸部	6	
	（6）接通电源	3	
	（7）将导电糊涂于电极板上或者用4层盐水纱布包裹电极板	5	
	（8）选择电能,充电至所需水平（双向波150J,单向波360J）,选择"非同步"按钮	5	
	（9）电极板置于患者胸部正确部位（分别置于心尖部和心底部）,紧贴皮肤并稍施以压力	8	
	（10）工作人员稍离开床缘,避免与患者和床接触	5	
	（11）充电至所需要能量后再次观察心电示波,确实需要除颤,两手拇指同时按压电极板上"放电"按钮,迅速放电除颤	5	
	（12）用纱布擦净患者皮肤,帮患者穿好衣裤,擦干电极备用	3	
	（13）操作完毕,将能量开关回复至零位,并充电备用	2	
	（14）记录	5	
	（15）做好除颤器的清洁与维护	2	
	4. 操作速度:完成时间3分钟以内		
四、注意事项	1. 除颤动前确定患者除颤部位无潮湿、无敷料。如患者带有植入性起搏器,应注意避开起搏器部位至少10cm 2. 除颤前确定周围人员无直接或间接与患者接触 3. 操作者身体不能与患者接触,不能与金属类物品接触 4. 动作迅速,准确 5. 保持除颤器完好	5	
五、综合质量评分	A 5分；　B 4分；　C 3分；　D 2分；　E 1分；　F 0分	5	

六、综合评分

1. 用物缺一项或者不符合要求扣1分	2. 仪表、着装一项不符合要求扣2分
3. 沟通指导一项不到位扣2分	4. 操作程序颠倒一处扣1分
5. 操作程序错误或遗漏一处扣2分	6. 一般违反操作原则扣5分
7. 严重违反操作原则扣10分以上	8. 操作时间每超过规定时限20%扣1分

得分：　　　　　　　　教师签名：　　　　　　　　时间：　　年　　月　　日

表 2-3-1　静脉留置针输液技术操作

项目	项目内容	标准分	扣分
一、操作目的	为患者建立静脉通路,便于抢救,适用于长期输液患者	5	
二、评估患者	1. 询问、了解患者的身体状况、意识状态、肢体活动能力 2. 评估患者局部皮肤状况、静脉充盈程度及血管弹性 3. 向患者解释使用静脉留置针的目的,取得患者配合	5	
三、实施要点	操作要点	70	
	1. 仪表:符合要求	3	
	2. 操作用物:治疗盘、无菌持物钳、碘伏、75%乙醇溶液、砂轮、剪刀、启瓶器、棉签、弯盘;输液盘:碘伏、棉签、止血带、胶布、一次性手套、静脉留置针、透明敷贴、一次性输液器、瓶套、一次性治疗巾、弯盘;其他:医嘱单、输液卡、不干胶药物标签、遵医嘱准备药液、输液挂钩或输液架、抹布	5	
	3. 操作步骤		
	(1) 核对医嘱,准备用物	2	
	(2) 核对患者床号、姓名,评估患者	10	
	(3) 遵医嘱准备药液,擦净瓶上灰尘。核对药名、浓度、剂量及有效期,检查瓶口、瓶体、瓶内液体	3	
	(4) 填写、粘贴输液卡,并倒贴于输液瓶上,套上瓶套	2	
	(5) 洗手,戴口罩,备胶布	2	
	(6) 启开药液瓶铝盖中心部分,常规消毒瓶塞。按医嘱查对后加入药物。瓶签上签名	3	
	(7) 检查输液器后关闭调节器,取出输液管和通气管针头同时插入瓶塞至针头根部。再次核对	3	
	(8) 整理治疗台。再次洗手	1	
	(9) 携用物至患者床旁,核对患者床号、姓名及药物,协助患者取舒适体位	2	
	(10) 挂输液瓶,排尽空气,并闭调节器,检查输液管内有无空气	3	
	(11) 检查留置针型号及有效期,包装是否完好。取出留置针,将输液器上的针头插入留置针的肝素帽内,排尽空气	3	
	(12) 检查并打开透明敷贴外包装。铺一次性治疗巾,选择适合的穿刺部位,在穿刺点上方10cm处扎上止血带,常规消毒皮肤,直径8cm以上,待干	3	
	(13) 戴手套,旋转松动留置针外套管,再次核对并排尽空气,关闭调节器,取下外套管	2	
	(14) 左手紧绷皮肤固定静脉,右手持留置针针翼,嘱患者握拳,在血管上方使针头与皮肤成15~30°角进针,见回血后再进针少许,送外套管	3	
	(15) 松开止血带,嘱患者松拳,打开调节器,一手固定留置针针翼,抽出针芯(开放式留置针压住导管前端处静脉,抽出针芯后,连接肝素帽或正压接头)。用无菌透明贴膜做封闭式固定。在无菌透明贴膜上注明穿刺日期、时间、责任人	5	
	(16) 取回止血带,撤去治疗巾,脱下手套。根据病情、年龄和药物性质调节输液滴数	3	

续表

项目	项目内容	标准分	扣分
三、实施要点	（17）再次核对,在输液卡上注明时间、滴数并签名	2	
	（18）协助患者取舒适卧位,询问需要并将呼叫器置于患者可及的位置	1	
	（19）随时观察病情变化	1	
	（20）处理用物	5	
	（21）洗手,取口罩	1	
	（22）封管时,消毒肝素帽或正压接头,用5~10ml肝素钠盐水正压封管	2	
	4. 操作速度:完成时间限15分钟以内		
四、指导患者	1. 向患者解释使用静脉留置针目的和作用 2. 告知患者注意保护使用留置针的肢体,不输液时,也尽量避免肢体下垂姿势,以免由于重力作用造成回血堵塞导管	10	
五、注意事项	1. 更换透明贴膜后,也要记录当时穿刺日期 2. 静脉套管针保留时间可参照使用说明 3. 每次输液前后应当检查患者穿刺部位及静脉走向有无红、肿,询问患者有关情况,发现异常时及时拔除导管,给予处理	5	
六、综合质量评分	A 5分；　　B 4分；　　C 3分；　　D 2分；　　E 1分；　　F 0分	5	

七、评分标准

1. 用物缺一项或者不符合要求扣1分	2. 仪表、着装一项不符合要求扣2分
3. 沟通指导一项不到位扣2分	4. 操作程序颠倒一处扣1分
5. 操作程序错误或遗漏一处扣2分	6. 一般违反操作原则扣5分
7. 严重违反操作原则扣10分以上	8. 操作时间每超过规定时限20%扣1分

得分：　　　　　教师签名：　　　　　　时 间：　　年　　月　　日

表 2-3-2 外伤救护基本技术操作

项目	项目内容	标准分	扣分
一、操作目的	控制出血,保护受伤肢伤,避免污染、减轻痛苦	5	
二、评估患者	1. 了解患者意识状态、受伤经过、肢体活动能力 2. 评估患者局部情况,创口皮肤情况、受污染程度、失血量 3. 向患者解释止血包扎目的,取得患者配合	5	
三、实施要点	操作要点	70	
	1. 仪表:符合要求	5	
	2. 操作用物:外用盐水、碘伏、无菌敷料、止血带、绷带、胶布、三角巾、小夹板、标示卡等	5	
	3. 操作步骤		
	(1) 安慰伤者,使伤者患肢处于功能位置	5	
	(2) 根据伤情给予止血,可采用:①指压止血:用手指压迫伤口近心端的动脉,将其压向体表骨头上,以阻断其血液流通,抬高患肢;②止血带止血法:在创面的近心端部位垫衬垫,部位应在上肢的1/3处,止血带压力均匀、适度,检查止血效果并报告,然后填写上止血带时间	15	
	(3) 检查伤口,除去伤口周围污物	5	
	(4) 外用生理盐水冲洗伤口	5	
	(5) 用无菌敷料覆盖创面,覆盖面积要超过伤口周边至少3cm	5	
	(6) 采用绷带加压包扎法:绷带方法正确,加压均匀、适度,绷带卷无脱落,包扎平整美观,敷料无外露	10	
	(7) 根据不同部位进行三角巾或夹板固定;夹板固定时与皮肤、关节、骨突出部位之间加衬垫,固定范围应超过骨折上下相邻的两个关节	5	
	(8) 判断伤肢血运情况	5	
	4. 操作速度:完成时间5分钟以内	5	
四、注意事项	1. 准确掌握动脉压迫点,力度要适中,以伤口不出血为准 2. 保持伤处肢体抬高 3. 上止血带部位要准确,有衬垫,松紧适度,每隔40~50分钟要放松1次,同时,采用指压法止血 4. 固定时动作轻柔,松紧度要适宜,固定牢靠 5. 要经常观察伤肢末梢循环情况,同时注意伤肢生命体征变化,及时采取急救措施	15	
五、综合质量评分	A 5分; B 4分; C 3分; D 2分; E 1分; F 0分	5	

六、评分标准

1. 用物缺一项或者不符合要求扣1分	2. 仪表、着装一项不符合要求扣2分
3. 沟通指导一项不到位扣2分	4. 操作程序颠倒一处扣1分
5. 操作程序错误或遗漏一处扣2分	6. 一般违反操作原则扣5分
7. 严重违反操作原则扣10分以上	8. 操作时间每超过规定时限20%扣1分

得分: 教师签名: 时间: 年 月 日

表 3-3-1　经口气管插管技术操作

项目	项目内容	标准分	扣分
一、操作目的	①建立稳定而畅通的气道以便通气;②进行呼吸管理,辅助或控制呼吸;③增加有效气体交换量;④消除气管、支气管内分泌物或脓血;⑤防止呕吐物或反流物所致误吸窒息的危险;⑥便于气管内给药	5	
二、评估患者	1. 了解患者病情、意识状态。呼吸情况、缺氧状况 2. 了解患者有无口腔破溃、炎症,有无活动性义齿等 3. 对清醒患者进行解释,取得患者合作	5	
三、实施要点	操作要点	80	
	1. 仪表:符合要求	3	
	2. 操作用物:治疗盘内盛喉镜、气管导管(2.5~7.5 等单位)、管芯、气管导管钳、牙垫、5ml 注射器、宽胶布、吸氮管 2 根、吸氧管 1 根、液状石蜡、一次性手套。另备:氧气、吸引器	5	
	3. 操作步骤		
	(1) 根据医嘱准备用物。气管导管内放置管芯,液状石蜡充分润滑导管	6	
	(2) 核对患者床号姓名,评估患者	5	
	(3) 迅速携用物至患者床旁,向患者解释,以取得合作	5	
	(4) 患者仰卧,去枕头后仰,解开领扣,颈上抬,使口、咽部和气管成一直线以便直视插管	8	
	(5) 操作者立于患者头顶侧,左手拇指推下唇及下颌齿龈使口腔张开,右手握喉镜的镜柄,将镜片从口腔右角伸入,渐进渐移向中线,把舌体推向左侧,显露腭垂	8	
	(6) 镜片沿舌根深入,同时提起镜柄,显露会厌的上缘,镜片顶端伸至会厌,将其挑起显露声门	8	
	(7) 改用左手握镜柄,固定镜片位置,右手持气管导管,由口腔右侧伸入,导管斜面开口对准声门,当斜面开口已进声门时,拔出管芯,稍向左或右转向,把导管推入气管达一定深度,成人一般推到声门下 3~4cm,小儿酌减切忌过深,插管的深度即门齿至舌端深度,约为鼻翼至耳的距离再加上 2cm 为准	9	
	(8) 放入牙垫,退出喉镜,试听两肺呼吸音,以确定导管是否已插入气管,调好导管位置,以胶布将导管与牙垫一起固定于患者的面平面颊旁。插管成功的指征:①导管端有湿热气流呼出;②能听到呼吸气流声;③两肺呼吸音左、右、上、下均匀一致;④挤压呼吸皮球时,两侧胸廓同时抬起;⑤上腹部无膨胀现象	10	
	(9) 向气管导管套囊中注入适量空气(3~5ml),使导管与气管壁密闭,插管完毕	5	
	(10) 操作完毕,即接上呼吸器行人工呼吸	5	
	(11) 记录	3	
	4. 操作速度:完成时间 10 分钟以内		

续表

项目	项目内容	标准分	扣分
四、注意事项	1. 行气管内插管前,要充分给氧,以防插管时突然呼吸停止,加重缺氧 2. 使用喉镜用力不得太猛,插入不得太深,否则镜片顶端可损伤会厌及声带,导致喉头水肿等并发症的发生 3. 插入导管要粗细合适,过细,可使气道阻力增加,CO_2蓄积因而上升 4. 经常注意导管各牙垫的固定,随时吸尽口腔分泌物,防止导管滑脱 5. 气管内插管时间不宜过长,以免因气囊压迫气管发生并发症,一般不超过48~72小时,如需要继续使用呼吸器者,可行气管切开 6. 插管遇到阻力时,应采用旋转导管推进的手法,不可强行插入 7. 体胖,颈短,喉结过高的患者,有时喉头虽已显露,但无法看到声门,此时可请助手按压喉结部位,有助于看清声门	5	
五、综合质量评分	A 5分;　　B 4分;　　C 3分;　　D 2分;　　E 1分;　　F 0分	5	

六、评分标准

1. 用物缺一项或者不符合要求扣1分	2. 仪表、着装一项不符合要求扣2分
3. 沟通指导一项不到位扣2分	4. 操作程序颠倒一处扣1分
5. 操作程序错误或遗漏一处扣2分	6. 一般违反操作原则扣5分
7. 严重违反操作原则扣10分以上	8. 操作时间每超过规定时限20%扣1分

得分:　　　　　　　　教师签名:　　　　　　　　时间:　　年　　月　　日

表3-3-2　经鼻气管插管技术操作

项目	项目内容	标准分	扣分
一、操作目的	①建立稳定而畅通的气道以便通气;②进行呼吸管理,辅助或控制呼吸;③增加有效气体交换量;④消除气管、支气管内分泌物或脓血;⑤防止呕吐物或反流物所致误吸窒息的危险;⑥便于气管内给药	5	
二、评估患者	1. 了解患者病情、意识状态。呼吸情况、缺氧状况 2. 了解患者有无鼻部疾病史查看鼻腔有无红肿、炎症、鼻中隔偏曲息肉等 3. 对清醒患者进行解释,取得患者配合	5	
三、实施要点	操作要点	80	
	1. 仪表:符合要求	3	
	2. 操作用物:治疗盘内盛喉镜、气管导管(2.5~7.5单位)、管芯、气管导管钳、牙垫、5ml注射器、宽胶布、吸氮管2根、吸氧管1根、液状石蜡、一次性手套。另备:氧气、吸引器	5	
	3. 操作步骤		
	(1) 根据医嘱准备用物。气管导管内放置一次性吸痰管做引导管,液状石蜡充分润滑导管	8	
	(2) 核对患者床号姓名,评估患者	5	
	(3) 迅速携用物至患者床旁	5	
	(4) 患者平(半/坐)卧位均可,解开领扣	8	
	(5) 操作者立于患者一侧,左手协助右手将导管顺鼻腔推下至咽喉,顺气流而下(如不顺利,可借助喉镜直视下插入)	7	
	(6) 经口插管的深度即门齿至舌端深度,约为鼻翼至耳的距离再加上2cm为准。经鼻插管的深度较经口深2~3cm	8	

续表

项目	项目内容	标准分	扣分
三、实施要点	（7）试听两肺呼吸音，以确定导管是否已插入气管，调好导管位置，以胶布将导管及牙垫一起固定于患者的面平面颊旁。插管成功的指征：①导管端有湿热气流呼出；②能听到呼吸气流声；③两肺呼吸音左、右、上、下均匀一致；④挤压呼吸皮球时，两侧胸廓同时抬起；⑤上腹部无膨胀现象	10	
	（8）向气管导管套囊中注入适量空气（3～5ml），使导管与气管壁密闭，插管完毕	10	
	（9）操作完毕，即接上呼吸器行人工呼吸	6	
	（10）记录	5	
	4. 操作速度：完成时间10分钟以内		
四、注意事项	1. 行气管内插管前，要充分给氧，以防插管时突然呼吸停止，加重缺氧 2. 插入导管要粗细合适，过细，可使气道阻力增加，CO_2蓄积因而上升 3. 经常注意导管是否固定牢固，随时吸尽口腔分泌物，防止导管滑脱 4. 插管不能强行插入，应采用旋转导管推进的手法	5	
五、综合质量评分	A 5分；　B 4分；　C 3分；　D 2分；　E 1分；　F 0分	5	
六、评分标准	1. 用物缺一项或者不符合要求扣1分　　2. 仪表、着装一项不符合要求扣2分 3. 沟通指导一项不到位扣2分　　　　　4. 操作程序颠倒一处扣1分 5. 操作程序错误或遗漏一处扣2分　　　6. 一般违反操作原则扣5分 7. 严重违反操作原则扣10分以上　　　 8. 操作时间每超过规定时限20%扣1分		

得分：　　　　　　　教师签名：　　　　　　　时间：　　年　　月　　日

表3-3-3　心电监护技术操作

项目	项目内容	标准分	扣分
一、操作目的	监测患者心率、心律的变化	5	
二、评估患者	1. 评估患者病情、意识状态 2. 评估患者皮肤情况 3. 对清醒患者告知监测目的及方法，取得患者配合 4. 评估患者周围环境、光照情况及有无电磁波干扰	5	
三、实施要点	操作要点	60	
	1. 仪表：符合要求	3	
	2. 操作用物：心电监护仪（包括心电导联线）、电极3～5个、75%乙醇溶液、棉签、纱布、弯盘、治疗车、治疗卡，根据需要携带监测血氧饱和度、无创血压等的导联线	5	
	3. 操作步骤		
	（1）核对医嘱，接监护导联线，检查监护仪功能及导线连接是否正常	3	
	（2）核对床号、姓名、住院号，评估患者	5	
	（3）洗手，戴口罩	2	
	（4）携用物至患者床旁，再次核对	2	
	（5）根据患者病情，协助患者取合适体位	3	

续表

项目		项目内容	标准分	扣分
三、实施要点		（6）床边监测先接电源线，然后打开监护仪开关	3	
		（7）暴露患者胸部。选择电极放置的位置：红色（F）置于左锁骨中线4～5肋间，黑色（L）置于左锁骨中线中点下缘或胸骨锁骨左缘第2肋间，白色（R）置于右锁骨中线中点下缘或胸骨右缘第2肋间	5	
		（8）清洁患者皮肤，一般用75%乙醇溶液，棉签清洁，必要时在电极安放处剃除体毛，保证电极与皮肤表面接触良好	5	
		（9）将电极片连接至监测仪导联线上，按照监护仪标志要求，粘贴于患者胸部正确位置，避开伤口，必要时应当避开除颤部位	5	
		（10）按键调节导联、振幅，保证监测波形清晰、无干扰，设置相应合理的报警界限，但不能关闭报警声音，必要时走纸记录心电图情况	5	
		（11）如需同时监测血压、血氧饱和度等，将监测模块或导联线插入多功能监护仪上即可作相应监测	4	
		（12）协助患者穿好衣服，取舒适卧位	4	
		（13）清理用物	3	
		（14）洗手，取口罩，记录	3	
		4.操作速度：完成时间限20分钟以内		
四、指导患者		1.告知患者不要自行移动或者摘除电极片 2.告知患者和家属避免在监测仪附近使用手机，以免干扰监测波形 3.指导患者学会观察电极片周围皮肤情况，如有痒痛感及时告知医护人员	20	
五、注意事项		1.根据患者病情，协助患者取平卧位或半卧位 2.密切观察心电图波形，及时处理干扰和电极脱落 3.每日定时回顾患者24小时心电监测情况，必要时记录 4.正确设定报警界限，不能关闭报警声音 5.定期观察患者粘贴电极片处的皮肤，定时更换电极片和电极片的位置 6.对躁动患者，应当固定好电极和导联，避免电极脱位以及导线打折 7.停机时，先向患者说明，取得合作后关机，断开电源	5	
六、综合质量评分		A 5分； B 4分； C 3分； D 2分； E 1分； F 0分	5	

七、综合评分

1.用物缺一项或者不符合要求扣1分	2.仪表、着装一项不符合要求扣2分
3.沟通指导一项不到位扣2分	4.操作程序颠倒一处扣1分
5.操作程序错误或遗漏一处扣2分	6.一般违反操作原则扣5分
7.严重违反操作原则扣10分以上	8.操作时间每超过规定时限20%扣1分

得分： 　　　　　教师签名： 　　　　　时间： 　　年　　月　　日

表 3-4-1　三腔二囊管压迫止血技术操作

项目	项目内容	标准分	扣分
一、操作目的	压迫止血	3	
二、评估患者	1. 评估患者病情和出血情况,意识状态及合作程度 2. 患者鼻腔有无鼻痂、鼻中隔偏曲、损伤和出血 3. 向患者解释插管的目的,取得患者配合	5	
三、实施重点	操作要点	75	
	1. 仪表:符合要求	3	
	2. 操作用物:①三腔二囊管1根、18号硅胶胃管1根、液状石蜡50ml、胶布、压力计、棉签、剪刀、手电筒、绷带、0.5kg重锤;②治疗盘:20ml注射器2个、套有橡皮的止血钳2把、弯盘	5	
	3. 操作步骤		
	(1) 核对医嘱,准备用物,评估患者	3	
	(2) 洗手,戴口罩,携用物至患者床边,再次核对患者床号、姓名	3	
	(3) 协助患者取半卧位或仰卧位。备胶布。取治疗巾围于患者颌下,置弯盘于口角旁	3	
	(4) 观察鼻腔,选择通畅一侧,用湿棉签清洁鼻腔	3	
	(5) 检查3个管腔是否通畅,两个气囊是否漏气及气囊的牢固程度	5	
	(6) 分别做好食管囊、胃囊的标志。将各气囊内的空气抽尽	3	
	(7) 测量插管长度,做好标记。戴手套,润滑三腔管前段	3	
	(8) 轻轻插入10~15cm,嘱患者吞咽,顺势将三腔管向前推进到预定长度	8	
	(9) 确认三腔管在胃内。向胃囊内注气150~250ml后反折并夹紧尾端	6	
	(10) 轻轻外拉至遇到阻力,保持中等抗力,用宽胶布固定三腔管	6	
	(11) 向食管囊注气100~150ml,用止血钳夹住管端	6	
	(12) 测量压力,再分别向囊内注气5ml	5	
	(13) 三腔管尾端结一绷带坠以0.5kg重锤固定牵引,牵引方向与鼻孔平行	5	
	(14) 在三腔管出鼻腔处标明位置	2	
	(15) 脱手套。整理床单位,询问患者需要	3	
	(16) 处理用物。洗手,取口罩,记录	3	
	4. 操作速度:完成时间12分钟以内		
四、指导患者	1. 嘱咐患者胸闷憋气时,及时通知医护人员。若为三腔管外移所致,立即用剪刀放松牵引放出气囊内气体,防止气囊压迫气管发生呼吸困难或窒息 2. 告知患者勿自行移动牵引 3. 告知患者有关三腔二囊管压迫止血术的知识	6	

续表

项目	项目内容	标准分	扣分
五、注意事项	1. 插管过程中出现恶心、呕吐,暂停插入,嘱患者做深呼吸;插入不畅时,检查三腔管是否盘曲口中;呛咳、呼吸困难、发绀时,立即拔管 2. 定时放气:初压可维持 12～24 小时,以后每 4～6 小时放气 1 次,视出血活动程度,每次放气 5～30 分钟,然后再注气 3. 每 1～2 小时用水冲洗胃腔管,以免血凝块堵塞孔洞,影响胃腔管的使用 4. 一般压迫时间为 48～72 小时,气囊压迫最长期限一般不超过 72 小时 5. 出血停止 24 小时后可先放去食管囊内气体,移去牵引架,如无继续出血再放去胃囊内气体 6. 24 小时后仍无出血者,可先喝些润滑油后再拔除三腔管	6	
六、综合印象	A 5 分; B 4 分; C 3 分; D 2 分; E 1 分; F 0 分	5	

七、评分标准

1. 用物缺一项或者不符合要求扣 1 分	2. 仪表、着装一项不符合要求扣 2 分
3. 沟通指导一项不到位扣 2 分	4. 操作程序颠倒一处扣 1 分
5. 操作程序错误或遗漏一处扣 2 分	6. 一般违反操作原则扣 5 分
7. 严重违反操作原则扣 10 分以上	8. 操作时间每超过规定时限 20% 扣 1 分
得分: 　　　　教师签名:	时　间: 　　年　　月　　日

表 3-5-1　带氧雾化技术操作

项目	项目内容	标准分	扣分
一、操作目的	通过雾化,将药物微粒直接、迅速作用于患者呼吸道,达到解痉、平喘、消炎等目的	5	
二、评估患者	1. 评估患者的全身基本情况 2. 评估患者的呼吸道情况	5	
三、实施要点	操作要点	75	
	1. 仪表:符合要求	3	
	2. 操作用物:吸氧装置(氧气流量表、湿化瓶、四防卡)、药物雾化器	5	
	3. 操作步骤		
	(1) 根据医嘱核对并评估患者,向患者解释操作目的及意义,取得其合作	10	
	(2) 洗手、戴口罩、准备用物	5	
	(3) 根据医嘱配置药物,放入湿化器	10	
	(4) 携雾化用物至床旁,再次核对。根据需要取合适体位	10	
	(5) 将雾化器连接在氧气表上,将氧气流量开5L/分	10	
	(6) 见雾喷出将含嘴放置患者口中,嘱患者含紧含嘴,做缓慢而有力的深呼吸	10	
	(7) 雾化完毕,关紧氧气流量开关,鼓励患者咳嗽	10	
	(8) 整理用物和床单位,询问患者需要。洗手,摘口罩,记录	2	
	4. 操作速度:完成时间4~6分钟以内		
四、注意事项	1. 指导患者正确使用雾化器 2. 观察药物疗效及有无副反应	10	
五、综合质量评分	A 5分;　　B 4分;　　C 3分;　　D 2分;　　E 1分;　　F 0分	5	

六、评分标准

1. 用物缺一项或者不符合要求扣1分	2. 仪表、着装一项不符合要求扣2分
3. 沟通指导一项不到位扣2分	4. 操作程序颠倒一处扣1分
5. 操作程序错误或遗漏一处扣2分	6. 一般违反操作原则扣5分
7. 严重违反操作原则扣10分以上	8. 操作时间每超过规定时限20%扣1分

得分:　　　　　　教师签名:　　　　　　　　时间:　　　年　　月　　日

表 3-5-2　动脉血标本采集技术操作

项目	项目内容	标准分	扣分
一、操作目的	采血做细菌培养、血气分析等检查	5	
二、评估患者	1. 评估患者的全身基本情况 2. 评估患者的表浅动脉血管情况	5	
三、实施要点	操作要点	75	
	1. 仪表:符合要求	3	
	2. 操作用物:2ml 无菌注射器、肝素溶液(1250U/ml)、橡胶塞1个、无菌纱布1块、静脉穿刺盘	5	

续表

项目	项目内容	标准分	扣分
三、实施要点	3. 操作步骤		
	（1）核对床号、姓名，评估患者，向患者解释操作目的及意义，取得其合作	10	
	（2）洗手，戴口罩，准备用物	5	
	（3）携用物到患者床旁，再次核对床号、姓名，解释	5	
	（4）抽取少量肝素稀释液湿润注射器后排尽备用	5	
	（5）选取穿刺动脉，常用穿刺部位为桡动脉、肱动脉、股动脉、足背动脉等	10	
	（6）消毒穿刺部位皮肤，术者消毒食指、中指	10	
	（7）以消毒的2指固定动脉，持注射器在动脉搏动最明显的部位下方0.5cm与动脉走向成40°刺入，见回血后抽取1ml，针头拔出排气后迅速刺入橡胶塞内。轻轻转动，使血液与肝素充分混匀，立即送检	20	
	（8）整理用物，洗手，摘口罩，记录	2	
	4. 操作速度：完成时间4～6分钟以内		
四、注意事项	1. 严格无菌操作，防止感染 2. 穿刺部位应压迫5～10分钟，谨防局部血肿 3. 做血气分析时注射器内勿有空气，标本应立即送检	10	
五、综合质量评分	A 5分；　　B 4分；　　C 3分；　　D 2分；　　E 1分；　　F 0分	5	

六、评分标准

1. 用物缺一项或者不符合要求扣1分	2. 仪表、着装一项不符合要求扣2分
3. 沟通指导一项不到位扣2分	4. 操作程序颠倒一处扣1分
5. 操作程序错误或遗漏一处扣2分	6. 一般违反操作原则扣5分
7. 严重违反操作原则扣10分以上	8. 操作时间每超过规定时限20%扣1分

得分：　　　　　　教师签名：　　　　　　　　时间：　　年　　月　　日

表 3-6-1　输液泵/微量输注泵的技术操作

项目	项目内容	标准分	扣分
一、操作目的	准确控制输液速度,使药物速度均匀、用量准确并安全地进入患者体内发生作用	5	
二、评估患者	1. 了解患者身体状况,向患者解释,取得患者合作 2. 评估患者注射部位的皮肤及血管情况	5	
三、实施要点	操作要点	60	
	1. 仪表:符合要求	3	
	2. 操作用物:输液泵 1 台,静脉输液所需物品,必要时备接线板,输液架	5	
	3. 操作步骤		
	(1) 核对医嘱,准备用物	3	
	(2) 核对床号、姓名、住院号,评估患者	5	
	(3) 洗手,戴口罩	2	
	(4) 携用物至患者床旁,再次核对	2	
	(5) 将输液泵固定在输液架上,连接电源,备胶带	4	
	(6) ①打开输液泵泵门,自上而下安装输液管,关闭泵门,打开输液器流量夹;②如果使用微量输液泵应将配好药液的注射器连接输液泵泵管,注射器正确安装于微量输液泵上(两种任选一种操作)	5	
	(7) 打开输液泵开关,根据医嘱设置输液输注量和输液速度	3	
	(8) 与静脉通路相连,启动输液泵开始输注,用胶布固定针头	5	
	(9) 观察正常运行的指示灯是否开启,报警面板的报警灯有无闪亮,注意有无报警声,以明确输液泵是否正常运行	10	
	(10) 再次核对,记录输液的时间,输液速度,签全名	4	
	(11) 协助患者取舒适卧位,询问患者需要,整理床单位	4	
	(12) 清理用物,洗手,取口罩,记录	5	
	4. 操作速度:完成时间限 10 分钟以内		
四、指导患者	1. 告知患者使用输液泵的目的,输入药物的名称、输液速度 2. 告知患者输液肢体不要进行剧烈活动 3. 告知患者及家属不要随意搬动或者调节输液泵,以保证用药安全 4. 告知患者有不适感觉或者机器报警时及时通知医护人员	20	
五、注意事项	1. 正确设定输液速度及其他必需参数,防止设定错误延误治疗 2. 护士随时查看输液泵的工作状态,及时排除报警、故障,防止液体输入失控 3. 注意观察穿刺部位皮肤情况,防止发生液体外渗,出现外渗时给予相应处理	5	
六、综合质量评分	A 5 分;　　B 4 分;　　C 3 分;　　D 2 分;　　E 1 分;　　F 0 分	5	
七、评分标准			
1. 用物缺一项或者不符合要求扣 1 分		2. 仪表、着装一项不符合要求扣 2 分	
3. 沟通指导一项不到位扣 2 分		4. 操作程序颠倒一处扣 1 分	
5. 操作程序错误或遗漏一处扣 2 分		6. 一般违反操作原则扣 5 分	
7. 严重违反操作原则扣 10 分以上		8. 操作时间每超过规定时限 20% 扣 1 分	

得分:　　　　　　教师签名:　　　　　　时间:　　年　　月　　日

表 3-7-1 洗胃机洗胃技术操作

项目	项目内容	标准分	扣分
一、操作目的	1. 通过实施洗胃抢救中毒患者，清除胃内容物，减少毒物吸收，利用不同的灌洗液中和解毒 2. 减轻胃黏膜水肿，预防感染	5	
二、评估患者	1. 了解患者病情，安抚患者，取得合作 2. 对中毒者，了解患者服用毒物的名称、剂量及时间等 3. 观察患者有无义齿、口鼻腔皮肤及黏膜有无损伤、炎症或者其他情况	5	
三、实施要点	操作要点	60	
	1. 仪表：符合要求	3	
	2. 操作用物：治疗碗2个、标本盒、治疗巾、清洁手套、手电筒、医嘱卡、弯盘、水桶2个（一个内装配好的洗胃溶液，另一个盛污物）	5	
	3. 操作步骤		
	（1）核对患者床号、姓名、住院号，评估患者	5	
	（2）将患者取左侧卧位，昏迷者去枕平卧位，头偏向一侧	3	
	（3）必要时脱去污染衣服，冲洗头发，取下患者活动性义齿，颌下垫一次性治疗巾	3	
	（4）根据医嘱，准备用物	2	
	（5）洗手，戴口罩	2	
	（6）遵医嘱配好洗胃溶液，并测试温度	2	
	（7）接电源，开通洗胃机开关，检查机器性能	2	
	（8）关闭洗胃机开关，将进水管放于洗胃溶液中，出水管放于污水桶内	2	
	（9）戴手套，测量胃管长度做标记（成人一般为45～55cm），润滑胃管前段15cm	2	
	（10）用镊子持胃管前段向患者口腔缓缓插入，确定胃管在胃内方法：①接注射器抽吸，有胃液被抽出；②用注射器从胃管注入10ml空气，然后置听诊器于上腹部，能听到气过水声；③将胃管末端放入盛水碗内，无气泡逸出	5	
	（11）抽尽胃内容物，按医嘱留取毒物标本送检	3	
	（12）连接洗胃机管道，调节参数，注入洗胃液，每一次进出量均为300～500ml，直至洗出液澄清无味为止	3	
	（13）密切观察患者病情，生命体征变化及洗胃情况，出入量的平衡，腹部有无膨隆，洗出液的颜色、气味	3	
	（14）洗毕后分离胃管，按压胃底部排除胃内残留液，根据医嘱注射导污液，再反折末端，用纱布包裹拔出	3	
	（15）清洁患者口鼻，面部，撤去治疗巾	3	
	（16）脱手套	2	
	（17）将患者妥善安置于病床，行进一步治疗	3	
	（18）处理用物	2	
	（19）洗手，取口罩，记录	2	
	4. 操作速度：完成时间限20分钟以内（实际以洗净为原则）		

续表

项目	项目内容	标准分	扣分
四、指导患者	1. 告知患者及家属口服洗胃法的目的、方法、注意事项 2. 指导患者正确配合	20	
五、注意事项	1. 插管时动作要轻快,切勿损伤患者食管及误入气管 2. 患者中毒物质不明时,及时抽取胃内容物送检,应用温开水或者生理盐水洗胃 3. 患者洗胃过程中出现血性液体,立即停止洗胃 4. 幽门梗阻患者,洗胃宜在饭后4~6小时或者空腹时进行,并记录胃内潴留量,以了解梗阻情况,供补液参考 5. 吞服强酸、强碱等腐蚀性毒物患者,切忌洗胃,以免造成胃穿孔 6. 及时准确记录灌注液名称、液量、洗出液量及其颜色、气味等洗胃过程 7. 保证洗胃机性能处于备用状态	5	
六、综合质量评分	A 5分; B 4分; C 3分; D 2分; E 1分; F 0分	5	

七、综合评分

1. 用物缺一项或者不符合要求扣1分	2. 仪表、着装一项不符合要求扣2分
3. 沟通指导一项不到位扣2分	4. 操作程序颠倒一处扣1分
5. 操作程序错误或遗漏一处扣2分	6. 一般违反操作原则扣5分
7. 严重违反操作原则扣10分以上	8. 操作时间每超过规定时限20%扣1分

得分: 教师签名: 时 间: 年   月   日

表 3-8-1 呼吸机使用技术操作

项目	项目内容	标准分	扣分
一、操作目的	人工呼吸机应用于呼吸衰竭、呼吸停止以及麻醉期间的呼吸道管理的患者,从而达到纠正缺氧和二氧化碳潴留的目的	5	
二、评估患者	了解患者病情、评估患者意识、呼吸状况	5	
三、实施要点	操作要点	80	
	1. 仪表:符合要求	3	
	2. 操作用物:呼吸机1台、呼吸机附件1套、模拟肺1个	5	
	3. 操作步骤		
	(1) 根据医嘱准备用物。连接呼吸机附件	2	
	(2) 核对患者床号姓名,评估患者	5	
	(3) 洗手,戴口罩	2	
	(4) 迅速携用物至患者床旁	3	
	(5) 接通电源、气源	10	
	(6) 连接模拟肺,测试呼吸机是否运转正常	10	
	(7) 根据病情需要调节呼吸机模式及参数	10	
	(8) 将呼吸机接口与患者的气管插管或气管切开接口相连	12	
	(9) 观察呼吸机运转情况,是否与患者同步或达到控制呼吸,发现异常及时处理	8	
	(10) 操作完毕,记录	5	
	(11) 做好呼吸机的清洁与维护	5	
	4. 操作速度:完成时间限5分钟以内		
四、注意事项	1. 呼吸机旁应备有复苏器,或者其他简易人工气囊 2. 备好气囊和气管导管之间的接头 3. 注意防止脱管、堵管、呼吸机故障、气源和电源故障	5	
五、综合质量评分	A 5分;　　B 4分;　　C 3分;　　D 2分;　　E 1分;　　F 0分	5	

六、综合评分

1. 用物缺一项或者不符合要求扣1分	2. 仪表、着装一项不符合要求扣2分
3. 沟通指导一项不到位扣2分	4. 操作程序颠倒一处扣1分
5. 操作程序错误或遗漏一处扣2分	6. 一般违反操作原则扣5分
7. 严重违反操作原则扣10分以上	8. 操作时间每超过规定时限20%扣1分

得分:　　　　　　教师签名:　　　　　　　　时间:　　年　　月　　日

表 3-8-2 中心静脉压监测技术操作

项目	项目内容	标准分	扣分
一、操作目的	了解血容量及心功能状况	5	
二、评估患者	1. 询问了解患者身体情况,有无活动、频繁咳嗽、机械通气治疗,是否进行吸痰等治疗 2. 了解中心静脉置管情况包括部位、穿刺点及通畅情况 3. 对神志清楚者应告知目的以取得合作	5	
三、实施要点	操作要点	60	
	1. 仪表:符合要求	3	
	2. 操作用物:生理盐水 100ml、输液器、专用测量标尺、压力传感器、压力传感器电缆、5ml 注射器 2 具	5	
	3. 操作步骤		
	(1) 核对医嘱,准备用物	2	
	(2) 核对患者床号、姓名,评估患者	10	
	(3) 洗手,戴口罩	3	
	(4) 将用物携至床旁,告知目的,取平卧位或半卧位	3	
	(5) 检查中心静脉置管通畅情况 1) 传感器法:①将压力传感器插入生理盐水瓶内,挂起并排尽空气一端与压力传感器电缆相连,另一端与中心静脉导管相连;②校零:将传感器与大气相通,按监护仪上的 CVP 模块 zero 键,待屏幕上显示为"0"时,将传感器与静脉端相通,观察监护上的数值及波形;③读取数值,记录 2) 标尺法:①将输液器插入生理盐水中,挂起排气后与中心静脉导管连接;②测量标尺零点对准右心房位置(相当于平卧时腋中线第四肋间);③输液器卡入标尺内,将输液器与大气相通,观察液面下降,当液面不再下降时读数,记录	28	
	(6) 协助患者取舒适卧位,询问需求	3	
	(7) 整理用物,洗手,取下口罩	3	
	4. 操作速度:完成时间限 10 分钟以内		
四、指导患者	对神志清楚患者应解释测量目的及注意事项	20	
五、注意事项	1. 进行测量前 10~15 分钟应平静休息,避免剧烈咳嗽 2. 体位相对固定,传感器的位置固定 3. 测量前应确定静脉导管通畅,测量时护士不能离开,防止空气进入 4. 应用呼吸机正压通气、PEEP 治疗的患者,在病情允许时,测量时应暂停呼吸机,以免影响数值	5	
六、综合质量评分	A 5 分; B 4 分; C 3 分; D 2 分; E 1 分; F 0 分	5	
七、综合评分			

1. 用物缺一项或者不符合要求扣 1 分	2. 仪表、着装一项不符合要求扣 2 分
3. 沟通指导一项不到位扣 2 分	4. 操作程序颠倒一处扣 1 分
5. 操作程序错误或遗漏一处扣 2 分	6. 一般违反操作原则扣 5 分
7. 严重违反操作原则扣 10 分以上	8. 操作时间每超过规定时限 20% 扣 1 分

得分: 教师签名: 时间: 年   月   日

急救护理课程标准

一、学习领域定位

急救护理是护理专业一门重要的专业课和必修课。它的前期学习领域是：人体形态学基础及护理应用、人体结构学基础及护理应用、护理药物学、基础护理技术、成人护理、母婴儿童护理等。本学习领域按照工作任务由简单到复杂的原则，以院前急救护理、急诊预检与分诊、急诊观察与护理、危重症抢救、急诊一般监护等工作任务为载体，设置4个学习情境，15项工作任务（其中3项为拓展或选学项目），通过完成由简单到复杂的工作任务，使学生具备常见危重症救护，一般监护、急救护理技术操作的能力；熟悉急救护理工作的内涵及流程；能够有效地与患者及家属进行沟通，具有应用所学知识对患者及家属进行心理护理能力；能够对急救设备、药品及物品进行有效管理。同时使学生具备较强的工作能力和社会能力。

二、学习领域目标

通过急救护理学习任务的完成，使学生掌握以下专业能力、社会能力、方法能力。

1. 专业能力

（1）有各专科的医疗护理和基础知识，对疾病的系统认识，具有多科疾病的医疗护理能力。

（2）有较好的判断能力，思维敏捷，具备熟练的疾病初步判断、分诊能力。

（3）熟练的操作技能，熟练掌握常见急救设备的使用方法，操作沉稳、冷静，动作准确、规范。

（4）具有有效配合医生进行各类抢救能力。

（5）应有敏锐的观察能力和对病情发展的预见能力，在病情的动态变化中发现问题，运用科学的思维方式去独立分析，提出自己的观点，给医生提供治疗依据。

（6）较强的应急、应变能力，良好的心理素质，面对突发事件，沉着、稳重，能够把紧张的抢救变成熟练有序的工作。

（7）良好的沟通能力，多方协调、组织能力。

（8）一定的管理能力。

2. 社会能力

（1）良好的职业道德和创新精神。

（2）工作中与他人合作的能力、交流与协商的能力。

（3）决策能力和执行能力。

（4）社会责任心和环境保护意识。

（5）语言及文字表达能力。

3. 方法能力

（1）通过自学获取新技术的能力。

(2) 利用网络、文献等获取信息的能力。
(3) 自我控制与管理能力。
(4) 制订工作计划的能力。
(5) 评价工作结果(自我、他人)的能力。

三、学习情境设计思想及任务单元划分

1. 学习情境设计思想　急救护理采用以行动为导向、基于工作过程的课程开发进行设计,整个学习领域由若干个学习情境组成。学习情境的设计主要考虑以下因素:

(1) 学习情境的设计是根据工作过程的教学设计思想的要求进行。学习情境是在职业院校实训场地对真实工作过程的教学化加工,以完成具体的工作任务为目标。

(2) 学习情境的前后排序以符合学生认识的规律为依据,从简单到复杂、从单一到综合的排序方法。

(3) 学习情境设计的过程中尽可能地考虑覆盖急救护理的院前、急诊预检与分诊、观察与护理、抢救、一般监护技术等。

2. 急救护理学习情境,见表1

表1　急救护理学习情境

情境1	情境2	情境3	情境4
认识急救护理	院前急救护理	急诊科救护	灾难事件的紧急救援(拓展项目)
2学时	10学时	26学时	16学时

3. 任务单元划分　为了方便组织教学,在学习情境下可以设置若干个任务单元,每个任务单元是一个完整的工作任务,见表2。

表2　急救护理学习情境及任务列表

学习单元	序号	学习情境	学习任务	参考学时
学习的前期准备	1	认识急救护理	认识急救护理	2
核心学习项目	2	院前急救护理	(1) 呼吸心跳骤停的院前救护 (2) 脑血管意外的院前救护 (3) 创伤的院前救护	4 2 6
核心学习项目	3	急诊科救护	(1) 发热的观察与护理 (2) 疼痛的观察与护理 (3) 呼吸心跳骤停的院内救护 (4) 上消化道大出血休克的救护 (5) 呼吸衰竭的救护 (6) 血压危象救护 (7) 急性中毒救护 (8) 多器官功能障碍综合征的救护	2 2 4 4 4 2 4 6
拓展学习项目	4	灾难事件紧急救援	(1) 火灾伤害的救护 (2) 洪涝灾害伤的救护 (3) 地震灾害伤的救护	4 4 4

四、考核方式建议

1. 专业能力考核　依每项工作任务的"××××(项目分标准)"及"××××(操作评分标准)"进行专业能力考核。具体包括细化的工作过程、工具使用、操作技能、展示交流、出勤纪律等(70 分)。

2. 知识目标考核　以专业能力、知识掌握、技能训练目标为依据,实施应知应会与技能相结合的考核。通过建立过程考评(任务考评)与期末考评(课程考评)相结合的方法,强调过程考评的重要性。过程考评占 70 分,期末考评占 30 分。

3. 方法能力考核　根据方法能力目标对学生进行评价(只与当事人交流,不公开)。

4. 社会能力评价　依据社会能力目标对学生进行评价(只与当事人交流,不公开)。

五、教学媒体资源

1. 教学参考资料

(1) 江观玉.2004.急救护理学.北京:人民卫生出版社

(2) 席淑华.2005.实用急诊护理.上海:上海科学技术出版社

(3) 周立.2008.危重症急救护理程序.北京:人民军医出版社

(4) 王志红,周兰姝.2007.危重症护理学.第 2 版.北京:人民军医出版社

(5) 刘淑媛,陈永强.2008.危重症护理专业规范化培训教程.北京:人民军医出版社

(6) 周秀华.2008.急危重症护理学.第 2 版.北京:人民卫生出版社

(7) 刘均娥,楼滨城.2008.急诊护理学.北京:北京大学医学出版社

2. 网站

中华急诊网:http://www.cem.org.cn/

急救快车:http://www.em120.com/html/index.html

中国急救网:http://www.emss.org.cn/

3. 校内外实训基地